Yoga-Inspiration

Dieses Buch widme ich voller Liebe und Dankbarkeit
meinen beiden Wundern:

Johann & Leonard

Allgemeine Hinweise

Aus Gründen der besseren Lesbarkeit wird im gesamten Text die männliche Form (Yogalehrer, Schüler, Teilnehmer etc.) verwendet. Weibliche und andere Geschlechteridentitäten sind dabei – insofern für die Aussage notwendig – ausdrücklich einbezogen.

Das vorliegende Buch wurde sorgfältig erarbeitet. Dennoch erfolgen alle Angaben ohne Gewähr. Weder die Autorin noch der Verlag können für eventuelle Nachteile oder Schäden, die aus den im Buch vorgestellten Informationen resultieren, Haftung übernehmen.

Sollte diese Publikation Links auf Webseiten Dritter enthalten, so übernehmen wir für deren Inhalte keine Haftung, da wir uns diese nicht zu eigen machen, sondern lediglich auf deren Stand zum Zeitpunkt der Erstveröffentlichung verweisen.

KERSTIN HUBER-STEINHORST

YOGA INSPIRATION

30 kreative Stundenbilder für Lehrende

HATHA-, VINYASA- UND YIN-YOGA

PERSÖNLICHE WEITERENTWICKLUNG

AFFIRMATIONEN UND ZITATE

Meyer & Meyer Verlag

Yoga-Inspiration

Bibliografische Information der Deutschen Nationalbibliothek

Die Deutsche Nationalbibliothek verzeichnet diese Publikation in der Deutschen Nationalbibliografie; detaillierte bibliografische Details sind im Internet über <http://dnb.d-nb.de> abrufbar.

Auckland, Beirut, Dubai, Hägendorf, Hongkong, Indianapolis, Kairo, Kapstadt,

Manila, Maidenhead, Neu-Delhi, Singapur, Sydney, Teheran, Wien

Member of the World Sport Publishers' Association (WSPA)

Gesamtherstellung: Print Consult GmbH, München

MIX
Papier | Fördert gute Waldnutzung
FSC® C106855

ISBN 978-3-8403-7870-6

E-Mail: verlag@m-m-sports.com

www.dersportverlag.de

„Es muss von Herzen kommen,
was auf Herzen wirken soll."

Johann Wolfgang von Goethe

Inhalt

Vorwort

„Einen guten Menschen erkennt
man nicht an dem, was er sagt, und
auch nicht an dem, was er zu sein scheint.

Man erkennt ihn an der Atmosphäre, die
durch seine Gegenwart erzeugt wird.

Denn niemand ist fähig, eine Atmosphäre
zu erschaffen, die seinem Geist und
wahren Wesen nicht entspricht."

Unbekannt

Warum ich dieses Buch schreibe?

Weil Yoga für mich so viel mehr ist und so viel mehr kann. Lasse mich erklären ...

Meine tiefe Verbundenheit und große Liebe zu Yoga wurde vor circa 14 Jahren erweckt.

Damals hatte ich mich in einem Fitnessstudio angemeldet. Es gab Yoga im Kursplan und ich wollte es einfach mal kennenlernen. In dem damaligen Kurs folgte eine kraftvolle Asana der nächsten. Entspannung, Achtsamkeit und Ruhe kamen meines Erachtens in diesem Kurs zu kurz. Doch die Übungen an sich machten mich sehr neugierig. Ich ging wieder und wieder hin.

Einige Male kam dann eine Vertretungslehrerin. Ihr Unterricht war überraschend anders gestaltet. Sie erklärte uns viel, schaffte eine tolle Atmosphäre mit Mantramusik und lehrte uns neben der Asana-Praxis auch Pranayama und Meditation. Zum ersten Mal in meinem Leben durfte ich erfahren, was wirkliche Ruhe und Stille in mir bedeutet und wie sich ein zutiefst entspannter Körper anfühlt. Ich spürte, dass Yoga so viel mehr ist. Mein Feuer für Yoga war also entfacht, und wie!

Sehr bald fragte ich neugierig die Vertretungslehrerin, wo sie ihre Ausbildung zur Yogalehrerin absolviert hatte. Und auch ich sollte schon ganz bald dort meine Ausbildung beginnen. Noch heute erzähle ich voller Stolz und Glückseligkeit, dass dies die beste Entscheidung meines Lebens war!

Ich war nun also auf meinem Weg, ja auf meinem ganz eigenen individuellen Yogaweg. Und dieser Weg fühlt sich bis heute so richtig und wahrhaftig an. In keinem Moment wollte ich stehen bleiben oder umkehren.

Ganz im Gegenteil, ich wollte immer noch mehr Türen öffnen und neue Welten in mir erkunden, die noch im Verborgenen lagen. Schicht für Schicht sollten all die Masken und Rollen ablegt werden, die ich mir über die Jahre meist aus Selbstschutz auferlegt hatte. Von vielen wundervollen und inspirierenden Lehrern durfte ich auf diesem Weg schon lernen und bin ihnen dafür so unendlich dankbar. Ich freue mich riesig auf alles, was die Zukunft auf dieser Reise noch für mich bereithält und rechne mit vielen kleinen und großen Wundern.

Doch warum hat Yoga gerade mich gefunden?

Ich war schon immer ein sehr offener, kreativer und neugieriger Mensch, der stets neue Erfahrungen machen wollte und viel über das Menschsein und das Leben reflektierte. Schon als Kind liebte ich es, neue Dinge zu versuchen und meine Kreativität fließen zu lassen. In meiner Jugend begann ich mehr und mehr, über die Menschen, die Gefühle, die Sterblichkeit und das Leiden nachzudenken, um dann mit 16 mein erstes Psychologiebuch über Spiegelneuronen in den Händen zu halten (siehe Quellenverzeichnis, Bauer J. 2006). Noch heute finde ich das Thema Spiegelung von Verhalten und Mimik zwischen uns Menschen hochinteressant.

Natürlich hat mich auch das Leben an der Seite meines jüngeren Bruders mit Extra-Chromosom (Downsyndrom) und Autismus stark geprägt. Bei uns war es nie gewöhnlich oder langweilig. Gerade der Autismus hat uns dazu gezwungen, klare und strukturierte Abläufe in unserem Alltag einzuhalten, denn dies gab meinem Bruder Halt und Sicherheit. Die Suche nach der Balance zwischen Stabilität und Leichtigkeit hat mich also schon früh im Leben begleitet.

Das Leben hat uns, als Familie, stets vor neue Herausforderungen gestellt. Damals konnte ich diese Wellen noch nicht wirklich bewusst und gelassen reiten und verlor daher manchmal den Halt. Gefunden habe ich ihn wieder im Sport, über Freundschaften und beim Ausleben meiner schöpferischen Kreativität, die heute im Nähen, Kreieren von Yogaschmuck, Töpfern und neuerdings im Schreiben ihren Raum und Ausdruck finden darf.

Doch kommen wir wieder zurück. Ich absolvierte also meine Ausbildung zur Yogalehrerin und noch viele Yoga-Weiterbildungen und Kurse in Achtsamkeit. Mein Wissen und meine Leidenschaft in Bezug auf Yoga durfte ich in den darauf folgenden Jahren in unzähligen Yogastunden, Personal Trainings und Yogaevents weitergeben. Parallel las ich viele Bücher zu den Themen persönliche Weiterentwicklung, Achtsamkeit, Manifestieren, Meditation und Psychologie. Mein „altbekanntes" Interesse an der Psychologie war immer noch vorhanden.

Ich begann, mich wieder mehr mit Psychologie zu beschäftigen und plötzlich wurde mir klar:

Wie kann ein Erwachen oder Erleuchten im Yoga jemals möglich sein, wenn der Mensch seine Themen auf geistiger und psychischer Ebene nicht erkannt, bearbeitet und geheilt hat?

Eine, wie ich finde, wundervolle Symbiose war entstanden. Doch mein Yogaunterricht sollte nicht dem Anspruch gerecht werden, eine Psychotherapie zu ersetzen. Vielmehr sollte er die Menschen näher an ihr wahres Wesen heranführen und ihnen helfen, sich selbst du entfalten. Ich bin der Meinung, dass in jedem von uns dieser Kern, dieses reine und wahre innere Selbst schlummert, welches behutsam erwachen und ans Licht kommen möchte.

Ich begann also bald, meinen Yogaunterricht mit verschiedenen Themen aus der persönlichen Weiterentwicklung zu verbinden. Anfangs noch vorsichtig und zaghaft, dann immer klarer und sicherer. Ich bemerkte schnell, wie positiv die Teilnehmer darauf reagierten. Immer wieder kam das Feedback, dass mein Yogaunterricht so besonders sei und ich wunderschöne Worte nutzen würde. Das machte mich stolz und bestärkte mich in meiner Vermutung, dass die Menschen auf der Suche nach Tiefe, Berührung und Inspiration sind.

Und ich selbst?

Ich hatte immer einen roten Faden, ein klares Konzept und das gibt mir bis heute enorm viel Sicherheit und Halt beim Unterrichten.

Immer mehr erkannte ich auch, dass JEDE Yogastunde eine Chance ist. Es ist eine Gelegenheit, den Teilnehmern etwas sehr Wertvolles, nämlich Selbsterfahrung und -erkenntnis, mit auf den Weg zu geben. Eine Chance, sie zu bereichern, zu inspirieren und auf ihrem Weg zu begleiten. Während sie im Alltag von Reizen im Außen überströmt werden, völlig kraftlos in ihrem Hamsterrad strampeln, konnte ich sie hier im Herzen berühren und ihrem Leben wieder mehr Tiefe geben. Ich konnte sie auf dem Weg zu ihrem wahren inneren Selbst begleiten und sie spüren lassen, dass da so viel mehr ist, als ein stressiger und materieller Alltag.

Und vor circa drei Jahren, während einer tiefen Meditation, war sie dann plötzlich da, diese Vision und Idee, mein Wissen und diesen, meinen Unterrichtsstil an andere Yogalehrer weiterzugeben. Noch mehr Licht in die Welt bringen, ja, das wollte ich. Nicht nur meine Teilnehmer mit auf diese Reise nach innen nehmen, sondern auch ganz viele interessierte Yogalehrer. Es soll ein Geschenk der Inspiration für dich, alle Schüler und alle Yogis da draußen sein, welches tief aus meinem Innen und meinem Herzen, ja, der Quelle meines Daseins, entspringt.

Nun aber genug. Lasse uns beginnen ...

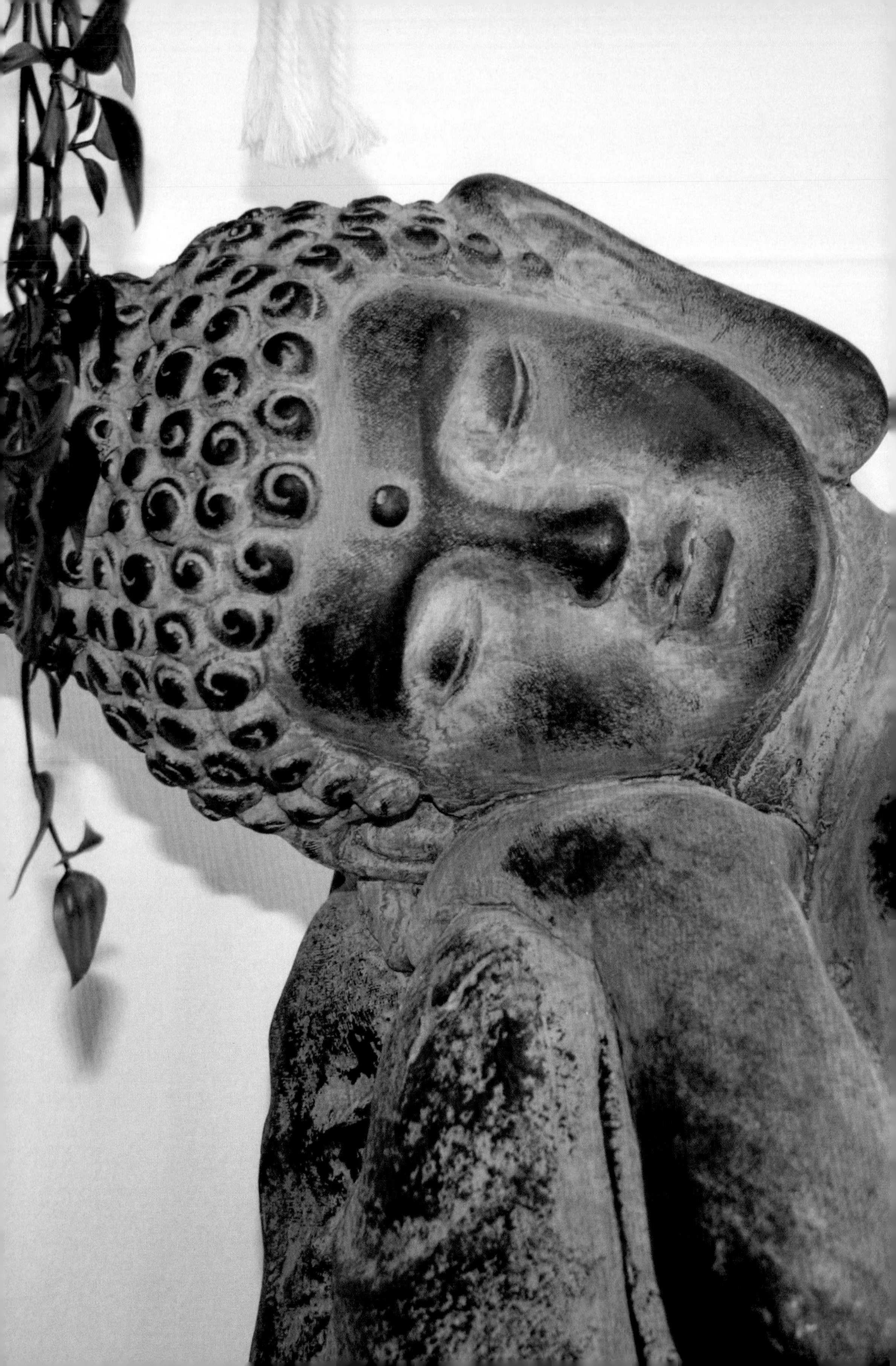

DIE ARBEIT MIT DIESEM BUCH

Du bist Yogalehrer? Hey, wie schön, ich freue mich, dich kennenzulernen und hoffe sehr, dass dich mein Buch inspiriert und sowohl dich als auch deinen Unterricht und deine Schüler bereichert und zum Leuchten bringt. Mögen dich deine Schüler nach dem Unterricht mit funkelnden Augen und zutiefst dankbaren Blicken beschenken.

Mit deiner Ausbildung zum Yogalehrer hast du diesen transformierenden Weg und die aufregende Reise zu dir selbst bereits angetreten. Nun darfst du deine Erfahrungen, dein Wissen und dein Licht weitertragen und mit der Welt teilen. Möge dich dieses Buch weiter an dein eigenes Licht führen und dich dazu ermutigen, dieses Licht mit deinen Schülern zu teilen.

Auch als erfahrener Yogaschüler kannst du dieses Buch wunderbar für dich selbst nutzen. Bringe dich und deine Yogapraxis damit auf eine tiefere Ebene, finde mehr und mehr zu dir selbst und zu deinem inneren Leuchten. Lasse dich dabei von den vielen verschiedenen Themen inspirieren und suche dir gern immer wieder intuitiv ein Thema heraus, welches dir in deiner aktuellen Lebenssituation behilflich sein kann und dir neue Impulse für dein bewusstes Leben gibt.

Solltest du deine Ausbildung zum Yogalehrer gerade erst machen oder vor kurzer Zeit absolviert haben, dann wird dir dieses Buch auf mehreren Ebenen eine Hilfe und Inspiration sein. Du wirst lernen, wie man eine Stunde sinnvoll strukturiert und aufbaut. Und du wirst auch sehen, wie man ein besonderes Thema Schritt für Schritt in die verschiedenen Phasen des Unterrichts einbindet. So wird dein Unterricht zu einer runden Sache.

Als erfahrener Yogalehrer wirst du viele neue Impulse und Inspirationen für deinen Unterricht in diesem Buch finden. Sieh dieses Buch als dein buntes Inspirationsbüfett an. Bediene dich reichlich. Suche dir dabei einfach die Teile heraus, die für dich und deinen Unterricht bereichernd und stimmig sind. Du kannst ganze Stundenbilder komplett so im Unterricht oder in einem Workshop anwenden oder dir nur einzelne Elemente herauspicken.

In jedem Kapitel findest du ein oder mehrere Zitate zum jeweiligen Thema. Zitate sind etwas Wunderbares. Sie inspirieren, motivieren oder lassen uns für einen Moment über eine andere Perspektive nachdenken. Mit nur einem schönen Zitat bekommt deine Yogaeinheit schon Tiefe und schenkt deinen Schülern Inspiration.

Dieses Buch kann dir auch dabei helfen, deinen Unterricht auf die nächste und viel tiefere Ebene zu bringen. Du unterrichtest weiterhin wunderschönes Yoga, reicherst deinen Unterricht aber um wertvolle Inspirationen und Denkanstöße an. So bekommen die Schüler von dir eine Art „Yogacoaching". Du veränderst ihr Mindset und verhilfst ihnen zu mentaler Gesundheit und mehr Bewusstsein in Leben.

Wirkliches Erwachen oder Erleuchten ist nur dann möglich ist, wenn wir sowohl unsere körperlichen Befindlichkeiten verbessern, aber auch unsere mentalen, emotionalen und psychischen Themen und Blockaden aufgelöst haben. Hier schließt sich ein wunderbarer Kreis aus Yoga, positiver Psychologie (Arbeit mit Affirmationen), persönlichem Wachstum und Weiterentwicklung, aus dem Umgang mit unseren Gefühlen und mentaler Stabilität und Gesundheit.

All dies kannst du mithilfe dieses Buchs in deinen Stunden vereinen und deine Schüler so ganzheitlich hin zu ihrem Licht und ihrem wahren inneren Selbst begleiten. Dabei schaffst du als Lehrer einen Raum. Dies ist ein Raum, in dem sich die Schüler in der Tiefe selbst begegnen können. Wie tief und intensiv dies gehen darf, entscheidet allein der Schüler. Als Lehrer bietest du lediglich die Möglichkeit an und öffnest den Raum dazu. Welche Magie und welcher Zauber dann im Schüler geschehen dürfen, entscheidet ganz er selbst.

So weit, so gut, aber schauen wir noch einmal einen Moment auf unseren Alltag als Yogalehrer. Denn auch hier kann dich das Buch unterstützen und dir schnelle Hilfestellungen geben.

Bestimmt kennst du diese Tage? Du sitzt im Büro oder im Homeoffice und abends steht noch deine Yogastunde an. Du freust dich auf die Stunde und deine Teilnehmer, aber heute fällt dir kein schönes Thema ein. Kopf leer. Absolut keine neue Idee. Das kennen wir alle und es darf auch sein.

Unser Geist nimmt nämlich ständig neue und verschiedene Zustände an. An manchen Tagen ist er träge und langsam, was dazu führt, dass wir total ideenlos sind. An anderen Tagen sprudeln die Ideen nur so aus uns heraus. Vielleicht fällt es dir auch (noch) schwer, aus deinen Ideen ein neues Stundenkonzept zu entwickeln. Dann ist dieses Buch hier genau das Richtige für dich.

Ich zeige dir anhand von vielen verschiedenen Themen, wie du deinen Unterricht inspirierend und berührend gestalten kannst, sodass alles ein rundes Bild ergibt. Du wirst sehen, wie einfach es ist, ein Thema in die verschiedenen Phasen einzubinden und du hast immer einen roten Faden, der dir Sicherheit beim Unterrichten gibt. Am Ende des Buchs darfst du dann auch gerne selbst kreativ werden, indem du die Vorlagenseiten für dich und deine eigenen Ideen nutzt.

Jedes Kapitel ist auf ein inspirierendes Thema ausgerichtet und in sich vollständig und rund, sodass du direkt loslegen und es in deinen Unterricht einbinden kannst. Das Buch ist ein buntes Inspirationsbüfett, an dem du dich nach Lust und Laune bedienen darfst. Picke dir dabei einfach die Teile und Texte heraus, die für dich und deinen Unterricht bereichernd und stimmig sind. Du sollst dich beim Unterrichten wohlfühlen und authentisch sein. Daher passe gerne Teile an oder wähle deine persönliche Formulierung. Und nun zum Aufbau des Buchs.

Dieses Buch bietet dir Elemente und Ideen für mehr als 30 vollständige Stundenbilder oder Yoga-Workshops:

10 Themen x 3 Yogastile = 30 Stundenbilder

Inhalte der Themenkapitel

1. Einleitung

Hier wirst du in das Thema eingeführt, damit du das Thema danach sicher und mit ausreichendem Wissen unterrichten kannst.

TIPP:

Markiere oder notiere dir hier schon die für dich wichtigen Begriffe.

2. Wann dieses Stundenbild besonders gut passt

Vorschläge, an welchen Tagen und zu welcher Jahreszeit dieses Thema besonders gut passt.

3. Worte für die Einstimmung

Beispielhafte Worte, die du nutzen kannst, um die Stunde thematisch sinnvoll einzuleiten.

4. Positive Affirmationen

Hier finden sich viele positive Affirmationen, die den Teilnehmern helfen sollen, positives Denken zu üben und sich selbst in die eigene Kraft zu bringen.

TIPP:

Suche dir eine Affirmation heraus, die du in die Atemübung einbindest (siehe jeweilige Atemübung) oder lade die Teilnehmer dazu ein, selbst eine Affirmation auszuwählen, die sie dann in der folgenden Atemübung mehrfach im Geist wiederholen möchten. Dazu lies langsam circa fünf Affirmationen vor und lasse die Teilnehmer auswählen.

5. Fragen zur Selbstreflexion

Hier finden sich Fragen, um die Teilnehmer zum Reflektieren über das Thema anzuregen.

TIPP 1:

*Baue solche Fragen zum Beispiel ein, wenn die Teilnehmer gerade in der Position des **Kindes** innehalten oder **Shavasana** beginnt.*

TIPP 2:

Sei achtsam im Umgang mit Fragen und wähle sie mit Bedacht. Spüre hinein, wie viele Fragen du den Teilnehmern zu einem Thema zumuten kannst, und beobachte deine Schüler. Manche Themen eignen sich besonders für das Arbeiten mit Fragen zur Reflexion, bei anderen Themen hingegen sollte man nicht zu viele Fragen stellen. In längeren Klassen (z. B. 90 Minuten) oder in Workshops kannst du natürlich mehr Fragen stellen als in einer 60-Minuten-Klasse.

6. Atemübungen

Ein oder mehrere zum Thema passende Atemübungen bzw. ein ausführlicher Text, um am Anfang der Stunde bewusst zu atmen und dabei das Thema einzuleiten. Du kannst den ganzen Text nutzen oder dir nur die wichtigsten Worte markieren, um dann deine eigenen Formulierungen zu nutzen.

7. Praxisabschnitt

Zum jeweiligen Thema passende Haltungen und Sequenzen mit Abbildungen für die drei Yogastile:

- Hatha-Yoga
- Vinyasa-Yoga
- Yin-Yoga

8. Wundervolle Worte für Shavasana

Liebevolle Worte für ein tiefes *Shavasana*, welches jede Stunde wunderbar abrundet. Nutze alle Worte oder picke dir nur Teile heraus.

9. Deine eigenen Notizen zum Thema

Hier hast du die Möglichkeit, deine eigenen Notizen zum Thema zu ergänzen.

WICHTIG:

Der Fokus liegt in diesem Werk auf Inspiration, Tiefe, Berührung und persönlicher Weiterentwicklung. Jedes Thema ist in sich rund und das besondere Augenmerk liegt hier auf den Worten, die den Raum für Inspiration, Selbstreflexion und Gefühle öffnen. Dieses Buch soll nicht dem Anspruch eines Hatha-, Vinyasa- oder Yin-Yoga-Lehrbuchs gerecht werden, welches ausführlich alle Haltungen dieser Yogastile in allen Variationen (mit und ohne Hilfsmittel) beinhaltet. Die Kenntnisse, um Hatha-, Vinyasa- oder Yin-Yoga zu unterrichten, werden vorausgesetzt.

Ich bin selbst ein sehr pragmatischer Mensch mit viel Eigenpraxis und vielen Jahren der Selbsterfahrung. Ich mag es einfach und ich bin eine „Macherin", die nicht lange zögert. Ich mag dich mit dem Buch einladen, auch einfach loszugehen und Neues in deinem Unterricht zu wagen. Einfach machen, es könnte ja wunderbar werden!

„Machen ist wie Wollen, nur noch krasser!"

Unbekannt

Der Stundenaufbau

In jedem Themenkapitel (Dankbarkeit, Selbstliebe usw.) findest du eine passende Yogasequenz für den Mittelteil der Stunde. Im Kapitel „Erwärmungen und Bodensequenzen" findest du dann jeweils drei verschiedene Erwärmungen und Bodensequenzen. Du kannst deine Stunden dann folgendermaßen zusammensetzen:

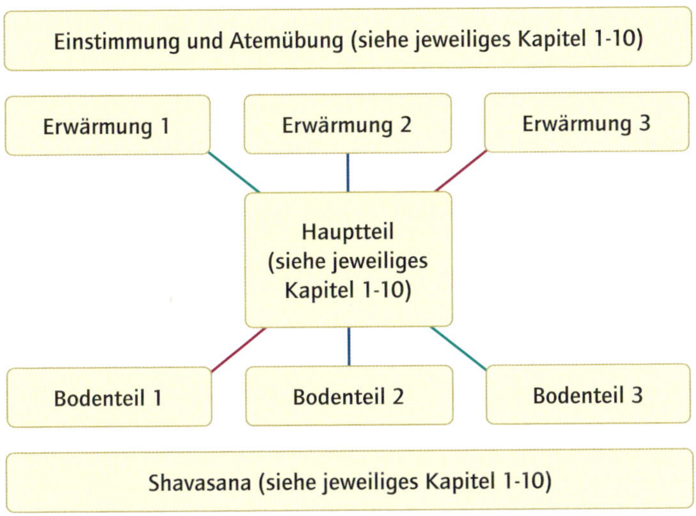

Beispiel eines Stundenaufbaus einer Vinyasa-Yoga-Stunde zum Thema „Loslassen"

1. Einstimmung und Atemübung aus Kapitel „Loslassen"
2. Erwärmung 2
3. Hauptteil Flow aus Kapitel „Loslassen"
4. Bodenteil 1
5. *Shavasana* aus Kapitel „Loslassen"

Beispiel eines Stundenaufbaus einer Yin-Yoga-Stunde zum Thema „Wunder"

1. Einstimmung und Atemübung aus Kapitel „Wunder"
2. Erwärmung 1 oder keine Erwärmung
3. Hauptteil Yin aus Kapitel „Wunder"
4. Kein Bodenteil
5. *Shavasana* aus Kapitel „Wunder"

Allgemeine Hinweise für die Hatha-Yoga-Sequenzen

Im Hatha-Yoga-Abschnitt werden geeignete Standhaltungen, Balanceübungen und teilweise auch Bodenübungen zum jeweiligen Thema gezeigt.

Allgemeine Hinweise für die Vinyasa-Yoga-Flows

Sollte im jeweiligen Kapitel kein anderer Hinweis erfolgen, so beginnen die Flows im *herabschauenden Hund* und werden von dort aus aufgebaut. Das Unterrichten von *Sonnengrüßen* und Vinyasas wird vorausgesetzt. Die Yoga-Flows werden immer auf der rechten Seite dargestellt. Es wird vorausgesetzt, dass der Flow danach für die linke Seite unterrichtet wird.

Allgemeine Hinweise für die Yin-Yoga-Sequenzen

Im Yin-Yoga-Abschnitt kommen in diesem Buch folgende Hilfsmittel zum Einsatz: ein dickes, rundes Bolster, 1-2 Yogablöcke, 1-2 Decken und ein rundes Sitzkissen/ Meditationskissen.

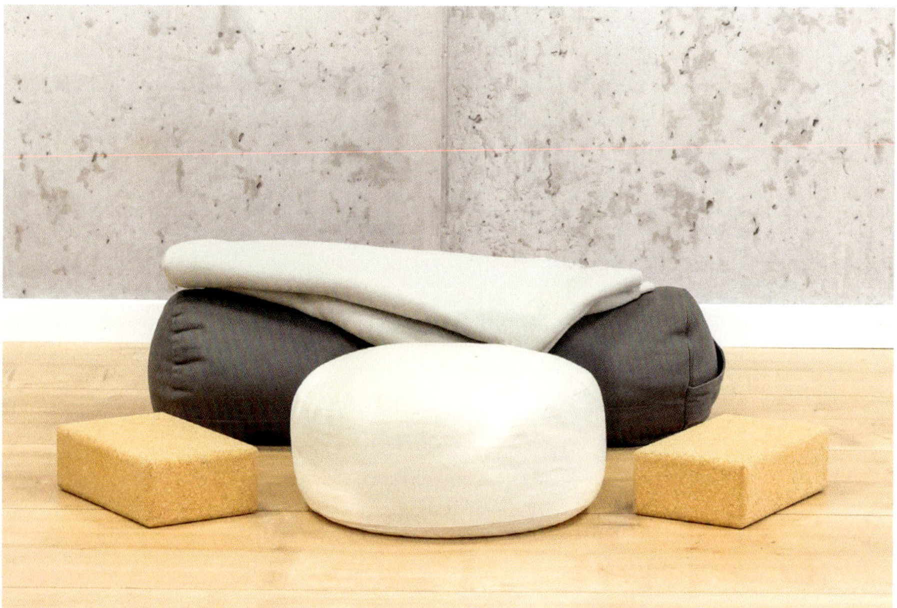

Hilfsmittel

Es fällt uns Menschen deutlich leichter, loszulassen und zu entspannen, wenn wir uns an oder in ein Kissen kuscheln können. Es erzeugt Wohlbefinden, Sicherheit, Vertrauen und das Gefühl, dass wir getragen und gehalten werden. Oft müssen wir schon im Alltag stark sein und viele Dinge ohne fremde Hilfe meistern, sodass es einfach nur guttut, wenn wir im Yin-Yoga die weiche und tragende Unterstützung von Kissen und Decken genießen dürfen.

Solltest du es beim Yin-Yoga gewohnt sein, eine kurze Erwärmung zu unterrichten, so kürze einfach in den folgenden Stundenaufbaubeispielen den Hauptteil um die jeweilige Zeitspanne.

Hinweise zum Stunden- oder Workshopaufbau

Die einzelnen Themen sind grundsätzlich zum Unterrichten einer 60-75 Minuten dauernden Yogastunde konzipiert. Ich persönlich bezeichne mich gern mit einem Schmunzeln als „60-Minuten-Yogalehrerin". Ich habe den Ablauf und das Format für 60 Minuten mittlerweile so sehr verinnerlicht wie mein tägliches Zähneputzen. Im Yin-Yoga hingegen unterrichte ich gern 75-90 Minuten. Wenn du grundsätzlich lieber 75 oder sogar 90 Minuten unterrichtest, dann passe bitte die Dauer von Einstimmung, Atemübung, Haltungen und Shavasana so an, dass es für dich passt.

Weiter unten findest du verschiedene Formatbeispiele eines zeitlichen Aufbaus. Außerdem kannst du wunderbar die Anzahl der Wiederholungen von Haltungen (im Hatha-Yoga) und Flows (im Vinyasa-Yoga) verändern. Im Yin-Yoga kannst du die Übungen zwischen zwei und fünf Minuten halten und auch so die Dauer deiner Yogastunde beeinflussen.

TIPP:

Finde dein Wohlfühlformat, was sich für dich beim Unterrichten gut und stimmig anfühlt. Wenn du dich sicher und wohlfühlst, dann tun es auch deine Schüler und Teilnehmer.

Im Folgenden findest du einige Beispiele und Anregungen, wie du eine Stunde oder einen Workshop strukturieren kannst. Struktur gibt Halt und Sicherheit beim Unterrichten.

Aufbau einer 60-Minuten-Praxis

1. **Einstimmung:** 1-2 Minuten
2. **Atemübung:** 4-8 Minuten
3. **Praxisteil:** circa 40 Minuten
   Hatha- und Vinyasa-Yoga:
      Erwärmung: 5-10 Minuten
      Hauptteil: 20-30 Minuten
      Bodenteil: 5-10 Minuten
   Yin-Yoga: 40 Minuten reine Yin-Praxis
4. **Wundervolle Worte für *Shavasana*:** 8-10 Minuten

Aufbau einer 75-Minuten-Praxis

1. **Einstimmung:** 1-2 Minuten
2. **Atemübung:** 4-8 Minuten
3. **Praxisteil:** circa 55 Minuten
   Hatha- und Vinyasa-Yoga:
      Erwärmung: 8-12 Minuten
      Hauptteil: 25-40 Minuten
      Bodenteil: 8-12 Minuten
   Yin-Yoga: 55 Minuten reine Yin-Praxis
4. **Wundervolle Worte für *Shavasana*:** 8-10 Minuten

Aufbau einer 90-Minuten-Praxis

1. **Einstimmung:** 1-2 Minuten
2. **Atemübung:** 5-10 Minuten
3. **Praxisteil:** circa 70 Minuten
   Hatha- und Vinyasa-Yoga:
      Erwärmung: 10-15 Minuten
      Hauptteil: 40-50 Minuten
      Bodenteil: 10-15 Minuten
   Yin-Yoga: 70 Minuten reine Yin-Praxis
4. **Wundervolle Worte für *Shavasana*:** 10-12 Minuten

TIPP:

Mit diesem Buch kannst du übrigens auch wunderbar ***einen kompletten Yogakurs (zum Beispiel einen Sechs- oder Acht-Wochen-Kurs)*** *zur persönlichen Weiterentwicklung füllen und anbieten. Deine Teilnehmer werden aus dem Kurs inspiriert und mit innerem Wachstum und Leuchten hervorgehen. Die Schüler bekommen in diesem Fall nicht nur Yoga, sondern auch viele Impulse für ihre persönliche Weiterentwicklung.*

Solltest du dir ein Thema für einen Workshop heraussuchen, so wirst du diesen Workshop in der Regel auf 2-3 Zeitstunden mit Pause konzipieren. Hierzu bietet es sich grundsätzlich immer an, den Hatha- oder Vinyasa-Yoga-Teil mit dem Yin-Yoga-Teil zu verbinden, solltest du diese beiden Stile unterrichten. Schnell hast du dann eine ausgewogene Yin-und-Yang-Praxis für deinen Workshop kreiert.

Unterrichtest du nur einen der Stile, so setzt du deinen Workshop vielleicht aus einem softeren und etwas kraftvolleren Teil zusammen. Im Workshop hast du außerdem den Raum und die Zeit, um intensiver mit den Affirmationen und den Fragen zur Selbstreflexion zu arbeiten (siehe „Arbeit mit Affirmationen" und „Fragen zur Selbstreflexion").

Beispielhafter Aufbau eines zweistündigen Workshops

1. **Einstimmung:** 3-5 Minuten
2. **Fragen/Wünsche zum Thema und gegebenenfalls kurze Vorstellungsrunde von** 5-10 Minuten
3. **Atemübung**: 6-10 Minuten
4. **Journaling (siehe Kap.: „Die Arbeit mit Fragen zur Selbstreflexion"):** 10-15 Minuten
5. **Praxisteil:** circa 50 Minuten
   Hatha- und Vinyasa-Yoga:
      Erwärmung: 8-12 Minuten
      Hauptteil: 30-40 Minuten
      Bodenteil: 8-12 Minuten
   Yin-Yoga: 50 Minuten reine Yin-Praxis
6. **Wundervolle Worte für *Shavasana*:** 10-12 Minuten
7. **Abschlussmeditation: Affirmation suchen:** 5-10 Minuten
8. **Kreative Übung: Affirmation auf einen Stein malen oder aufschreiben:** 5-10 Minuten

Einen schönen Stundenabschluss finden ...

Um jede deiner wundervollen Yogaeinheiten mit einem schönen Ritual abzuschließen, schaue einmal, was sich für dich richtig gut anfühlt. Hier kommen ein paar Ideen und Inspirationen.

Abschluss 1

Gemeinsames OM-Singen. 1-3-mal.

OM steht für die Essenz allen Seins, es ist allumfassend und steht für die Verbindung zu etwas Höherem. Es ist das Mantra des Kronenchakras, welches für Erleuchtung und Erwachen steht. Beim Singen des OMs singst du A-U-M und kannst wahrnehmen, wie es in allen deinen Klangräumen vibriert und schwingt. Dabei steht das A für „Wachen", das U für „Traum" und das M für „Tiefschlaf". Dies sind die drei Bewusstseinszustände, die wir jeden Tag im Wechsel erleben und die immer wieder kommen und gehen.

Abschluss 2

OM - Shanti - Shanti - Shantiii singen.

Die Bedeutung von OM haben wir oben schon kennengelernt. **Shanti** bedeutet Frieden oder innere Ruhe. Shanti singst du für einen tiefen inneren Frieden und eine Ruhe in dir, die frei von jeglicher Ablenkung im Außen ist.

Abschluss 3

Bitte die Teilnehmer, die Hände vor dem Herzen ins *Anjali Mudra* (Gebetshaltung) vor ihr Herz zu bringen. Lade sie ein, sich bei Körper, Geist und Atmung für die heutige Praxis zu bedanken.

Abschluss 4

Lade die Teilnehmer ein, die Hände ins *Anjali Mudra* auf die Stirn zu legen. Diese Geste steht dafür, dass wir positiv und mitfühlend gegenüber allen Lebewesen denken. Dann führt ihr die Hände zusammen vor den Mund für liebevolle Worte. Und zuletzt führt ihr die Hände vor das Herz für gute Taten voller Liebe und Mitgefühl.

TIPP:

Greife gern bei der Verabschiedung noch einmal das jeweilige Thema auf, um die Stunde richtig schön abzurunden. Zum Beispiel mit den folgenden Worten: „Ich danke euch für euer Vertrauen und dass ihr heute mit mir zusammen Yoga geübt habt. Nun wünsche ich euch eine wunderschöne Woche mit ganz vielen Momenten der tiefen Dankbarkeit/voller Selbstliebe/mit vielen kleinen und großen Wunder/.... usw."

Die Arbeit mit Affirmationen

Kleine Kraftsätze mit großer Wirkung

Eine **Affirmation** ist eine positive Aussage über dich selbst, die du entweder laut aussprichst oder für dich denkst. Wichtig dabei ist, dass sie kurz und knapp, in der Gegenwart und in der Ich-Form geschrieben ist. Negative und verneinende Wörter sollten in Affirmationen unbedingt vermieden werden, denn unser Verstand kommt viel besser mit einer positiven Wortwahl zurecht. Ein solcher Kraftsatz kann mit folgenden Worten beginnen:

- Ich bin ...
- Ich darf ...
- Ich genieße ...
- Ich erlaube mir ...
- ... immer mehr und mehr ...

Eine Affirmation entfaltet ihre Wirkung erst dann richtig, wenn du sie oft wiederholst und tief in deinem Inneren fühlst. Um unseren Geist, unsere Gedanken und unsere Gefühle neu auszurichten bzw. positiv zu programmieren, benötigt das Gehirn einfach viele Wiederholungen. Auf ähnliche Weise sind übrigens auch unsere Glaubenssätze entstanden, nämlich indem wir mehrmals die gleiche Erfahrung gemacht, uns auf die gleiche Weise gefühlt oder den gleichen Satz zu hören bekommen haben. Dann hat sich dies als „Wahrheit" in unserem Unterbewusstsein verankert. Und genauso können wir uns auch selbst wieder neu programmieren.

Es hilft auch, sich über kleine Merkzettel in der Wohnung (am Badspiegel, an der Kaffeemaschine, an der Haustür ...) oder über das Handyhintergrundbild immer selbst daran zu erinnern. Baue die Affirmationen in deine Alltagsroutinen ein, dann vergisst du auch nicht, sie zu wiederholen.

Mit positiven Affirmationen haben wir außerdem die Möglichkeit, an unseren tief sitzenden Glaubenssätzen zu arbeiten und diese zu verändern. Glaubenssätze bestimmen unbewusst einen großen Teil unserer Handlungen und prägen unsere Welt. Sie stehen für unsere tiefsten Überzeugungen, unsere Einstellungen zum Leben und unseren Glauben. Entstanden sind sie oft schon in der frühen Kindheit und Jugend und wurden damals fest im Unterbewusstsein gespeichert.

Diese Glaubenssätze bestimmen heute maßgeblich unsere Wahrnehmung und unsere Realität, obwohl der Samen für diese Information oft schon vor vielen Jahren gesetzt wurde. Sie nehmen dadurch großen Einfluss auf unsere Erwartungen, Überzeugungen und unser ganzes Leben. Beispiele für negative Glaubenssätze, die uns von einem glücklichen und erfüllten Leben abhalten und uns kleinmachen, sind:

- Ich bin nichts wert.
- Ich bin hilflos.
- Ich bin ein Versager.
- Ich muss mich schämen.
- Ich bin schuldig.
- Ich kann nichts erreichen.
- Ich verdiene keine Beachtung.

Vielleicht kommt dir hier etwas bekannt vor?

Viele von uns tragen solche negativen Prägungen aus der Kindheit mit sich herum. Dies ist völlig normal. Und dass uns das Leben auch negative Erfahrungen beschert, die uns besonders stark prägen, ist auch ganz natürlich.

Doch die wunderbare und positive Nachricht an dieser Stelle ist: Glaubenssätze lassen sich verändern und umprogrammieren. Dabei spricht man auch von positiver Gedankenhygiene. Und mithilfe von positiven Affirmationen kann genau dieses Neuausrichten des Geistes geschehen.

Mit Affirmationen können wir heilsame und positive neue Glaubenssätze wirkungsvoll in uns verankern. Außerdem richtet sich der Geist dabei bewusst auf das aus, was unserer Seele guttut. Affirmationen sind die Gegenbewegung zu unseren täglichen negativen Gedanken, Ängsten und Sorgen. Sie verstärken unsere Träume und Wünsche, schaffen Bewusstheit über unsere Denkmuster und nehmen so einen positiven Einfluss auf unser Wohlbefinden. Daher sollten sie in einer transformierenden und inspirierenden Yogaeinheit niemals fehlen.

Wie du Affirmationen in die Yogastunde einbinden kannst

In diesem Buch bekommst du zu jedem Thema eine Liste mit verschiedenen positiven Affirmationen an die Hand. Nicht jede Affirmation wirkt bei jedem Menschen gleich gut. Das liegt daran, dass wir auf bestimmte Worte und Formulierungen unterschiedlich reagieren und uns auch beim Wiederholen im Geist unterschiedlich fühlen.

Daher biete ich meinen Schülern gern verschiedene Varianten an und bitte sie, hineinzuspüren, welcher Satz ihnen besonders guttut und sie in ihrer aktuellen Lebenssituation abholt. Wichtig dabei ist, dass sie den Satz auch wirklich und wahrhaftig fühlen können, denn dann entfaltet er seine Wirkung einfach viel leichter.

Verwendung am Anfang der Stunde

1. Du kannst noch vor der Atemübung einige Affirmationen zum Thema vorstellen und die Teilnehmer einladen, die Sätze jeweils leise in ihrem Geist zu wiederholen. Sie sollten dann intuitiv einen Satz auswählen, der ihnen gerade im Leben guttut und sie anspricht. Dieser Satz kann dann ein liebevoller Begleiter durch die Yogastunde sein, ähnlich wie ein Sankalpa. *Ein Sankalpa ist ein Wunsch, eine Absicht oder ein Wille, der deinen Gedanken eine bestimmte Richtung geben soll.*
2. Affirmationen können auch in die Atemübung integriert werden. Hier findest du in mehreren Kapiteln ein Beispiel mit ausführlichem Text.

Verwendung während der Stunde

Besonders in Yin-Yoga-Stunden kann die Praxis wunderbar mit Affirmationen begleitet werden. Hier kann zum Beispiel jede Asana mit dem Wiederholen einer Affirmation kombiniert werden.

Auch beim Unterrichten von Yoga-Flows besteht die Möglichkeit, Affirmationen einzubinden. Wähle dazu zunächst den *Sonnengruß A* oder einen einfachen Flow.

Schreibe dir dann zur Vorbereitung alle Asanas mit den dazugehörigen Affirmationen, die dann beim Üben im Geiste gesprochen werden, auf. Auch ein lautes Aufsagen in der Gruppe kann wunderbar und kraftvoll sein.

Affirmations-Flow (Sonnengruß A)

„Atme ein und strecke die Arme nach oben." - *Affirmation: „Ich wachse über mich hinaus."*

„Atme aus und komme nach unten in die Vorbeuge." - *Affirmation: „Ich verneige mich dankbar zu Mutter Erde."*

„Atme ein und komme in die halbe Vorbeuge mit geradem Rücken." - *Affirmation: „Ich gehe mutig meinen Weg."*

„Atme aus und komme ins Brett." - *Affirmation: „Ich kann alles schaffen."*

„Atme im Brett ein." - *Affirmation: „Ich bin mutig und stark."*

„Atme aus und komme in die Bauchlage." - *Affirmation: „Ich darf loslassen."*

„Atme ein in die kleine *Kobra*." - *Affirmation: „Ich öffne mein Herz."*

„Atme aus und komme in den *herabschauenden Hund*." - *Affirmation: „Ich vertraue meiner Intuition."*

„Bleibe hier für fünf tiefe Atemzüge." - *Affirmation: „Ich werde still. Ich bin ruhig."*

„Atme ein und trete dabei nach vorne in die halbe Vorbeuge mit geradem Rücken." - *Affirmation: „Ich gehe mutig meinen Weg."*

„Atme aus und komme nach unten in die Vorbeuge." - *Affirmation: „Ich verneige mich dankbar zu Mutter Erde."*

„Atme ein und strecke die Arme nach oben, komme in die gehobene Grußhaltung zurück." - *Affirmation: „Ich wachse über mich hinaus."*

„Atme aus und führe die Hände hinunter vor dein Herz, du stehst in *Samasthiti/* dem Berg." - *Affirmation: „Ich bin hier. Ich bin jetzt."*

Verwendung am Ende der Stunde

Am Ende einer Yogastunde sind die Teilnehmer besonders offen für stärkende Worte, sobald sie ganz friedvoll in *Shavasana* ruhen. Gerne nutze ich diesen besonderen Moment (z. B. kurz vor dem Ertönen der Klangschale), um einige Affirmationen für sie zu wiederholen. In diesem Fall spreche ich die Affirmationen aber in der Du-Form, ich spreche die Teilnehmer also in einer Art „Powertalk" direkt an.

Powertalk in Shavasana

- Du darfst groß träumen.
- Du gehst mutig deinen Weg.
- Du darfst dich jetzt vollkommen entspannen.
- Erlaube dir, du selbst zu sein.
- Du bist ganz bei dir.
- Mit jedem Tag wächst du mehr und mehr.
- Alles ist gut.
- Du bist so eine starke und mutige Person.
- Du bist wertvoll.
- Alles ist bereits in dir vorhanden.
- Du bist genug.
- Du bist voller positiver Energie.
- Du bist wundervoll, genau so, wie du bist.

Verwendung in einem Workshop

Für einen Workshop drucke am besten die Affirmationen zum jeweiligen Thema aus und reiche sie den Teilnehmern auf kleinen, süßen, selbst gestalteten Zetteln. Dann bitte die Teilnehmer darum, die Zettel zu Hause an den Badspiegel, an die Kaffeemaschine oder die Haustüre zu hängen, damit sie auch im Alltag an ihre positiven Gedanken erinnert werden. Auch als Handyhintergrund eignen sich positive Affirmationen sehr gut. Teilnehmer lieben es, kleine Geschenke in Form von Inspiration zu bekommen, probiere es einfach mal aus.

Bei einem längeren Workshop kann auch ein kreativer Abschluss gewählt werden. Man kann zum Beispiel mit den Teilnehmern gesammelte Steine, längliche Muscheln oder kleine Treibhölzer mit den jeweiligen Affirmationen malerisch gestalten. So nehmen die Teilnehmer ein kleines Geschenk, aber auch das Thema und ihren positiven Kraftsatz mit nach Hause.

Die Arbeit mit Fragen zur Selbstreflexion

Menschen, die sich kontinuierlich weiterentwickeln und wachsen, haben erkannt, wie wichtig Fragen sind. Dabei ist es gar nicht die Frage selbst, die uns weiterbringt. Vielmehr ist es der Weg hin zur persönlichen Antwort auf die Frage.[1] Wenn du also lernen, wachsen und leuchten möchtest, dann kommst du über einen bewussten Umgang mit Fragen zur Selbstreflexion nicht herum.

Sich selbst persönlich weiterzuentwickeln, setzt immer voraus, dass wir uns selbst besser kennenlernen möchten, und dass wir neugierig auf uns selbst sind. Natürlich kann das für dich ein neuer Weg sein. Allzu gern nutzen wir Menschen immer wieder die gleichen bequemen Pfade, die wir uns wie ein Elefant breit und platt getrampelt haben. Doch diese Wege führen uns leider auch immer wieder an die gewohnten Ziele. Wenn der Weg der Selbstreflexion für dich und deine Schüler noch neu ist, dann traue dich, gehe hinein in die Wildnis, finde einen neuen Pfad für dich, hier liegt der Schatz für Wachstum verborgen.

Die Arbeit mit Fragen zur Selbstreflexion ist eine ganz wunderbare Methode, um die Teilnehmer anzuregen, Dinge zu überdenken und sich weiterzuentwickeln. Die Prozesse, die in uns ablaufen, wenn wir eine Frage beantworten, sind genau die Impulse und das Wachstum, was wir uns für die Teilnehmer wünschen und uns zur Inspirationsquelle für sie werden lässt. Immerhin sind wir diejenigen, die hier den Samen gießen und kleine Pflänzchen düngen, damit sie wachsen, gedeihen und farbenfroh aufblühen können.

Menschen, die sich selbst regelmäßig reflektieren, sind sich und ihrem wahren inneren Selbst näher. Dadurch sind sie auch in der Lage, ihr Leben so zu gestalten, wie es für sie am besten passt. Und sie haben viele Vorteile in einigen Lebensbereichen.[2]

---

1 Vgl. Spengst, D. (2020). *6-Minuten-Tagebuch (Das Original). Dein Journal für deine Persönlichkeitsentwicklung, mehr Selbstliebe und Selbstfindung*. (S. 31). Hamburg: Rowohlt TB.

2 Vgl. Spenst, 2020, S. 48.

Natürlich gibt es Fragen, die uns „triggern", das heißt, alte Wunden berühren. Es gibt auch Fragen, die enorme Widerstände und Unmut in uns hervorrufen. All das ist völlig normal und darf sein. Vielleicht sind es gerade diese Fragen, deren Beantwortung uns auf die nächste Erkenntnisstufe unseres Daseins bringt.

Wie du Reflexionsfragen in die Yogastunde einbinden kannst

In diesem Buch bekommst du zu jedem Thema eine Liste mit verschiedenen Fragen zur Reflexion an die Hand. Die Arbeit mit solchen Fragen erfordert ein wenig Feingefühl und Erfahrung. Die Teilnehmer sollten in „normalen" Yogastunden nicht damit überhäuft werden. Hier ist ein langsames Herantasten super.

Verwendung am Anfang einer Yogastunde

Jedes Thema kann wunderbar mit einer passenden Frage eingeleitet werden.

Beispiel 1

Beim Thema Dankbarkeit kannst du die Stunde zum Beispiel einleiten, indem du die folgende Frage stellst:

- „Wofür bist du heute dankbar?" (kurze Pause und dann weitersprechen: „Heute geht es um das Thema Dankbarkeit …")

Beispiel 2

Beim Thema Loslassen kannst du die Stunde zum Beispiel einleiten, indem du die folgende Frage stellst:

- „Fällt es dir leicht, loszulassen?" (kurze Pause und dann weitersprechen: „Genau, heute soll es um das Thema Loslassen gehen …")

Verwendung während einer Yogastunde

Besonders in Yin-Yoga-Stunden, in denen die Teilnehmer in eine tiefe Stille abtauchen, kann die Praxis wunderbar mit Fragen zur Reflexion bereichert werden. Hier kann zum Beispiel in jeder zweiten Asana eine Frage gestellt werden.

Auch beim Unterrichten von Yoga-Flows oder in Hatha-Yoga-Stunden können ab und an Fragen eingebunden werden, z. B. beim Verweilen in der Position des Kindes. Schaue hier gerne auf die **allgemeinen Hinweise und Tipps** im jeweiligen Praxisteil.

Verwendung am Ende einer Yogastunde

Am Ende einer Yogastunde sind die Teilnehmer besonders entspannt, gelassen und dadurch auch offener für Fragen. Im entspannten Zustand fällt es uns viel leichter, ehrlich und mit einer liebevollen Akzeptanz nach innen zu blicken. Es kann also gerne eine letzte Frage in *Shavasana* gestellt werden, um den Teilnehmer noch ein Stück weiter hin zu seinem wahren inneren Selbst zu führen. Danach sollten keine Fragen mehr gestellt werden, da es sonst schnell zu viel werden könnte.

Verwendung in einem Workshop

Journaling

Eine ganz wunderbare Methode, um die Teilnehmer zum Reflektieren anzuregen, ist Journaling. Es ist die neue und moderne Art, Dinge für uns selbst niederzuschreiben, wie wir es früher gern in unserem Tagebuch getan haben. Dinge, die wir aufschreiben, gelangen übrigens viel schneller in unser Unterbewusstsein. Warum das gut ist? 95 Prozent unserer Handlungen, Entscheidungen und Gefühle entstehen aus dem Unterbewusstsein.

Um in deinen Unterricht Journaling mit Reflexionsfragen einzubinden, drucke vor dem Workshop die Fragen zur Reflexion auf einen DIN-A4-Bogen aus und leite die Teilnehmer im Workshop dazu an, die Fragen schriftlich für sich zu beantworten. Diese Übung passt wunderbar nach der Einstimmung mit Atemübung oder einer kleinen Meditation. Die Teilnehmer sollten so entspannt wie möglich ins Journaling gehen, denn dann ist ihr Unterbewusstsein weiter geöffnet für sie.

Alle reden von persönlicher Weiterentwicklung …

Doch was bedeutet es eigentlich, sich persönlich weiterzuentwickeln?

- Muss man das heutzutage?
- Ist man sonst out?

Podcasts, Blogbeiträge, soziale Medien, Coachings, überall spricht man von persönlicher Weiterentwicklung. Wir schauen mal kurz genauer hin und werden sehen, was es damit auf sich hat und welche wunderbare Chance auf Wachstum sich dahinter verbirgt.

Eines vorab: Bei der persönlichen Weiterentwicklung geht es nicht darum, ein anderer oder besserer Mensch zu werden oder ein neues Ich zu kreieren. Es geht vielmehr darum, sich selbst als einzigartiges Individuum näherzukommen und dabei zu wachsen. So, wie eine kleine Pflanze Wasser zum Wachsen und Gedeihen braucht, so benötigt auch unsere Persönlichkeit hin und wieder Impulse für Wachstum und Entfaltung.

Es schlummert so viel mehr in unserer Persönlichkeit, als wir heute noch glauben. Wir müssen uns nur erlauben, dieses Licht in uns zu entfalten und zu erwecken.

Persönliches Wachstum kann stattfinden, wenn wir uns diesem Prozess neugierig und unvoreingenommen hingeben. Es erfordert also eine gewisse Offenheit und auch eine kindliche Neugier, sich der Entwicklung des eigenen Selbst anzunehmen. Wir sollten dabei unbedingt flexibel bleiben, denn man weiß nie so genau, in welche Richtung sich die Pflanze bzw. deine Persönlichkeit entfaltet.

Es wird sicherlich auch immer wieder Momente geben, in denen viel Geduld und der tiefe Glaube an dich selbst gefragt sind. Nähern wir uns immer mehr unserer wahren Persönlichkeit, also unserem wahren inneren Selbst, dann kommen auch Schwächen und Gefühle ans Licht, auf die wir vielleicht gerne verzichtet hätten.

Doch genau hier beginnst du zu wachsen und begegnest deiner wahren Essenz. Dabei lernst du dich und dein Sein mit allen Facetten kennen und darfst dich dabei liebevoll in den Arm nehmen. Persönliche *Weiterentwicklung* bedeutet, ein Leben lang zu lernen, dabei stetig zu wachsen, sich immer wieder neu auszurichten, Fokus und Ziele neu zu definieren, Veränderung liebevoll anzunehmen, im Fluss zu bleiben, Gewohnheiten loszulassen und am Ende in bunten, leuchtenden Farben aufzublühen und zu strahlen.

„The best thing you can do for the whole world
is to make the most of yourself."

Wallace Wattles

Auf dem Weg der persönlichen Weiterentwicklung begegnet uns nicht selten der Begriff „Spiritualität" oder „spirituelles Wachstum". Hier wird häufig nicht unterschieden. Denn im Gegensatz zur persönlichen Weiterentwicklung bist du in deinem spirituellen Wachstum zusätzlich mit einer größeren und höheren Kraft verbunden. Du kannst es höhere Kraft, das Göttliche, das Universum oder dein Einssein mit allem nennen. Gemeint ist hier eine tiefe Verbundenheit mit einem größeren Ganzen, welches auch mit Erwachen und Erleuchtung beschrieben wird.

Du bist Teil dieses großen Ganzen und erkennst mehr und mehr das größere Bild und deine Mission bzw. deinen Lebenssinn darin. In der Spiritualität geht es also noch mehr darum, dass du auf deinem Weg der Entfaltung immer mehr in Verbindung zu deinem wahren höheren Selbst kommst und irgendwann dein höheres Selbst bist.

„Spiritual growth is the process of becoming your Higher Self."

Sanaya Roman

Warum deine Yogastunde ein Thema haben sollte …

Als Yogalehrer kannst du etwas verändern. Yoga ist ein unheimlich kraftvolles Tool, um den Menschen zu mehr Bewusstsein, Gesundheit und Achtsamkeit zu verhelfen. In dem Moment, wo sie deinen Unterrichtsraum betreten, sind sie offen für neue körperliche und geistige Erfahrungen. Sie sind bereit, einen weiteren Schritt mit dir in Richtung Erleuchtung zu gehen.

Und dies ist in der heutigen Zeit alles andere als selbstverständlich. In einer Zeit, in der wir mit zahlreichen Terminen, enorm viel Druck, Stress und einer Überflutung mit Reizen, besonders aus den sozialen Medien, kämpfen, ist es gar nicht mehr so einfach, sich für eine kurze Zeit aus diesem Hamsterrad zu befreien und zum Yoga zu gehen.

Unser Nervensystem ist im Alltag häufig im Sympathikus, dies bedeutet, wir sind innerlich angespannt und unruhig und befinden uns im sogenannten *Kampf-Flucht-Modus*. Dieser Zustand macht es uns enorm schwer, zur Ruhe zu kommen und uns eine bewusste Auszeit zu nehmen.

Viel lieber würden wir die To-do-Liste weiter abarbeiten, um endlich Erleichterung zu spüren. Doch diese bleibt aus, weil immer wieder neue Dinge hinzukommen und die Anforderungen weiter wachsen. Manchmal sind wir von dieser „Höher-schneller-weiter-Welt" oder unserem Job schon so erschöpft, dass wir keine Energie mehr zur Verfügung haben, um abends den Weg von der Couch ins Yogastudio zu finden.

Aus diesen genannten Gründen sollten wir Yogalehrer uns bewusst machen, jede Yogastunde als eine große Chance zu betrachten, etwas zu verändern. Es ist eine Gelegenheit, die Teilnehmer zu bereichern, zu inspirieren und auf ihrem Weg zu mehr Selbsterkenntnis und persönlichem Wachstum zu begleiten. Hier können wir diese Menschen im Herzen berühren und ihrem Leben wieder mehr Tiefe geben. Im Yoga können sie wieder spüren, dass da viel mehr existiert, als ein stressiger, lauter und oberflächlicher Alltag.

„Sei du die Kerze, die ganz viele andere Kerzen zum Leuchten bringt."

Kerstin Huber-Steinhorst

Du kannst sie auf diesem Weg nach innen zu ihrer wahren Essenz und ihrem wahren Selbst begleiten. Werde für sie zum liebevollen Guide, zum erfahrenen Lehrer, zur Inspirationsquelle, zum Vertrauten und Wissensträger zugleich. Nutze die Gelegenheit, um deine Herzensthemen, dein Licht, dein Wissen und deine Leidenschaft für Yoga und persönliches Wachstum kreativ in die Welt zu bringen. Du kannst etwas verändern. Tue es. Tue es jetzt. Los geht es (siehe auch Kapitel „Hindernisse überwinden").

Worte, die in deinem kreativen Yogawortschatz nicht fehlen sollten

Eine in sich runde und berührende Yogastunde lebt von deinen Worten, deiner Stimme und deinem Ausdruck. Die Art, wie du die Themen vermittelst, deine Sprache und deine Betonung machen hier einen großen Unterschied.

Sprechen wir langsam, ruhig und mit tiefer Stimme, so können wir Menschen in die Entspannung führen und beruhigen. Eine tiefe, ruhige Stimme schenkt Vertrauen, Sicherheit und Erdung, wir fühlen uns wohl und geborgen.

Sprechen wir hingegen schnell oder mit einer hohen, piepsigen Stimme, dann bewirkt dies das Gegenteil. Hohe Töne signalisieren Gefahr und, dass wir aufpassen und uns in Acht nehmen sollten. Sie wecken uns eher auf und erzeugen Unruhe. Hohe Töne solltest du beim Unterrichten und besonders in *Shavasana* vermeiden.

TIPP:

Langsames, ruhiges und tiefes Sprechen kannst du wunderbar für dich üben, zum Beispiel, indem du dich selbst mit dem Handy aufnimmst und danach liebevoll reflektierst, wo noch Bereiche zu verbessern sind. Gerne bitte eine andere Person, dir zuzuhören und hole dir Feedback ein. Übe auch, mit tiefer Stimme zu sprechen, ohne dass es künstlich und aufgesetzt wirkt. Auch ein Stimmcoaching kann hier weiterhelfen und inspirieren.

Wundervolle Worte

Folgende Worte sollten in deinem Unterricht nicht fehlen und helfen dir dabei, herzlich und sanftmütig zu unterrichten.

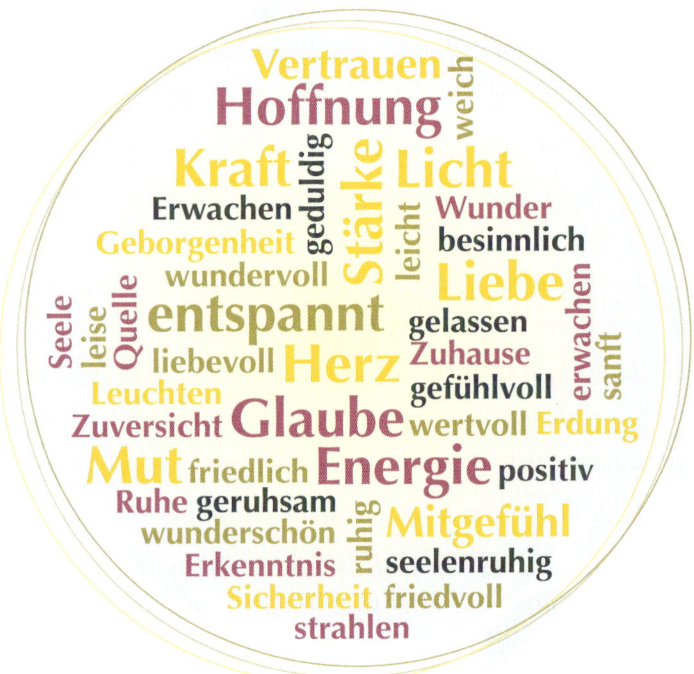
Vertrauen
weich
Hoffnung
geduldig
Kraft
Stärke
Licht
Erwachen
leicht
Wunder
Geborgenheit
besinnlich
wundervoll
Liebe
Seele
leise
Quelle
entspannt
gelassen
erwachen
liebevoll
Herz
Zuhause
sanft
Leuchten
gefühlvoll
Zuversicht
Glaube
wertvoll
Erdung
Mut
friedlich
Energie
positiv
Ruhe
geruhsam
wunderschön
ruhig
Mitgefühl
Erkenntnis
seelenruhig
Sicherheit
friedvoll
strahlen

Powertalk für deine Schüler

Hier findest du eine Menge kraftvoller Sätze, die du wunderbar in *Shavasana* einbringen kannst. Integriere diese Sätze in deinen Unterricht, um deine Schüler noch mehr zum Leuchten zu bringen. Durch das häufige Wiederholen der Sätze hilfst du ihnen dabei, neue synaptische Verbindungen im Gehirn herzustellen und ihren Glauben über sich selbst zu transformieren. Diese Sätze tun einfach nur gut und sind Balsam für jede Seele.

Du bist genug.
Du bist wundervoll.
Du darfst jetzt einfach nur sein.
Du bist liebenswert.
Das Leben meint es gut mit dir.
Du bist vollkommen.
Du bist voller Kraft
und positiver Energie.
Du darfst dich entspannen.
Du darfst schwach sein.
Du bist ruhig und gelassen.
Du kannst alles schaffen.
Du bist einzigartig.
Du darfst loslassen.
Du gehst mutig deinen Weg.
Du bist Frieden.
Alles ist gut.
Du bist Liebe.
Alles ist bereits in dir.
Du bist Licht.
Du bist sicher.
Du bist hier, du bist jetzt.

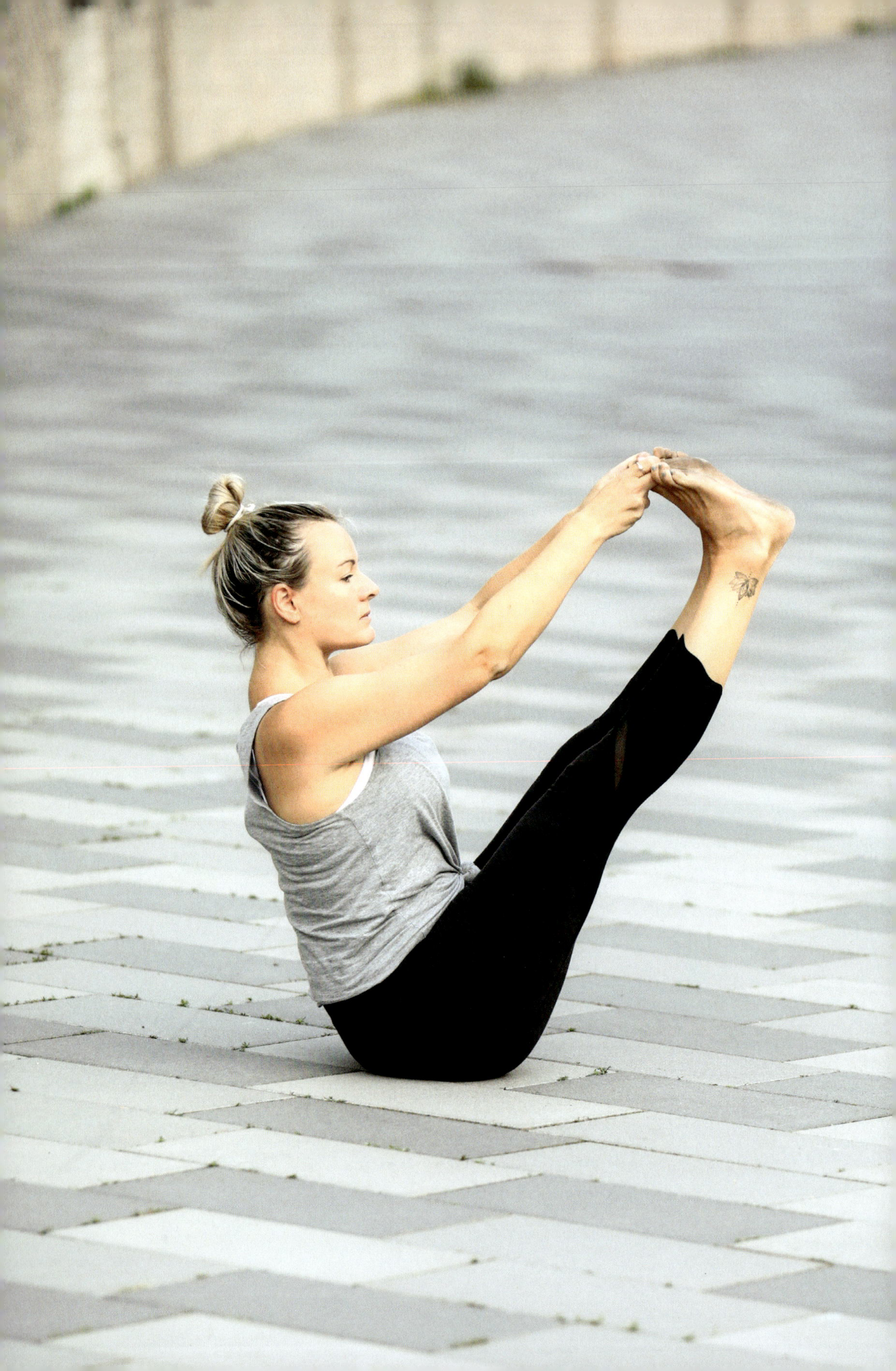

DIE THEMEN

„People will forget
what you said,
people will forget
what you did,
but people will never forget
how you made them feel."

Maya Angelou

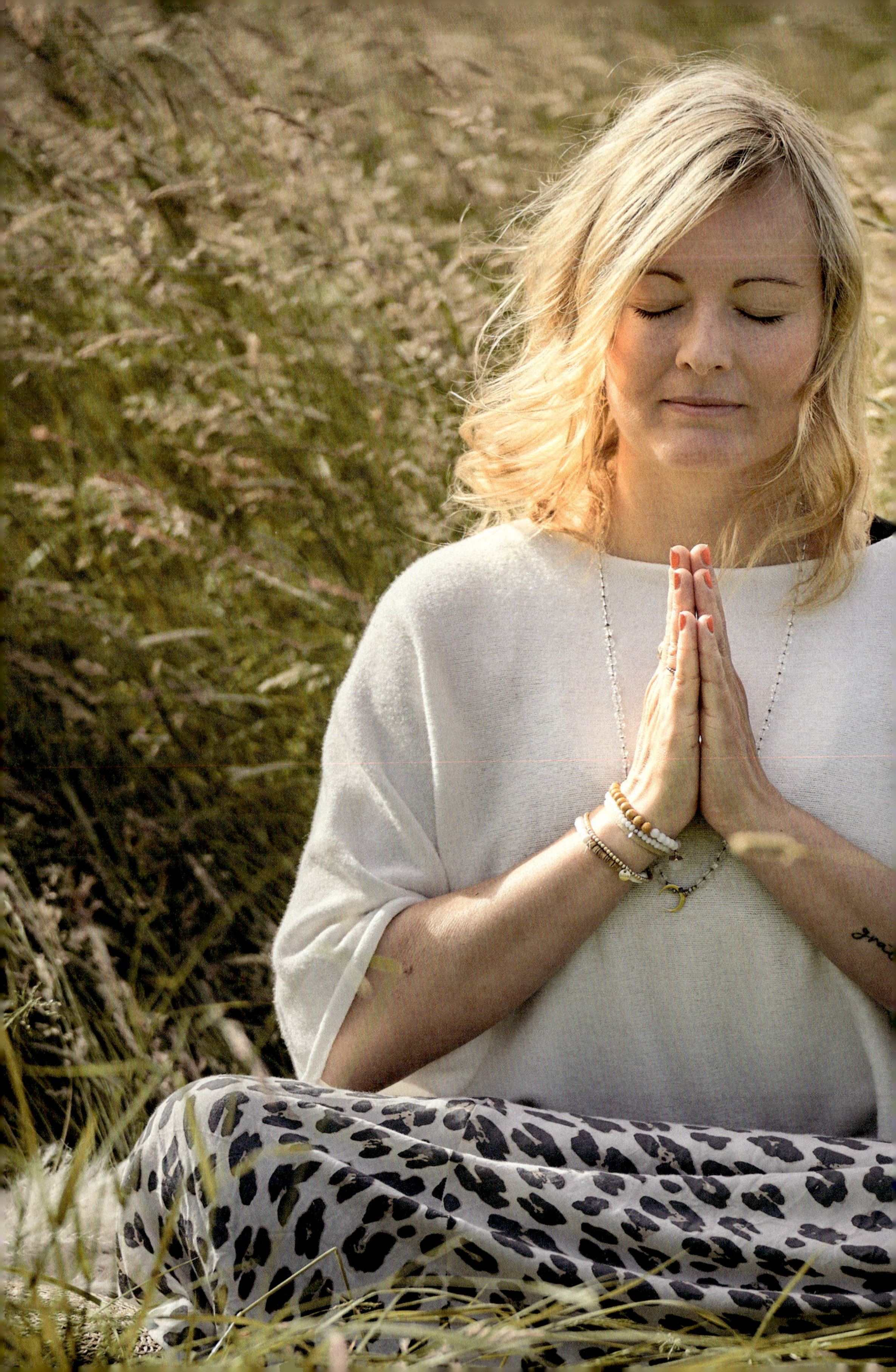

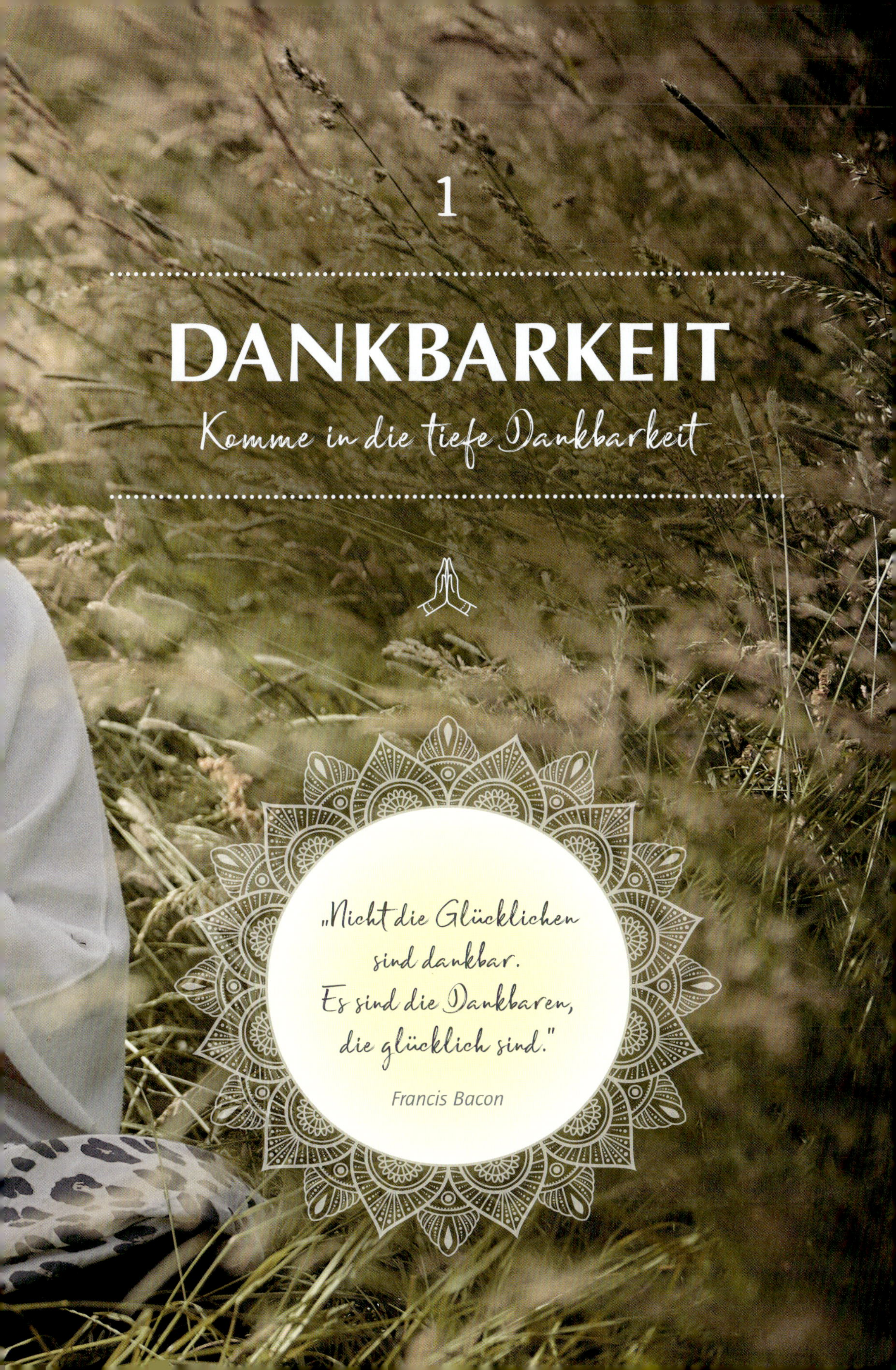

1

DANKBARKEIT

Komme in die tiefe Dankbarkeit

„Nicht die Glücklichen sind dankbar. Es sind die Dankbaren, die glücklich sind."

Francis Bacon

Einleitung

„A grateful heart is a magnet for miracles."

Unbekannt

Dankbarkeit ist wohl eines der schönsten und heilsamsten Gefühle, mit denen wir Menschen auf dieser Erde gesegnet sind. Zugleich öffnet sie uns die Türen zu einem glücklichen und erfüllten Leben. Tiefe Dankbarkeit zu empfinden, macht nicht nur glücklich, es schenkt auch einen tiefen inneren Frieden und ganz viel positive Lebensfreude. Glücklich zu sein, ist eine Entscheidung, die du einmal für dich triffst und dann arbeitest du daran, zum Beispiel, indem du regelmäßig Dankbarkeit praktizierst.

Dankbarkeit ist ein simples Instrument zu einem glücklicheren Lebensgefühl und mehr Lebenslust. Jedes Mal, wenn du dankbar bist, setzt du einen weiteren Stein, bis du irgendwann eine Mauer und bald darauf dein Haus des Glücks erbaut hast. Es ist wissenschaftlich erwiesen, dass man das eigene Gehirn durch häufiges Wiederholen neu vernetzen und programmieren kann.[3]

Dankbarkeit ist also erlernbar, indem man sie regelmäßig praktiziert und somit dem Geist zeigt, dass dies zur neuen Routine und Denkweise gehört. Denn zuerst entstehen immer unsere Gedanken, danach folgen daraus unsere Gefühle. Möchtest du also täglich Dankbarkeit praktizieren, so trainiere deinen Geist und zeige ihm deutlich, dass dies deine neue Gewohnheit ist.

TIPP:

Nutze gern die Affirmationen und Fragen zur Selbstreflexion, um täglich für dich Dankbarkeit zu üben.

Jeden Tag aufs Neue nach innen zu schauen und zu reflektieren, wofür man heute besonders dankbar ist, ist ein großer Schritt zu einem achtsameren und bewussteren Leben. Dankbarkeit hilft uns, den kleinen Dingen mit großer Wertschätzung zu begegnen. Du veränderst deinen Fokus. Plötzlich erkennst du, was du bereits hast, und haderst nicht mit allem, was dir zu fehlen scheint.

3 Vgl. Guldenschuh-Feßler, B. & Feßler, R. (2018). *Glaubenssätze: Ihre persönliche Formel für mehr Glück und Erfolg. (S. 14)*. Wroclaw: Amazon Fullfillment.

Fülle statt Mangel, Reichtum statt Armut. Positives in deinem Leben wird sichtbar und konstruktive heilsame Gedanken entwickeln sich. Es geht darum, die kleinen Glücksmomente zu feiern, da sonst die großen Momente an uns vorüberziehen. Und das Beste daran ist, Dankbarkeit geschieht immer ganz achtsam und präsent im HIER und JETZT.

„Die Dinge haben nur den Wert,
den man ihnen verleiht."

Jean Baptiste Molière

Wann dieses Stundenbild besonders gut passt

Das Thema **Dankbarkeit** kommt das ganze Jahr über bei den Teilnehmern gut an. Damit kannst du auf keinen Fall etwas falsch machen und es kann sogar mehrfach im Jahr Thema der Stunde sein. Dankbarkeit zu praktizieren, tut immer gut. Besonders passend ist dieses Thema in der Weihnachtszeit und zum Jahresende. In dieser Zeit können die Teilnehmer noch einmal reflektieren, wofür sie in diesem Jahr besonders dankbar sind. Auch die Zeit um das Erntedankfest ist sehr gut geeignet.

Das Stundenbild kann wunderbar zum Abschluss eines Kurses genutzt werden, um einfach DANKE zu sagen und gemeinsam mit den Teilnehmern noch einmal dankbar auf die schöne gemeinsame Zeit zurückzublicken.

Das Stundenbild passt auch im Yoga für Schwangere, um in die tiefe Dankbarkeit für dieses neu heranwachsende Leben im Bauch zu kommen.

„Be thankful for what you have; you'll end up having more. If you concentrate on what you don't have, you will never, ever have enough."

Oprah Winfrey

Positive Affirmationen

Ich bin dankbar für mich.

DANKE.

Ich sehe die kleinen Dinge.

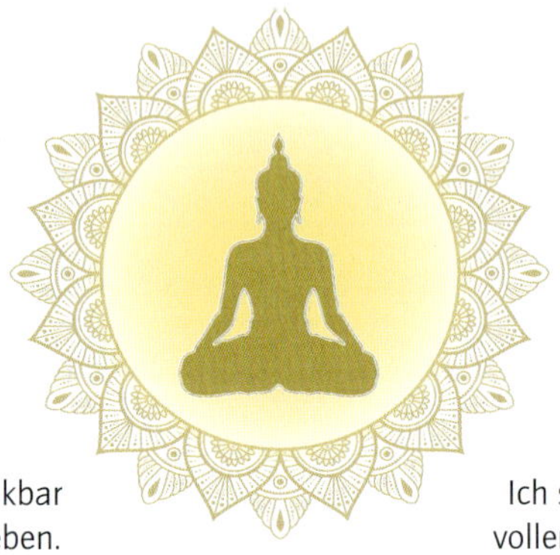

Ich darf glücklich und zufrieden sein.

Ich bin voller Dankbarkeit.

Ich bin dankbar für mein Leben.

Ich starte jeden neuen Tag voller Dankbarkeit und Fülle.

Fragen zur Selbstreflexion

- Wofür bist du heute dankbar?
- Welche Menschen erzeugen ein tiefes Gefühl von Dankbarkeit in dir?
- Für welche Erfahrungen in deinem Leben bist du besonders dankbar?
- Welche besonderen Dinge erzeugen ein tiefes Gefühl von Dankbarkeit in dir?
- Wie fühlt sich Dankbarkeit für dich an?
- Wo im Körper kannst du die Dankbarkeit wahrnehmen?

Worte für die Einstimmung

In der heutigen Stunde möchten wir gemeinsam Dankbarkeit praktizieren. Zeit, um einfach „Danke" zu sagen für all die Dinge, die uns das Leben schenkt. Lasst uns den Blick dabei auch auf die ganz kleinen Dinge richten, denen wir sonst im Alltag häufig zu wenig Aufmerksamkeit schenken. Wir möchten achtsam und liebevoll auf unser aktuelles Leben blicken und dabei erkennen, wie reich und gesegnet wir sind.

Atemübung mit Affirmation

Setze dich in einen aufrechten Sitz deiner Wahl.

Dies kann der Schneidersitz, der Lotussitz oder auch der Fersensitz sein.

Richte deine Wirbelsäule gut in der Länge auf und lasse deine Schultern entspannt nach hinten und unten sinken.

Schließe nun sanft deine Augen, entspanne dein Gesicht und komme im Hier und Jetzt an.

Du kommst hier im Raum auf deiner Yogamatte an, aber auch ganz bei dir selbst.

Beginne nun, deine Atmung zu beobachten.

Du kommst von außen nach innen. Spüre dich für einen Moment.

Nimm wahr, wie du atmest. Beobachte jeden Atemzug, als wäre es der erste Atemzug, den du in deinem Leben machst. Jeder Atemzug ist etwas ganz Besonderes und Einzigartiges und kommt so nie wieder zurück.

Du atmest - du bist.

Spüre eine tiefe Dankbarkeit für deinen Atem und dein Leben.

Du atmest - du bist.

Du atmest ein, du atmest aus.

Du bist.

Nimm nun deine Hände in die Gebetshaltung *(Anjali Mudra)* vor dein Herz. Entspanne dabei die Schultern.

Wofür bist du heute dankbar? (**Frage zur Selbstreflexion**)

Welche Menschen, Dinge oder Erfahrungen erzeugen ein tiefes Gefühl von Dankbarkeit in dir? (**Frage zur Selbstreflexion**)

Pause

Lasse das Gefühl von Dankbarkeit noch größer werden. Fühle und genieße das.

Lange Pause

Beginne nun, die kleine, wirkungsvolle **Affirmation** „DANKE" in die Atmung mit einfließen zu lassen. Mit jeder Einatmung sagt du in Gedanken für dich: „Dan ..." und mit jeder Ausatmung: „... ke".

Wiederhole die **Affirmation** im Rhythmus deiner Atmung.

Du atmest ein und atmest aus. DANKE.

Führe diese Übung in deinem Atemrhythmus fort.

Pause

Sehr schön. Du darfst nun langsam die Affirmation gehen lassen und die Atmung wieder so kommen und gehen lassen, wie dein Körper sie jetzt bringt.

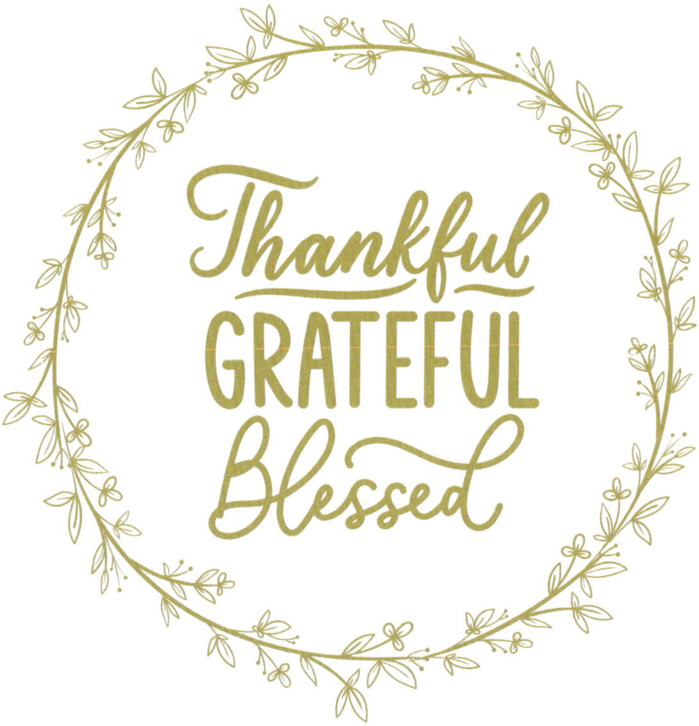

Praxisteil

Allgemeine Hinweise und Tipps

Dankbarkeit wird häufig mit unserem Herzen und dem Herz-Chakra in Verbindung gebracht. Denn nur mit einem liebevollen und offenen Herzen können wir unsere Welt voller Dankbarkeit erfahren. Hier bietet sich daher eine sogenannte *herzöffnende* Yogapraxis an, die die Ausdehnung und Mobilisation des gesamten Brustkorbs, auch Herzraum genannt, im Fokus hat.

Lade deine Teilnehmer mehrmals während der Praxis dazu ein, das Gefühl von Dankbarkeit zu spüren. Bitte sie dazu, ihre Hände vor dem Herzen ins *Anjali Mudra* zu nehmen und in die Dankbarkeit einzutauchen.

Das kann in Standhaltungen Dankbarkeit für die eigene Kraft sein, in Rotationen Dankbarkeit für die Flexibilität des Körpers und in fließenden Sequenzen Dankbarkeit für Bewegungen im Fluss der Atmung.

Lade die Teilnehmer besonders in ruhigen Haltungen, wie der Haltung des *Kindes* oder *Shavasana*, ein, Dankbarkeit für den eigenen Atem und das wundervolle Leben zu fühlen, das durch sie hindurch fließt. Atmen ist Leben, Leben ist atmen.

Passende Erwärmung: Erwärmung 1

Passende Bodensequenz: Bodenteil 1

Geeignete Fragen, die du während der Praxis stellen kannst, um den Raum für das Thema zu halten:

- Wofür bist du in diesem Moment dankbar?
- Kannst du spüren, wie wunderbar flexibel, stark, beweglich, schön, anmutig etc. dein Körper ist und dafür dankbar sein?
- Kannst du Dankbarkeit für deine tiefe Atmung fühlen?

HATHA-YOGA

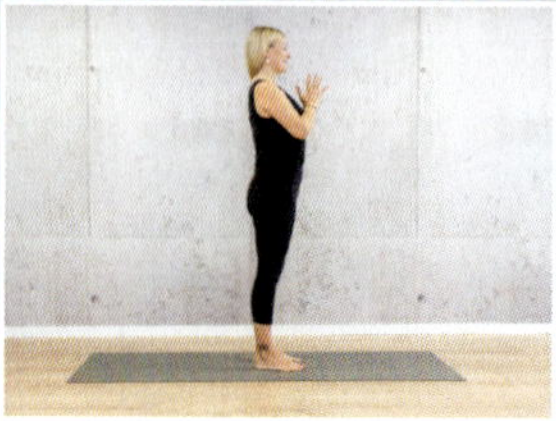

Berghaltung mit Gebetshänden

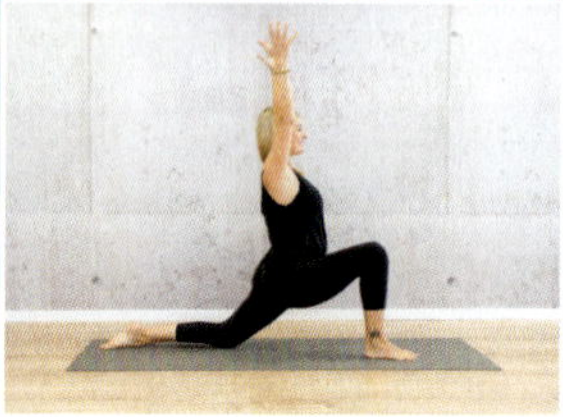

Kleiner Krieger

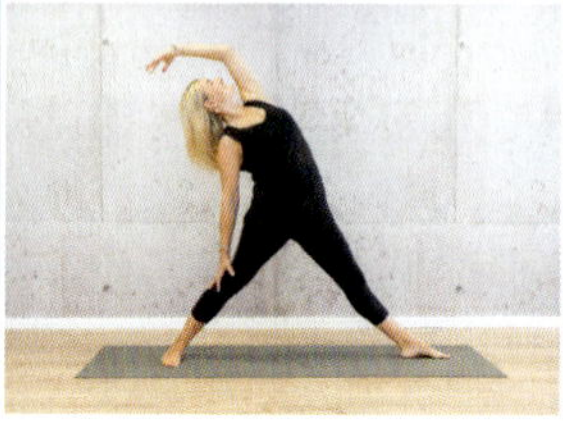

Friedlicher Krieger

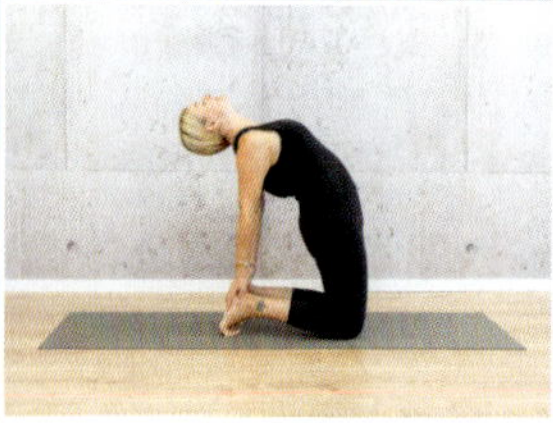

Kamel

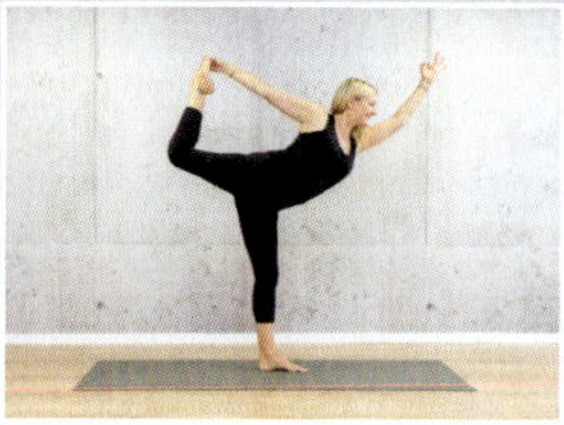

Tänzer

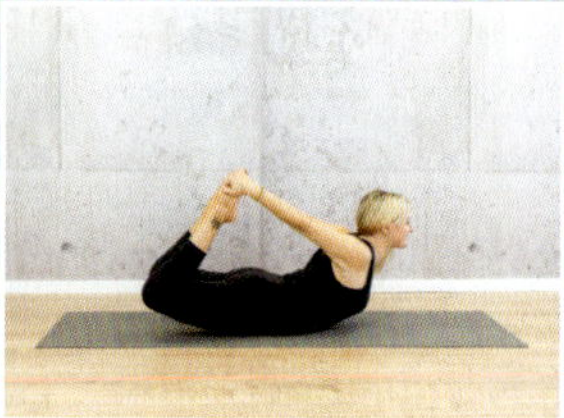

Bogen

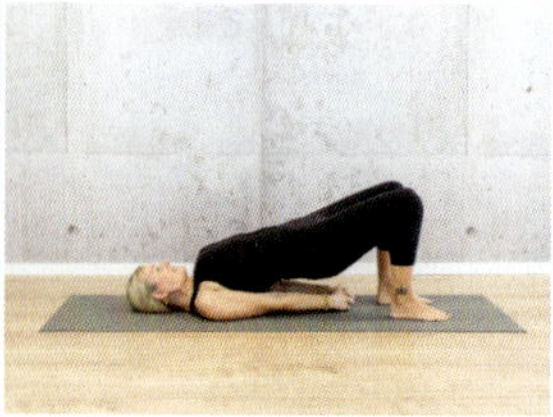

Schulterbrücke

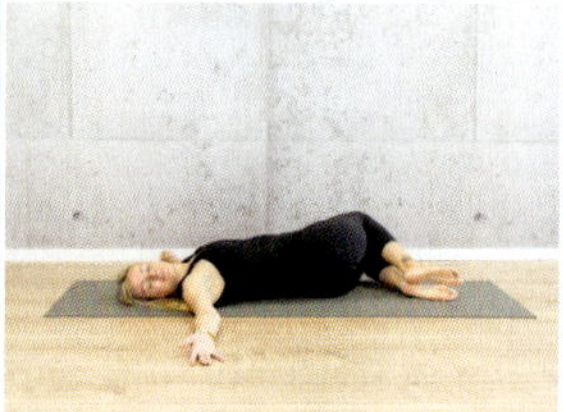

Krokodil

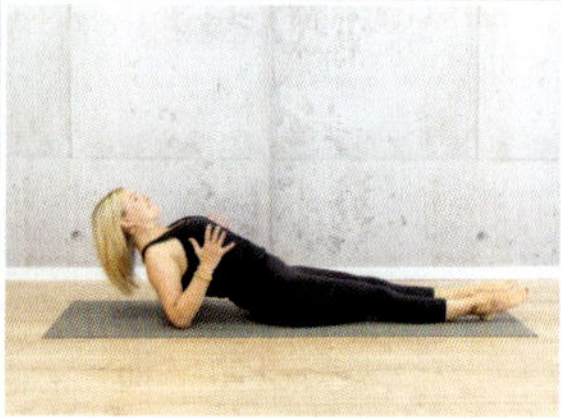

Fischvariante

Start

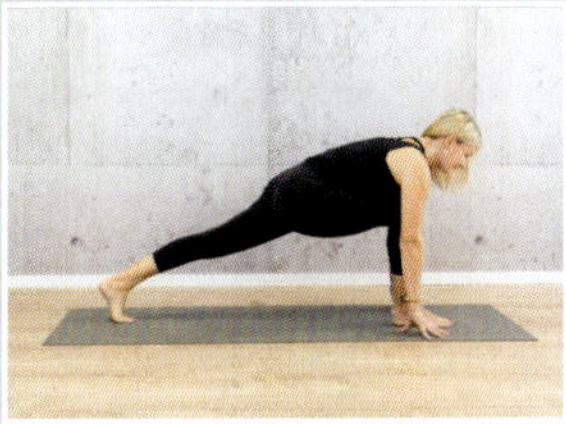

Sprinter

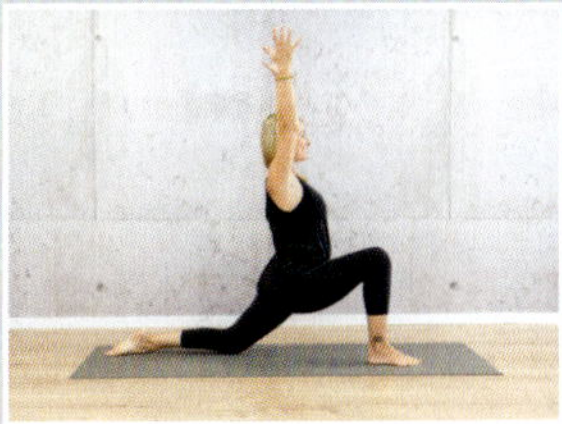

Kleiner Krieger

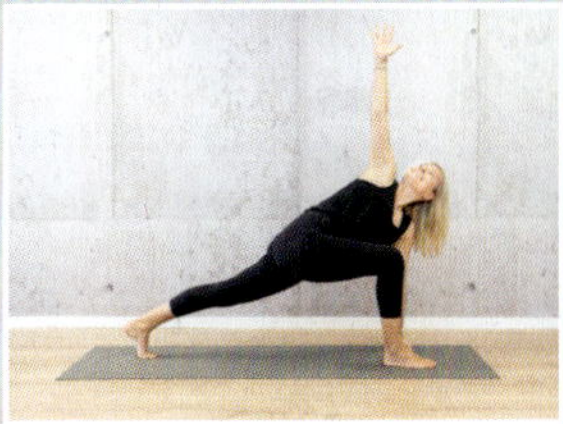

Gedrehter seitlicher Winkel

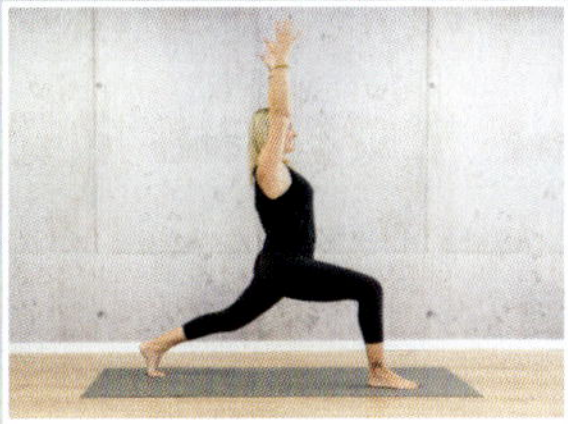

Krieger 1

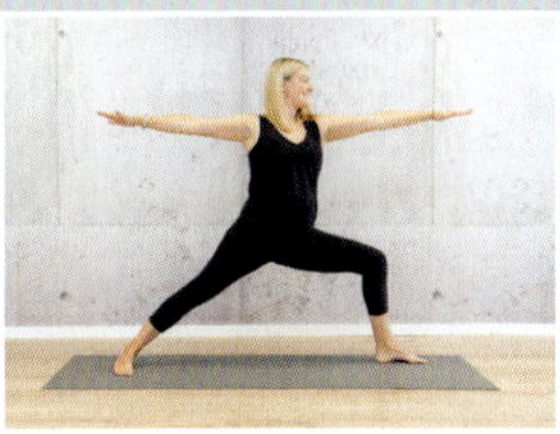

Krieger 2

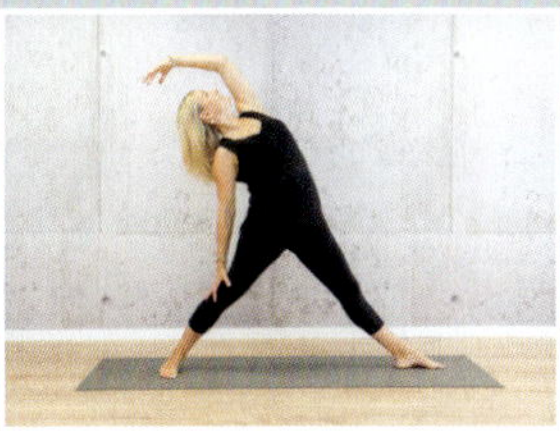

Friedlicher Krieger

VINYASA-YOGA
Flow

YIN-YOGA

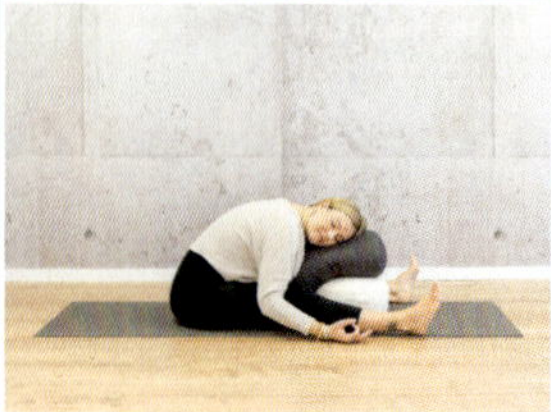

Raupe

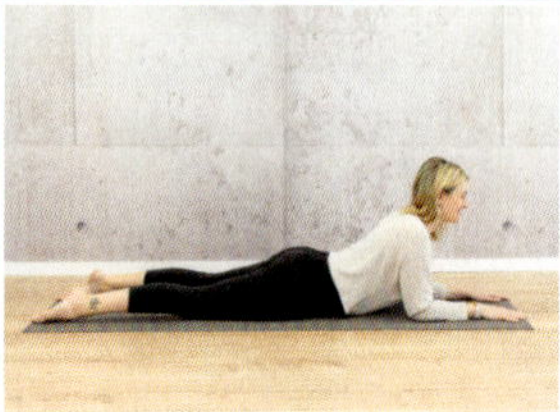

Sphinx

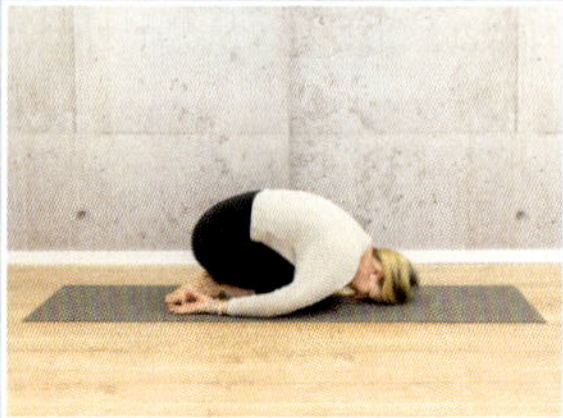

Kind

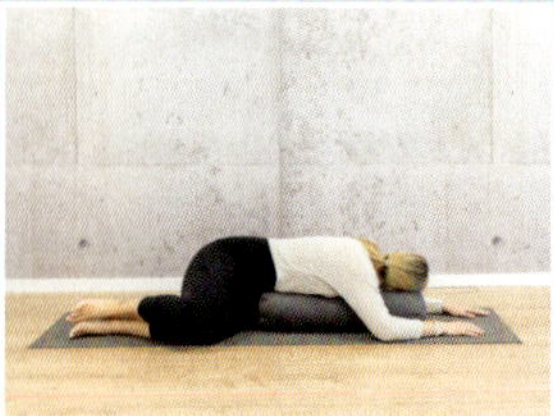

Gedrehte gedrehte Wurzel

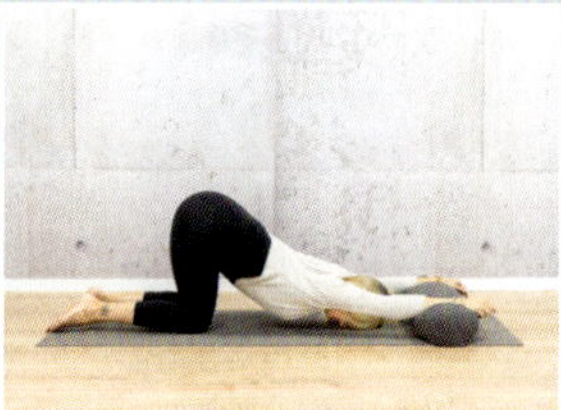

Herz-zu-Boden-Stellung

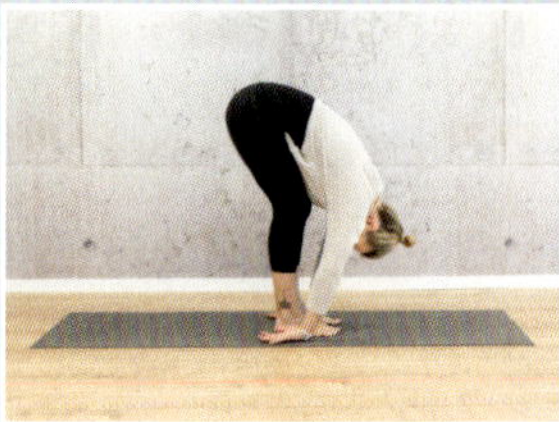

Stehende Vorwärtsbeuge

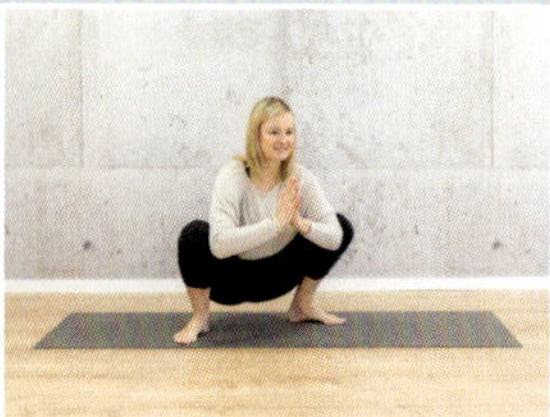

Tiefe Hocke

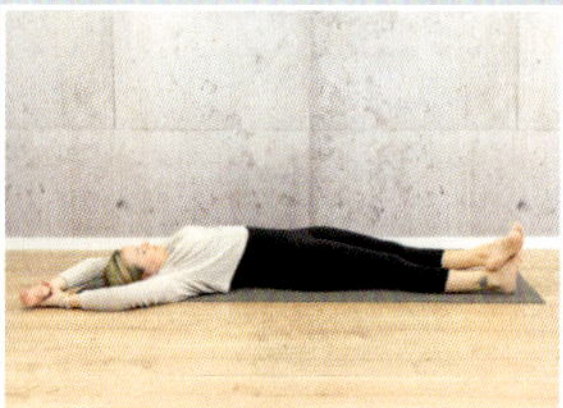

Banane

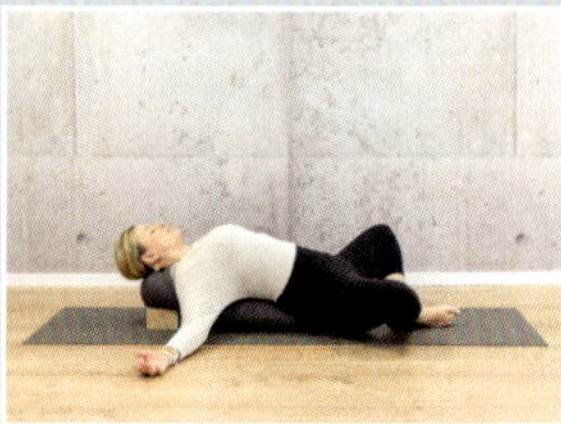

Sattel

Wundervolle Worte für *Shavasana*

Der dankbare Bodyscan

Mache es dir nun ganz bequem für dein *Shavasana*.

Lasse deinen Körper schwer in den Boden hineinsinken, schließe sanft beide Augen und spüre deine Atmung.

- Wie geht es dir nach der Yogapraxis?
- Wofür bist du in diesen Moment dankbar?

Wir begeben uns nun auf eine Reise durch deinen wundervollen und einzigartigen Körper.

Richte deine Aufmerksamkeit nun auf deine Beine und Füße. Die Beine tragen dich durchs Leben und mit deinen beiden Füßen bist du schon unfassbar viele Schritte in deinem Leben gegangen.

Entspanne deine Beine und Füße nun voller Dankbarkeit.

Genauso entspannst du auch dein Gesäß, deine Hüften und dein Becken. Schaue einmal auf dieses Wunderwerk Körper. Das tragende Becken, deine Wirbelsäule für die Aufrichtung, ein Brustkorb, der Herz und Lunge umgibt und schützt. Dein Körper ist ein Wunderwerk!

Entspanne nun deine Schultern und deinen Rücken, die beide schon so viel für dich getragen haben im Leben. Nun ist es Zeit, alle diese Lasten von deinen Schultern zu nehmen und zu entspannen.

Genauso entspanne auch deinen ganzen Bauchraum. Schaue einmal dankbar auf deinen Bauch und die vielen Bauchorgane, die alle wie von selbst miteinander zusammenarbeiten. Sie transportieren Blut und Sauerstoff, entgiften dich, verdauen deine Nahrung und so vieles mehr.

Spüre Dankbarkeit für deinen einzigartigen Körper, der so gut funktioniert.

Entspanne nun auch dankbar deine Arme und Hände. Mit ihnen kannst du so viel tun. Du kannst andere umarmen, jemanden an die Hand nehmen, berühren und streicheln. Du kannst aber auch kreative Dinge mit deinen Händen tun, wie kochen, backen, schreiben und so vieles mehr.

Wandere nun mit der Aufmerksamkeit zu deinem Hals und deinem Nacken. Entspanne auch hier mit dem Gefühl der Dankbarkeit.

Nun wandere hinauf zu deinem Kopf. Entspanne dankbar deine Kopfhaut, deine Ohren und Schläfen und dein ganzes Gesicht. Mit den Augen, der Nase und dem Mund kannst du deine Welt sehen, riechen und schmecken. Und mit den vielen kleinen Muskeln in deinem Gesicht formst du deine Mimik. Du kannst anderen ein Lächeln schenken oder dein Mitgefühl ausdrücken. Entspanne die vielen kleinen Muskeln in deinem Gesicht. Löse den Kiefer und lasse deine Stirn ganz weich und glatt werden.

Du darfst nun deinen ganzen Körper noch mehr entspannen. Immer weiter und immer tiefer in deine Ruhe abtauchen. Gönnen deinem einzigartigen Wunderwerk Körper diese tiefe Entspannung. Lasse los und genieße.

Pause

Langsam ist es Zeit, wieder zurückzukommen.

Hauche deinem Körper gern noch ein ganz liebevolles DANKE zu, bevor du langsam wieder ins HIER und JETZT zurückkommst.

Bewege sanft deine Hände und Füße, recke und strecke dich oder drehe dich gern noch einmal auf deine Lieblingsseite.

Langsam kommst du mit geschlossenen Augen nach oben zu mir zum Sitzen, sodass wir die Stunde gemeinsam beenden können.

Bedanke dich bei deinem Körper, deinem Geist und deiner Atmung für die heutige Yogapraxis.

Namasté.

TIPP:

Hier können sich die Schüler gern noch einmal innerlich bei Körper, Geist und Atmung bedanken. Dabei die Hände im Anjali Mudra (Gebetshaltung) gefaltet vor dem Herzen halten.

TIPP:

Lade deine Schüler ein, ab jetzt jeden Tag Dankbarkeit zu praktizieren, indem sie zum Beispiel am Abend drei Dinge aufschreiben, für die sie an diesem Tag dankbar sind. ***„Das 6-Minuten Tagebuch"*** *von Dominik Spenst ist hier ein wunderbarer Begleiter, um täglich Dankbarkeit zu praktizieren (siehe Literaturverzeichnis).*

Deine eigenen Notizen zum Thema

MEDITATION ZUM THEMA

Du möchtest noch tiefer in dieses Thema eintauchen? – Eine passende Meditation mit weiteren wertvollen Impulsen für dich findest du im Meditationspaket (Audioformat) direkt zum Download auf Seite 227.

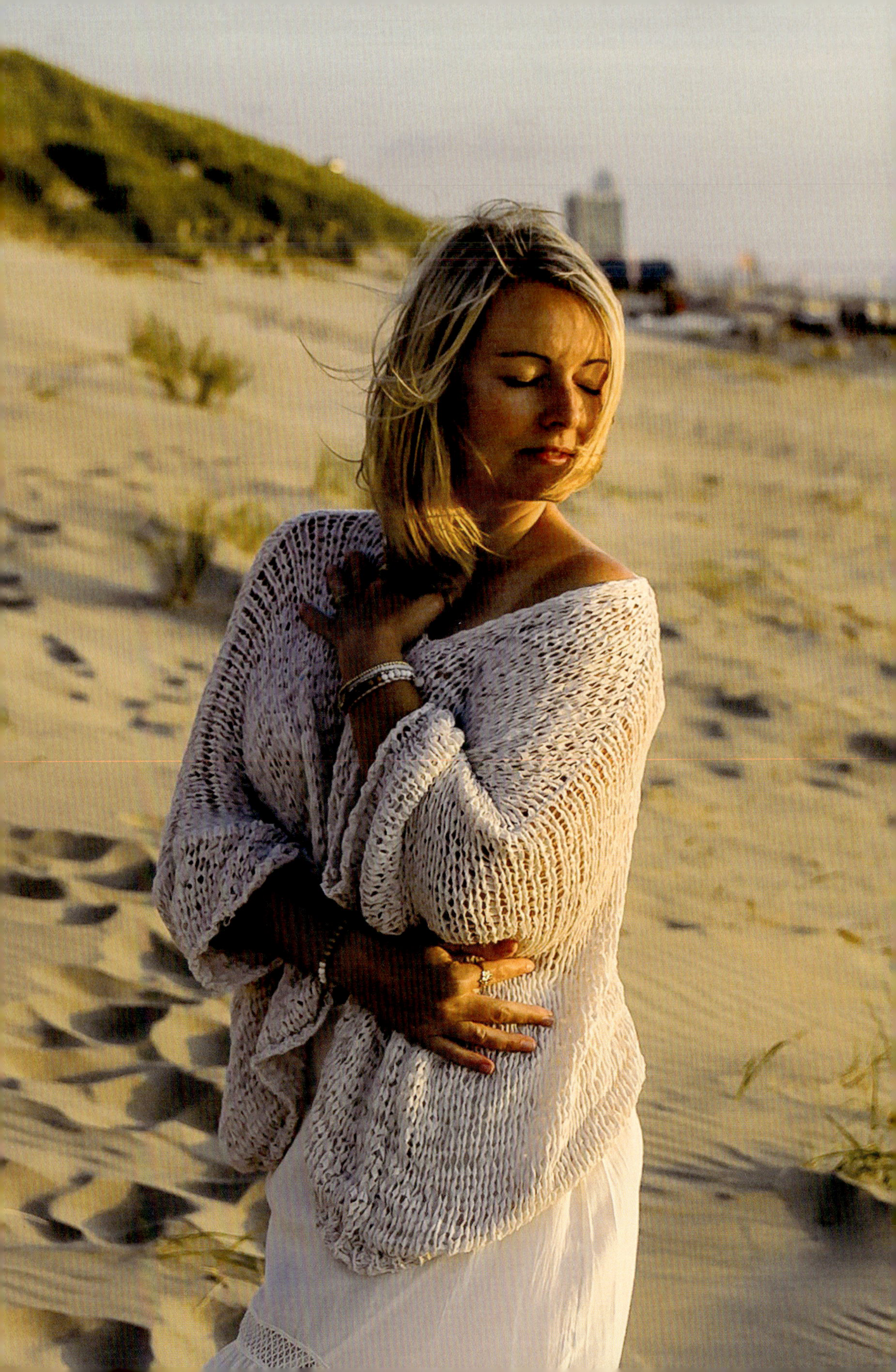

2

SELBSTLIEBE

Lerne, dich selbst zu lieben

„I am loving awareness."

Unbekannt

Einleitung

„Understanding yourself is power.

Loving yourself is freedom.

Forgiving yourself is peace.

And being yourself is bliss."

Unbekannt

In diesem Kapitel geht es um die wohl wichtigste Beziehung in deinem ganzen Leben. Und zwar um die **Beziehung zur dir selbst**. Es geht auch um eine innige Freundschaft und darum, dass du dir selbst wohlwollend und mit liebevoller Achtsamkeit begegnest.

Hast du dir schon einmal zugehört, wenn du in Gedanken mit dir oder über dich selbst sprichst?

- „Wie siehst du denn heute wieder aus?"
- „Das hast du richtig vermasselt."
- „Das schaffe ich nie!"
- „Das habe ich sowieso nicht verdient."
- „Das können andere viel besser."

Dies sind nur ein paar und wahrscheinlich noch harmlose negative Sätze, die sich tagtäglich unbemerkt in unsere Gedanken einschleichen.

Ohne dass es uns selbst wirklich klar und bewusst ist, läuft unser innerer Dialog meist sehr kritisch und wenig wertschätzend ab und ist dabei weit von einem liebevollen und mitfühlenden Gespräch mit einem Herzensfreund entfernt. Es fällt uns schwer, hier wie ein Schiedsrichter selbst einzugreifen und uns selbst vor den eigenen Verletzungen zu schützen. Wir tadeln uns häufig, reden und machen uns dabei klein.

Doch hilft uns diese ständige Limitierung und Selbstsabotage, um ein glückliches und erfülltes Leben zu führen und loszugehen für unsere Träume und Visionen?

Die Antwort liegt auf der Hand.

Uns also selbst so anzunehmen, wie wir wirklich sind und uns dabei ganz liebevoll in den Arm zu nehmen, das haben wir leider weder in der Schule noch von unseren Eltern oder Erziehern gelernt. Es ging mehr um Leistung und Erfolg und darum, „dass aus uns etwas wird".

Geprägt haben uns hier vor allem die ersten sieben Lebensjahre, in denen unser Unterbewusstsein für neue Glaubenssätze und Wahrheiten über uns noch sehr weit geöffnet war. Diese tief sitzenden Überzeugungen haben wir uns im Laufe der Jahre also zu eigen gemacht, indem wir die Worte und das Verhalten von Eltern, Geschwistern, Lehrern und nahestehenden Personen ausgewertet und bewertet haben.

Laufen wir also alle durchs Leben, ohne den Menschen, mit dem wir wahrlich die allermeiste Zeit verbringen und der uns am nächsten steht, wirklich zu mögen?

Er ist nicht hübsch genug, nicht schlau genug, leistet nicht genug, ist zu oft krank, ist schuld, muss sich schämen, hat nicht genug Energie, schafft nicht so viel wie andere und kann und taugt einfach nichts. Traurig, oder?

Wäre es nicht an der Zeit,

- dir selbst der beste Freund zu sein?
- dich selbst zu unterstützen?
- dich endlich so zu akzeptieren, wie du wirklich bist?
- dich anzunehmen mit all deinen Schwächen, deiner Verletzlichkeit, deinen Schattenanteilen und wirklich allem, was dich ausmacht?

Selbstliebe wird leider häufig mit Egoismus, Narzissmus oder romantischer Liebe verwechselt. Dabei ist hier vielmehr gemeint, dass wir uns selbst mit einer tiefen inneren Verbundenheit und einer großen Portion Selbstakzeptanz begegnen. Es geht also darum, im ersten Schritt mehr Mitgefühl und Empathie für dich selbst empfinden zu lernen und dir selbst näher zu kommen, den inneren Kritiker einmal bewusst auszuschalten und auf die Stopptaste zu drücken, wenn er uns wieder ununterbrochen kleinmacht.

Das Wundervolle daran ist: Wenn wir uns selbst wohlwollend und mit Mitgefühl begegnen, so fällt es uns auch viel leichter, Mitgefühl für andere Menschen und Lebewesen zu empfinden. Beginne wieder bei dir selbst und trage es dann in die Welt.

TIPP:

Wenn du dich mit dem Begriff Selbstliebe nicht wohlfühlst, dann verwende gern Selbstakzeptanz oder Selbstannahme. Sich selbst zu akzeptieren, fällt vielen Menschen leichter und es dauert vielleicht noch eine Weile, bis sie hier von Selbstliebe in Bezug auf sich selbst sprechen können.

Im Yoga können wir wunderbar an diesem Thema arbeiten. Zu Beginn des Unterrichts bietet es sich an, den eigenen Körper mit liebevollen Augen zu betrachten. Später kann dann auch der liebevolle Blick mehr und mehr auf die eigenen Gedanken, Gefühle und Bedürfnisse gerichtet werden.

TIPP:

Lade deine Teilnehmer dazu ein, sich vorzustellen, sie trügen heute eine imaginäre rosarote Brille, vielleicht eine runde, kitschige Hippiebrille aus den 1960er-Jahren. Durch diese Brille können sie sich selbst ab jetzt nur noch wohlwollend und voller Liebe und Mitgefühl betrachten. Der innere Dialog wird dann zum warmherzigen Gespräch mit deiner Lieblingsfreundin und ehe du dich versiehst, bist du dir selbst zur besten Freundin geworden, mit der du unbedingt mehr Zeit verbringen möchtest. Menschen, die sich selbst mögen und lieben, verbringen übrigens sehr gern und viel Zeit mit sich selbst und genießen die eigene gute Gesellschaft.

„When you love yourself, you glow from the inside. You attract people who love, respect, and appreciate your energy. Everything starts with and how you feel about yourself. Start feeling worthy, valuable and deserving of receiving the best that life has to offer. Be magnetic."

Idil Ahmed Idillionaire

Wann dieses Stundenbild besonders gut passt

Das Thema Selbstliebe bzw. Selbstakzeptanz kommt immer gut an, da wir alle nicht gelernt haben, liebevoll mit unserem Körper, unseren Gefühlen und unseren Gedanken umzugehen. Doch eignet sich dieses Thema ganz besonders in der Zeit um den Valentinstag und zur Weihnachtszeit, wenn die Themen Liebe, Mitgefühl und Nächstenliebe bei den Menschen besonders präsent sind.

Das Thema eignet sich wunderbar in Kursen, zu denen viele Mamas kommen (Yoga mit Baby, Prä-, Postnatal-Yoga etc.), denn Mütter kümmern und sorgen sich gerade in den ersten Jahren nach der Geburt überwiegend um ihre Kinder und vergessen gern, dass sie auch gut für sich selbst sorgen sollten. Geht es der Mutter gut, so spürt dies auch das Kind und es kommt der ganzen Familie zugute.

„Schön zu sein, bedeutet, du selbst zu sein.
Du brauchst nicht von anderen akzeptiert zu werden.
Du musst dich selbst akzeptieren."

Thich Nhat Hanh

Worte für die Einstimmung

In der heutigen Stunde hast du Gelegenheit dazu, dir selbst einmal ganz liebevoll und wohlwollend zu begegnen. Das Thema der heutigen Stunde ist die **Selbstliebe** bzw. die **Selbstakzeptanz**. Wir schauen einmal genauer nach innen und lassen dabei negative Gedanken, limitierende Überzeugungen und Selbstkritik außen vor. Begegne dir in der heutigen Stunde voller Wertschätzung, Akzeptanz und Mitgefühl. Werde zu deinem eigenen neuen Herzensfreund.

„Love yourself first and everything else falls into line."

Lucille Ball

Positive Affirmationen

Ich bin liebenswert.

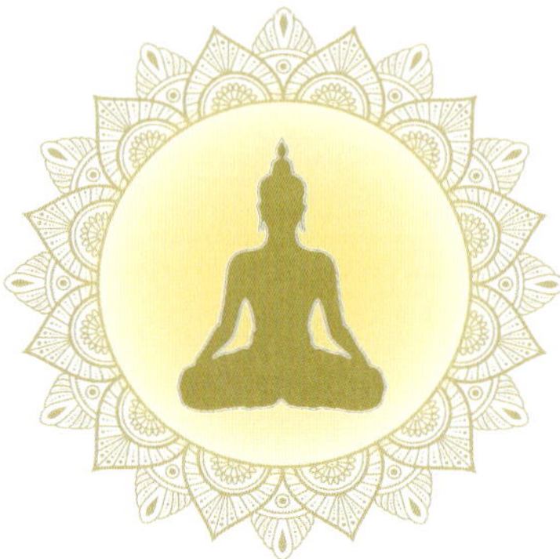

Ich werde geliebt.

Ich bin wertvoll.

Ich sorge gut für mich.

Ich nehme mich voll und ganz an.

Ich bin genug.

Ich darf schwach sein.

Ich fühle mit mir.

Ich umarme mich.

Ich sehe mich mit liebevollem Blick.

Aham prema. (Ich bin Liebe.)

Fragen zur Selbstreflexion

- Was findest du besonders schön an dir selbst?
- Was sind deine Stärken und Talente?
- Welche Teile von dir kannst du noch mehr integrieren und annehmen?
- Kannst du dich nach einer Niederlage selbst in den Arm nehmen?
- Fühlst du mir dir?
- Erlaubst du dir, auch mal schwach und hilflos zu sein?

Atemübung Metta-Mediation

Setze dich bequem hin und schließe deine Augen. Beginne, tief ein- und auszuatmen. Lege nun die rechte Hand auf die linke Brustseite auf Höhe deines Herzens und beginne, nacheinander die folgenden Sätze (gern mit einem inneren und äußeren Lächeln für dich selbst) zu sprechen:

„May I be healthy." *(Möge ich gesund sein.)*
„May I be happy." *(Möge ich glücklich sein.)*
„May I be peaceful." *(Möge ich friedvoll sein.)*
„May I be protected." *(Möge ich beschützt sein.)*
„May I be loved." *(Möge ich geliebt sein.)*

Atemübung mit Affirmation

Setze dich in einen aufrechten Sitz deiner Wahl.

Dies kann der Schneidersitz, der Lotussitz oder auch der Fersensitz sein.

Richte deine Wirbelsäule gut in der Länge auf und lasse deine Schultern entspannt nach hinten und unten sinken.

Schließe nun sanft deine Augen, entspanne dein Gesicht und komme im Hier und Jetzt an.

Du atmest ein und atmest aus.

Lege nun deine Hände übereinander auf deinen Brustkorb in Höhe deines Herzens.

Verbinde dich mit deinem Herzen.

Dein Herz sitzt geschützt hinter deinem Brustbein und deinen Rippenbögen. Es befindet sich zu zwei Dritteln links und zu einem Drittel rechts neben deinem Brustbein. Es versorgt deinen ganzen Körper mit Energie und lässt das Blut in deinen Adern fließen.

Nimm nun wahr, wie dieses Herz immer FÜR DICH schlägt.

Es verurteilt nicht. Es kritisiert nicht. Es ist reine Liebe zu dir und deinem Leben.

Spüre das und atme ruhig und gleichmäßig weiter.

Dein Brustkorb hebt sich und senkt sich.

Du atmest ein, dein Herzraum wird weit und frei. Du atmest aus und dein Herzraum sinkt entspannt wieder zurück.

Wiederhole und spüre. Bleibe dabei mit deinem Herzen verbunden.

Lange Pause

Beginne nun, die **Affirmation**: „Ich werde geliebt" in die Atmung mit einfließen zu lassen. Mit jeder Einatmung sagst du in Gedanken für dich: „Ich werde" und mit jeder Ausatmung: „geliebt".

Wiederhole die **Affirmation** im Rhythmus deiner Atmung.

Stelle dir dabei vor, dass du von deinen lieben Herzensmenschen und dir selbst bedingungslos geliebt wirst.

Du atmest ein und atmest aus. „Ich werde geliebt!"

Führe diese Übung in deinem Atemrhythmus fort und lasse die Liebe immer größer werden. Fühle sie in all deinen Zellen.

Pause

Sehr schön. Du darfst nun langsam die Affirmation gehen lassen und die Atmung wieder so kommen und gehen lassen, wie dein Körper sie jetzt bringt.

Atemübung Herzmassage

Setze dich in einen aufrechten Sitz deiner Wahl.

Richte deine Wirbelsäule gut in der Länge auf und lasse deine Schultern entspannt nach hinten und unten sinken.

Schließe nun sanft deine Augen, entspanne dein Gesicht und komme an.

Atme tief ein und aus.

Wandere nun mit deiner Aufmerksamkeit zu deinem Herzen. Es sitzt zu zwei Dritteln auf der linken Seite und zu einem Drittel auf der rechten Seite geschützt hinter deinen Rippen und deinem Brustbein.

Stelle dir nun vor, wie mit jedem tiefen Atemzug deine Lungen wie zwei große Luftballons gefüllt werden. Sie dehnen sich auf und massieren dein Herz sanft von beiden Seiten.

Dann leeren sich die Lungenflügel wieder.

Du atmest wieder tief ein, dein Herz wird sanft massiert. Du atmest entspannt aus.

Nimm wahr, wie sich dein Herz durch die liebevolle Massage mehr und mehr entspannt und öffnet. Es öffnet sich für dich und schenkt dir Liebe und Mitgefühl.

Pause

Lasse nun diese liebevolle Energie deines Herzens in all deine Zellen, deine Organe und alle Körperteile fließen, sodass jede Zelle spürt: „Hey, du magst mich wirklich!"

Genieße noch für einige weitere Atemzüge die Vorstellung davon, wie dein Herz diese liebevolle und wohltuende Massage genießt und sich dabei entspannt und öffnet.

Praxisteil

Allgemeine Hinweise und Tipps

Auch das Thema Selbstliebe wird dem Herz-Chakra zugeordnet. Somit bietet sich auch hier eine sogenannte *herzöffnende* Yogapraxis an, die die Ausdehnung und Mobilisation des gesamten Brustkorbs im Fokus hat. Erinnere dich gern immer wieder an die Weite im Brustkorb und das Heben des Brustbeins. Die Schultern sollten nach hinten und unten sinken.

Passende Erwärmung: Erwärmung 1

Passende Bodensequenz: Bodenteil 1

Geeignete Fragen, die du während der Praxis stellen kannst, um den Raum für das Thema zu halten:

- Kannst du deinen Körper in diesem Moment liebevoll annehmen?
- Bist du in dieser herausfordernden Asana gerade stolz auf deinen Körper?
- Wie fühlst du dich, wenn du dich hier im Yoga selbst liebevoll in den Arm nimmst?
- Wie nah bist du dir selbst gerade?

TIPP:

Lade deine Teilnehmer mehrmals während der Praxis dazu ein, den Körper und seinen heutigen Zustand (müde, kraftvoll, energiegeladen, schwach, krank etc.) liebevoll anzunehmen. Baue gern zwischen den einzelnen Flows oder Hatha-Yoga-Übungen immer mal wieder eine Umarmung ein. Hier mit der Einatmung die Arme weit öffnen und mit der Ausatmung die Arme um den Oberkörper legen und sich selbst umarmen. Umarmungen schütten Oxytocin, das Kuschelhormon für Wohlbefinden, Sicherheit und Geborgenheit, aus.

HATHA-YOGA

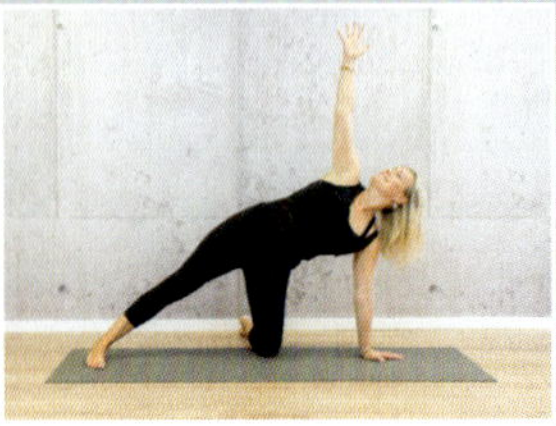

Balkenhaltung

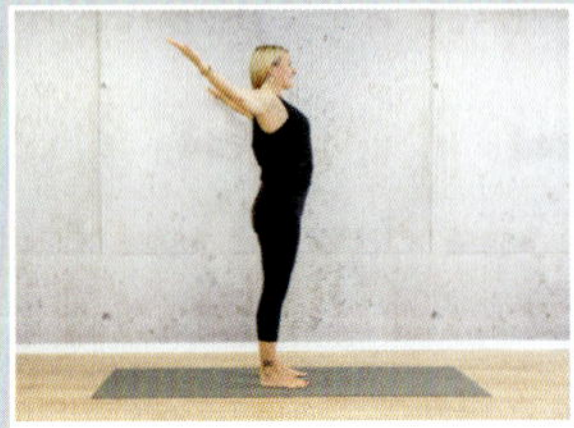

Gestreckte Berghaltung (Arme weit öffnen)

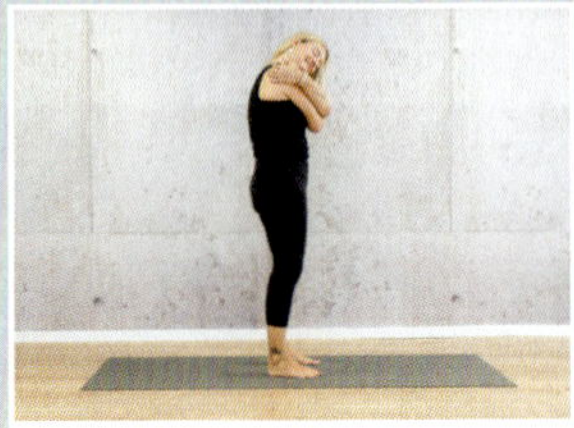

Samasthitii/Berghaltung (mit Umarmung)

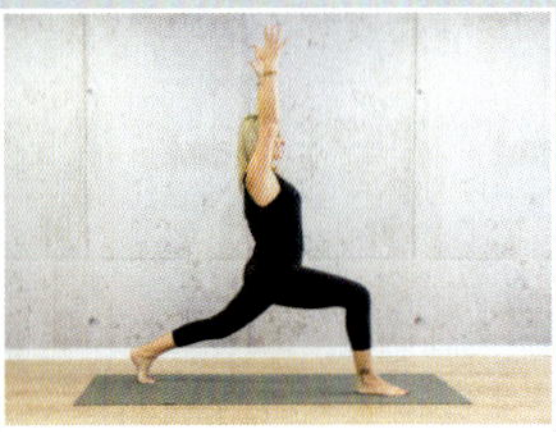

Krieger 1

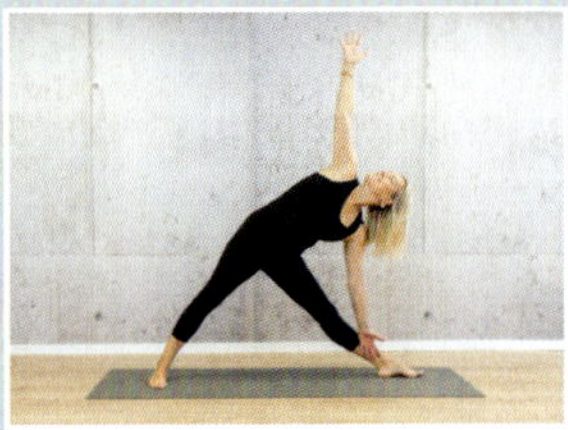

Dreieck

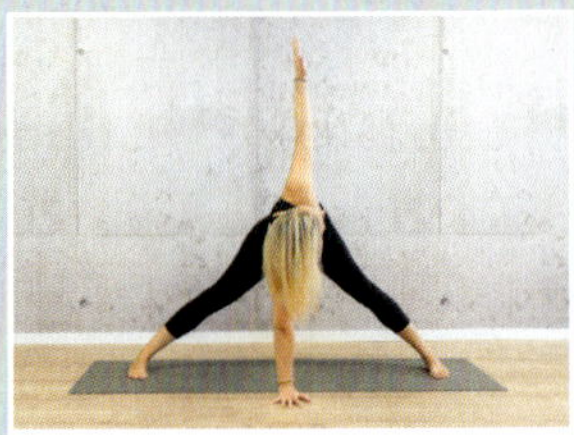

Windmühle mit weit geöffneten Beinen

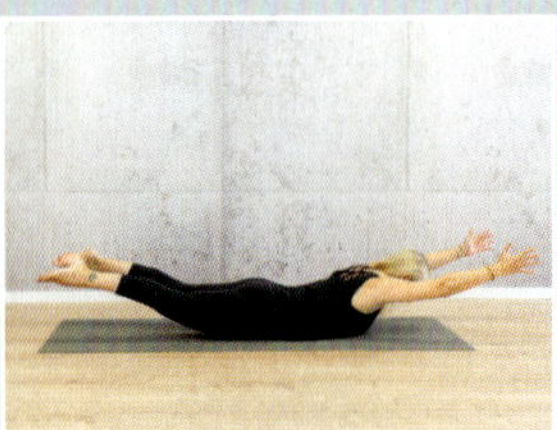

Heuschrecke

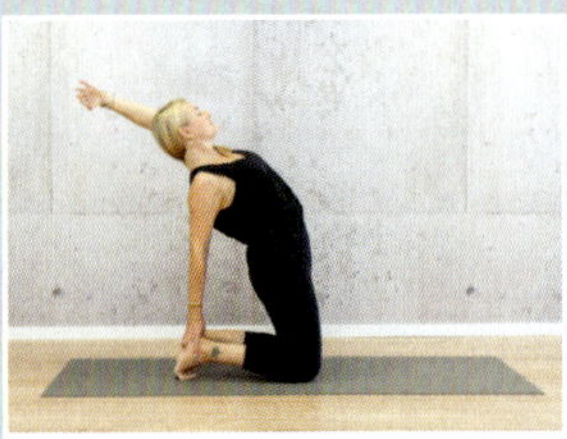

Halbes Kamel

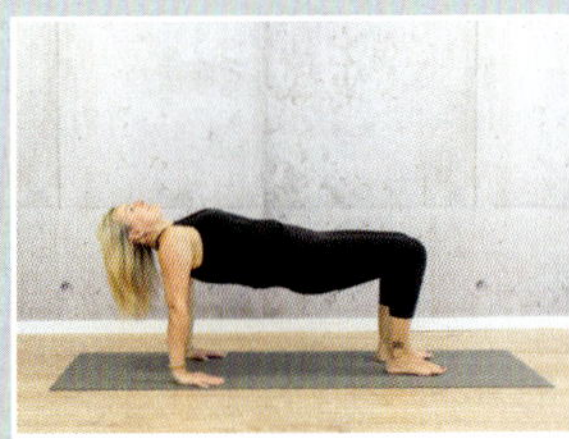

Tisch

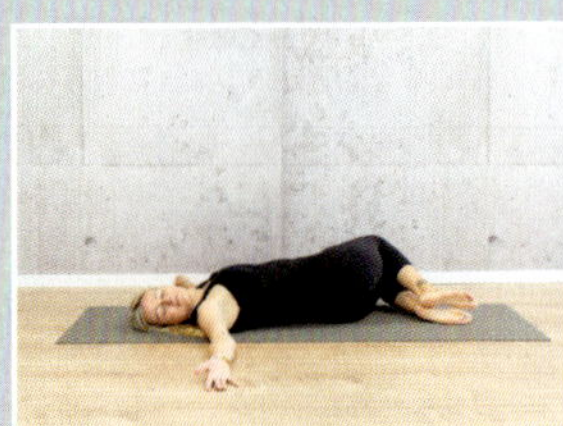

Krokodil

Start

VINYASA-YOGA
Flow

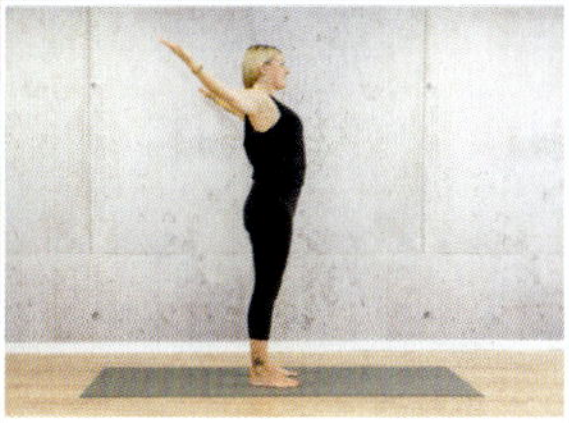

Gestreckte Berghaltung (Arme weit öffnen)

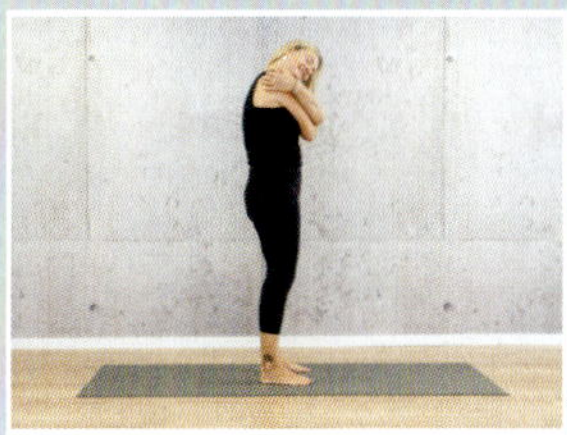

Samasthitii/Berghaltung (mit Umarmung)

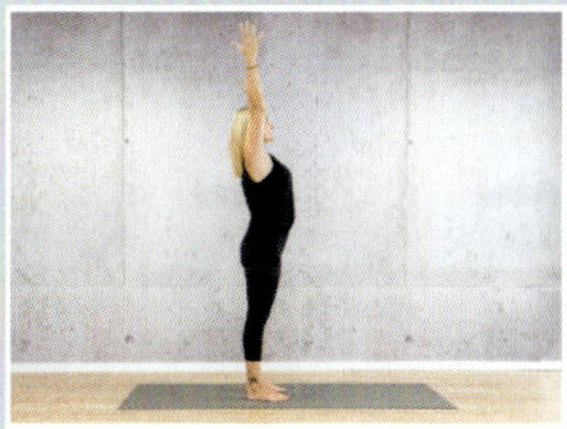

Gestreckte Berghaltung

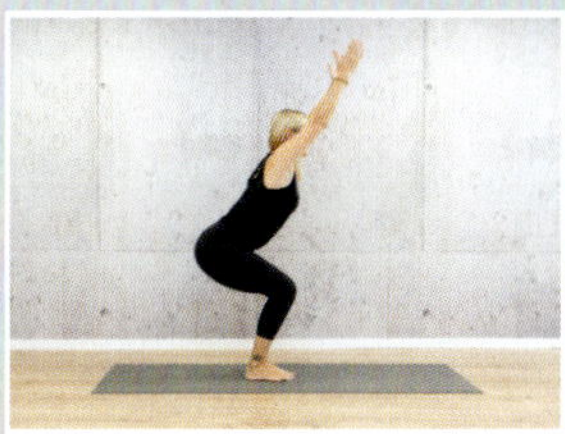

Blitz

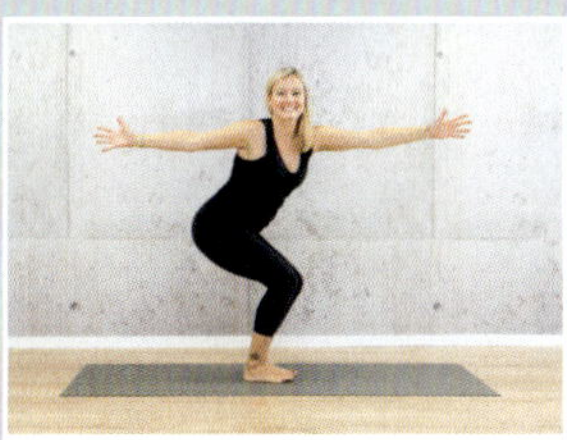

Blitz mit Rotation (Arme geöffnet)

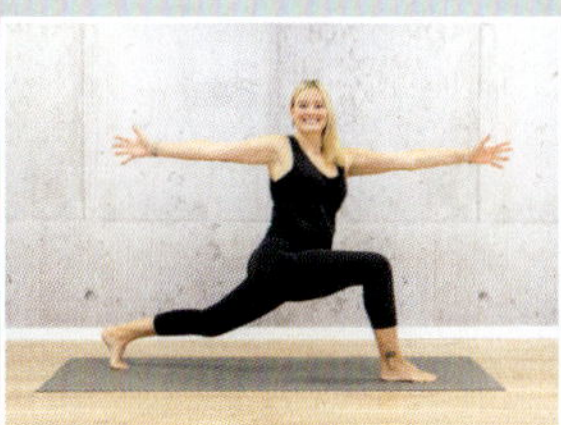

Krieger 1 mit Rotation (Arme geöffnet)

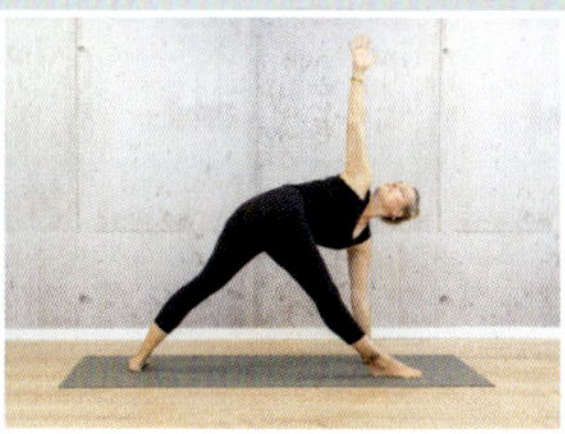

Gedrehtes Dreieck

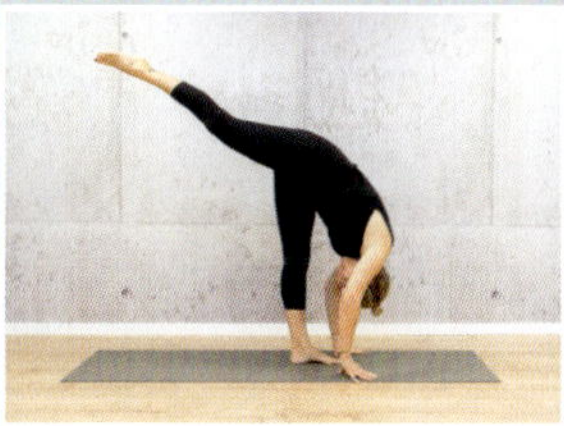

Stehender Spagat

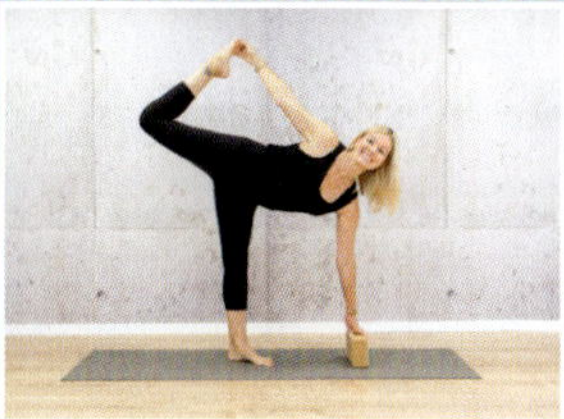

Halbmond, gebunden

YIN-YOGA

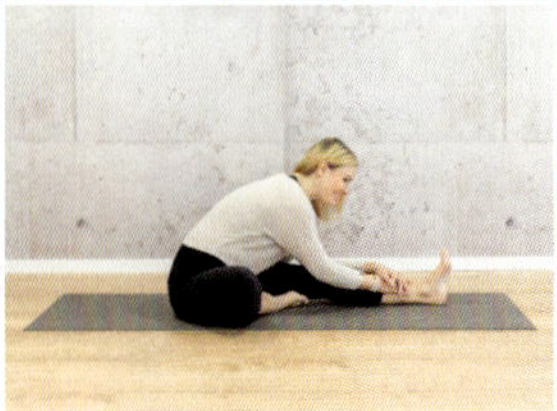

Halber Schmetterling

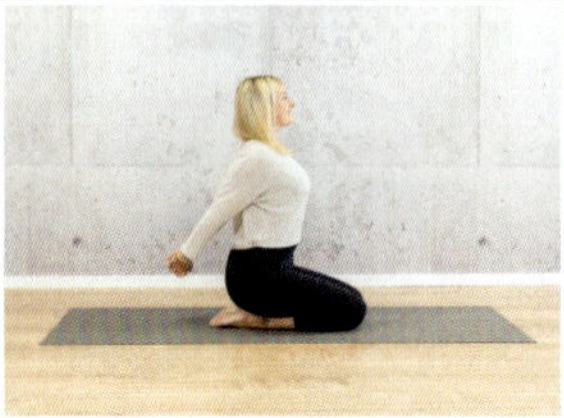

Herzöffnung im Fersensitz

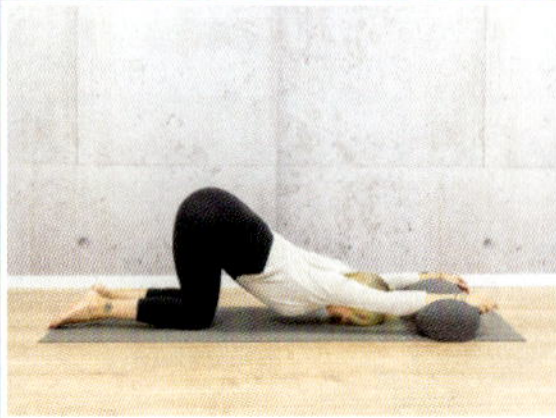

Herz-zu-Boden-Stellung

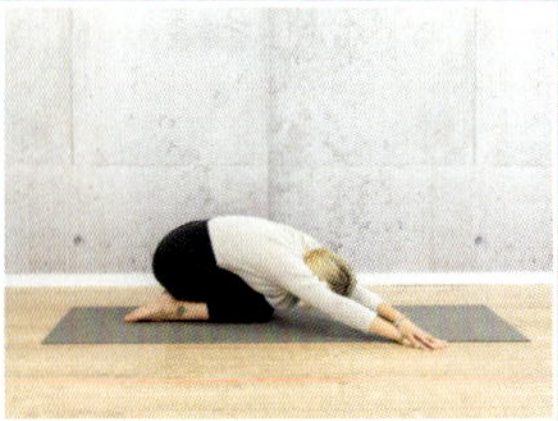

Kind mit Seitendehnung

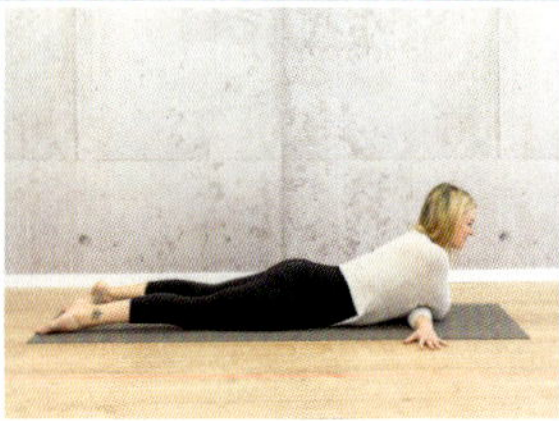

Sphinx mit gebrochenen Flügeln

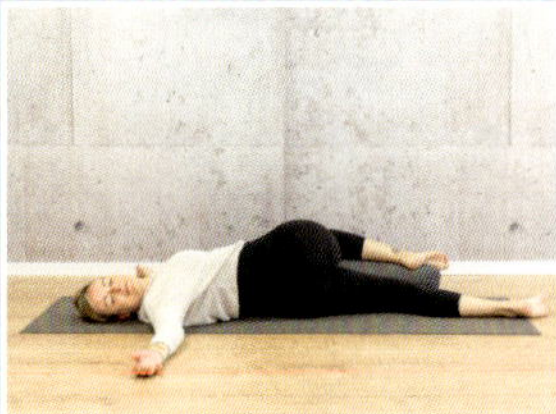

Gedrehte Wurzel

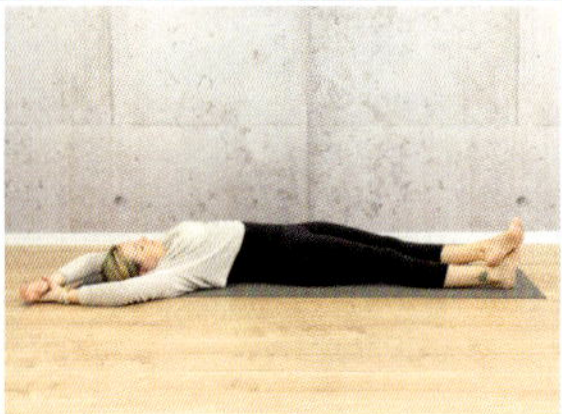

Banane

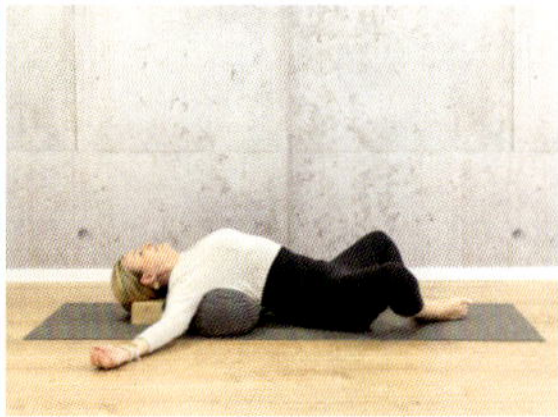

Unterstützter Fisch

Wundervolle Worte für *Shavasana*

Lasse dein Herz leuchten

Mache es dir nun ganz bequem für dein *Shavasana*.

Lasse deinen Körper schwer in den Boden hineinsinken, schließe sanft beide Augen und spüre deine Atmung.

- Wie geht es dir nach der Yogapraxis?
- Fühlst du dich noch mit dir und deinem Herzen verbunden?

Wir begeben uns nun auf eine liebevolle Reise durch deinen Körper. Lege dazu gern noch einmal beide Hände übereinander auf dein Herz.

Wandere mit der Aufmerksamkeit zu deinem Herzen und spüre, wie hier ganz viel liebevolle Herzensenergie entspringt.

Wie ein weißgoldenes Licht strahlt die Energie aus deinem Herzen in deinen ganzen Brustkorb. Dabei entspannst du deinen Brustkorb und den oberen Teil deines Rückens sowie die Schultern.

Stelle dir nun vor, wie die Energie des Herzens auch in deinen Bauchraum strahlt und ihn mit Liebe durchflutet. Du entspannst deinen Bauch und deinen unteren Rücken.

Die weißgoldenen Strahlen erreichen auch deine Hüften, dein Gesäß und dein Becken. Entspanne auch hier.

Die Energie fließt auch deine Beine hinunter bis zu deinen Füßen. Entspanne auch beide Beine, deine Füße, Fußgelenke und deine beiden Knie.

Das weißgoldene Licht fließt nun auch deine Arme hinunter bis zu deinen Händen. Liebevoll entspannst du deine beiden Arme, Hände, Handgelenke und alle 10 Finger.

Genauso entspannst du nun auch deinen Hals und deinen Nacken.

Dabei spürst du, wie die lichtvolle Energie aus deinem Herzen auch in deinen Kopf hinauffließt. Dabei entspannt sich dein ganzer Kopf und deine Gedanken werden mit ganz viel Liebe durchströmt.

Voller Liebe entspannst du auch dein Gesicht und lässt es ganz weich werden.

Lasse hier gern ein Lächeln auf deinen Lippen entstehen. Dieses Lächeln ist nur für dich bestimmt. Schenke dir dieses Lächeln.

Nun entspannst du auch deinen Kopf. Dein ganzer Körper ist vollkommen weich und ruhig. Das weißgoldene Licht erfüllt nun deinen ganzen Körper. Es fließt in alle deine Zellen, in alle deine Faszien und Muskeln. Der ganze Körper ist vollkommen entspannt und geliebt.

Mit jeder Ausatmung sinkst du noch tiefer in diese Entspannung und Liebe hinein. Immer weiter. Immer tiefer.

Nimm dich in diesem Moment in deiner Gänze liebevoll an. Sei stolz auf dich und wie weit du gekommen bist. Wertschätze dich für alles, was du im Leben bereits erreicht hast und freue dich auf eine wundervolle leuchtende Zukunft mit dir.

Pause

Langsam ist es Zeit, wieder zurückzukommen.

Hauche deinem Körper gern noch ein ganz liebevolles DANKE zu, bevor du langsam wieder ins HIER und JETZT zurückkommst.

Bewege sanft deine Hände und Füße, recke und strecke dich oder drehe dich gern noch einmal auf deine Lieblingsseite.

Langsam kommst du mit geschlossenen Augen nach oben zu mir zum Sitzen, sodass wir die Stunde gemeinsam beenden können.

Bedanke dich bei deinem Körper, deinem Geist und deiner Atmung für die heutige Yogapraxis.

Namasté.

Wunderbare Lektion über die Selbstliebe zum Vorlesen in *Shavasana*

„Liebst du mich?“, fragte Alice.

„Nein, ich liebe dich nicht“, antwortete das weiße Kaninchen. Alice runzelte die Stirn und legte ihre Hände zusammen, wie sie es immer tat, wenn sie verletzt war.

„Siehst du“, sagte das weiße Kaninchen, „jetzt wirst du fragen, was dich so unvollkommen macht und was du falsch gemacht hast, damit ich dich nicht wenigstens ein bisschen lieben kann. Weißt du, deshalb kann ich dich nicht lieben. Du wirst nicht immer geliebt werden, Alice; es wird Tage geben, an denen andere müde und gelangweilt vom Leben sind, ihre Köpfe in den Wolken haben und dich verletzen werden. Weil Menschen so sind, verletzen sie sich immer gegenseitig, sei es durch Nachlässigkeit, Missverständnisse oder Konflikte mit sich selbst.

Wenn sie sich selbst nicht lieben, zumindest ein wenig, wenn sie keinen Brustpanzer der Selbstliebe und des Glücks um ihr Herz schaffen, wird das schwache Unbehagen, das von anderen verursacht wird, tödlich und zerstört sie. Als ich dich das erste Mal sah, schloss ich einen Pakt mit mir selbst: ‚**Ich werde es vermeiden, dich zu lieben, bis du lernst, dich selbst zu lieben.**'"

(Lewis Carrol, „Alice im Wunderland")

MEDITATION ZUM THEMA

Du möchtest noch tiefer in dieses Thema eintauchen? – Eine passende Meditation mit weiteren wertvollen Impulsen für dich findest du im Meditationspaket (Audioformat) direkt zum Download auf Seite 227.

Deine eigenen Notizen zum Thema

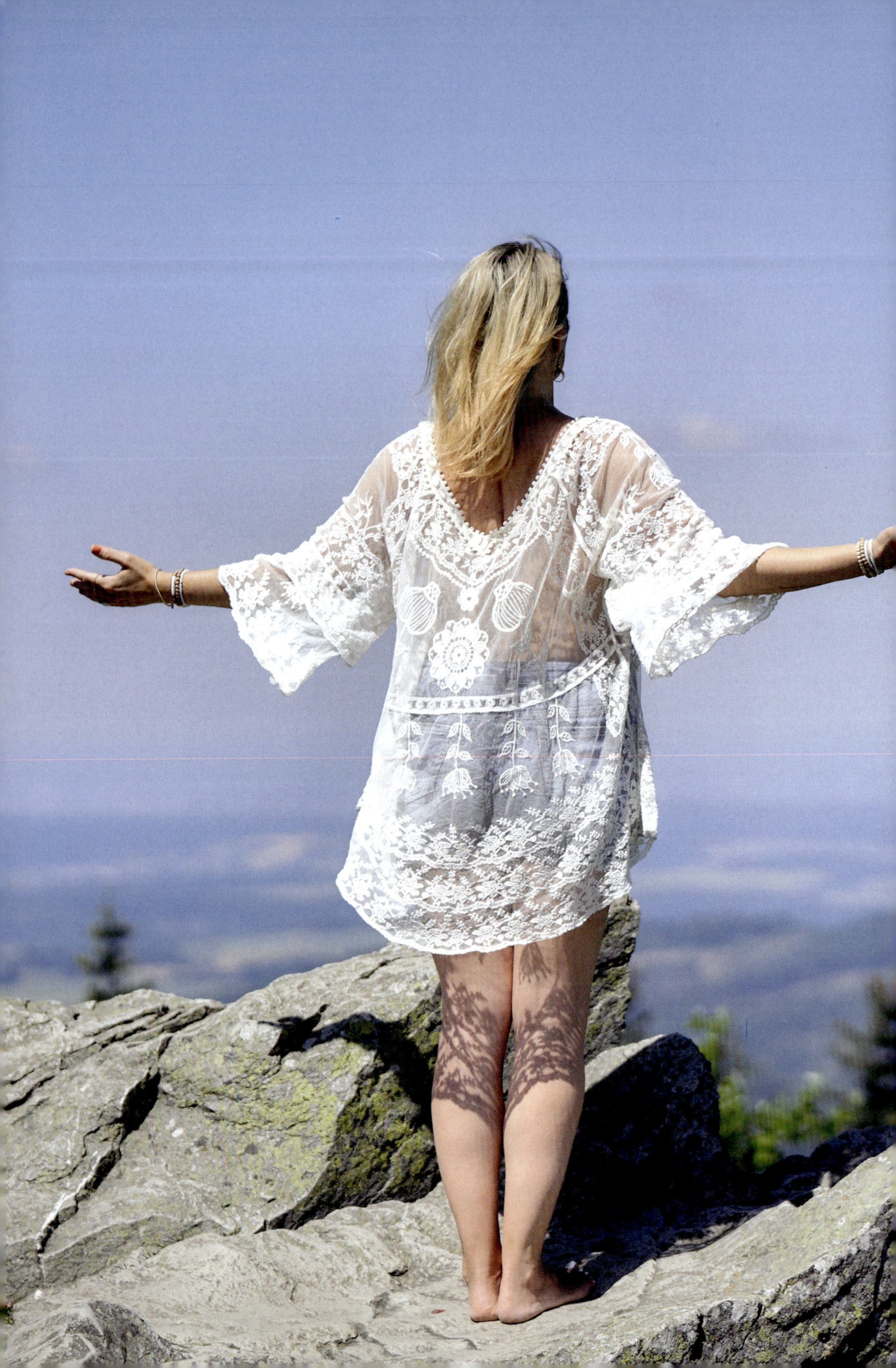

3

WUNDER

Rechne immer mit einem Wunder

„Es gibt nur zwei Arten zu leben. Entweder so, als wäre nichts ein Wunder oder so, als wäre alles ein Wunder."

Albert Einstein

Einleitung

- Bist du bereit für die vielen kleinen und großen Wunder in deinem Leben?
- Bist du bereit für die Magic des Lebens?
- Glaubst du an Wunder und dass sie auch für dich bestimmt sind?

Ein Wunder wird häufig als ein Ereignis gesehen, was keiner für möglich gehalten hat und die Menschen ins Staunen bringt. Es scheint etwas Magisches zu sein, das durch übernatürliche Kräfte herbeigeführt wurde.

- Doch wer legt eigentlich fest, wie genau ein Wunder zu sein hat?
- Hängt es nicht viel mehr von unserer Einstellung ab, was wir als Wunder ansehen und ob wir diese Wunder leben und erleben?

In dem großen Werk *Ein Kurs im Wundern*[4] geht es immer wieder darum, Liebe anstatt Angst zu leben. Dies bedeutet, dass wir jeden angst- und sorgenvollen Gedanken in einen Gedanken der Liebe umwandeln. Es geht um einen liebevollen Blick auf das Menschsein und das Leben, um ein Sehen mit deinem Herzen. Ein Wunder ist also nichts, was irgendwo im Außen geschieht und auf das du keinen Einfluss hast, nein, es geht um deine innere Einstellung und die Veränderung deines Bewusstseins.[5]

Wenn du also deinen inneren Glauben an Wundern transformierst, verändert sich auch die Welt um dich herum. Wenn du dich von innen her weit öffnest für Magie und Wunder, dann wirst du sie auch im Außen erleben. Es geht also darum, was du in dir erschaffst und dass sich genau dies im Außen spiegeln wird. Alles beginnt bei dir.

„Wir können in der Welt nur das sehen,
was wir bereits in uns tragen.
Alles beginnt in dir.
Du bist die unendliche Quelle."

Kerstin Huber-Steinhorst

4 Schucman, H. (2021). *Ein Kurs im Wundern.* Freiburg: Greuthof.

5 Podcast Laura Malina Seiler.

- Wie wäre es also, mit einem Staunen durch das Leben zu laufen und sich dafür zu öffnen, dass es immer neue und interessante Blickwinkel auf die Dinge gibt?
- Sich der Veränderung hingeben und neue Möglichkeiten zulassen?

Es geht darum, Neues mit weiten, offenen Armen zu empfangen und die Geschenke des Lebens voller Hingabe anzunehmen. Dies können zum Beispiel neue Menschen sein, die in dein Leben treten, Komplimente, ein Lächeln oder eine liebevolle Umarmung.

Stelle dich einfach darauf ein, viele kleine und große Wunder in dein Leben zu ziehen, rechne damit, jederzeit, im Hier und Jetzt. Alles, ja wirklich alles, kann sich in ein Wunder verwandeln, wenn du dich dafür öffnest.

„Wunder beginnen dann, wenn wir unseren Träumen mehr Energie geben als unseren Ängsten."

Unbekannt

Wann dieses Stundenbild besonders gut passt

Erwarte immer ein Wunder! Das Stundenbild passt also zu jeder Zeit.

Wenn du Yoga für Schwangere unterrichtest, dann passt dieses Stundenbild wunderbar, um die werdenden Mütter auf das Wunder der Geburt vorzubereiten. Hier wächst gerade ein neues Leben heran, es zeigt sich das Wunder der Schöpfung.

Worte für die Einstimmung

„Wunder erleben nur diejenigen, die an Wunder glauben."

Erich Kästner

In der heutigen Stunde ist alles möglich, denn wir beschäftigen uns mit dem Thema **Wunder**.

- Bist du der Meinung, Wunder sind übernatürlich, kommen sehr selten vor und sind nur für ganz wenige Menschen vorherbestimmt?
- Was wäre, wenn du beeinflussen könntest, ob Wunder in dein Leben kommen?

Ich verrate dir jetzt am Anfang der Stunde schon einmal ganz leise, dass Wunder für alle da sind.

Ich werde dich in der heutigen Einheit immer wieder dazu einladen, auch in den kleinen Dingen ein Wunder zu entdecken, zum Beispiel, wenn du heute tiefer oder zum ersten Mal in eine Asana kommst. Auch deine Atmung darfst du heute als großes Wunder des Lebens erleben. Gemeinsam tauchen wir in die Welt der Wunder ein, es wird magisch, wenn du dich dafür öffnest.

Positive Affirmationen

Ich öffne mich für ein magisches Leben voller Wunder.

Danke für dieses Wunder, das sich Leben nennt.

Meine positive Einstellung schafft magische Erfahrungen in meinem Leben.

Ich öffne mich für die kleinen und großen Wunder in meinem Leben.

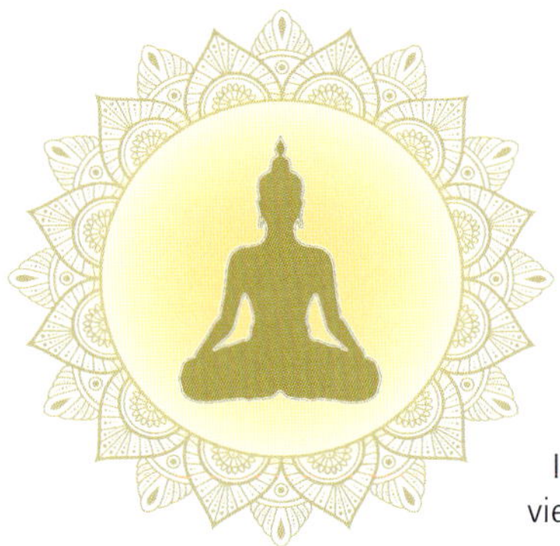

Heute wird ein wundervoller Tag.

Wunder gehören zum Leben dazu.

Ich erkenne das Wunder in mir.

Ich stelle mich darauf ein, viele Wunder zu empfangen.

Ich glaube an Wunder.

Fragen zur Selbstreflexion

- Welche Gedanken hindern dich noch daran, wirklich an Wunder zu glauben?
- Welche kleinen und großen Wunder hast du schon erlebt?
- Mit welchem Wunder rechnest du in naher Zukunft?
- Welche kleinen Dinge in deinem Leben sind wundervoll für dich?
- Lebst du schon in einer wunderschönen Welt? Falls nein, was könntest du verändern?

Atemübung Perlenkette

Setze dich in einen aufrechten Sitz deiner Wahl. Wachse nach oben und richte dich noch mehr in die Länge auf. Lasse deine Schultern nach hinten unten sinken. Entspanne dein Gesicht und schließe sanft deine Augen.

Komme langsam hier an, an diesem WUNDERvollen Ort, auf deiner Yogamatte. Hier kannst du ganz du selbst sein und dich und deinen Körper spüren.

Langsam öffnest du dich dem WUNDER deiner Atmung.

Stelle dir bitte nun vor, dass dein nächster Atemzug, der kommt, dein allererster Atemzug ist, den du in deinem Leben nimmst. Beobachte ihn wie ein neugieriges Kind, als würdest du das erste Mal im Leben atmen. Dieser Atemzug ist neu, einzigartig und wird so nie wieder zu dir zurückkehren.

Pause.

Stelle dir nun eine lange, funkelnde Perlenkette vor. Dies ist die Perlenkette deiner Atemzüge. Für jeden Atemzug bekommt diese Kette eine neue, wunderhübsche, strahlende, funkelnde Perle. Es ist die Perlenkette deines Lebens. Sie ist unendlich lang und reicht zurück bis zu deiner Geburt.

Atme ruhig und ganz achtsam weiter.

Nimm jeden Atemzug als etwas ganz Besonderes wahr und setze dann im Geist für jeden Atemzug eine weitere, ganz einzigartige Perle an die Kette hinten an.

Führe die Übung in deinem Atemtempo fort.

Atemübung Wunder

Setze dich in einen aufrechten Sitz deiner Wahl. Wachse nach oben und richte dich noch mehr in der Länge auf. Entspanne dein Gesicht und schließe sanft deine Augen.

Hebe nun deine Arme gestreckt etwas höher als deine Schultern, sodass du mit beiden Armen ein großes „V" formst. Lasse die Schultern dabei entspannt in Richtung Boden sinken.

Atme tief in deinen geöffneten Brustkorb ein und aus. Spüre, wie sich dein Herzraum öffnet und öffne dich dabei.

Beginne dann, die folgende Affirmation im Rhythmus deiner Atmung zu wiederholen:

„Ich öffne mich für die kleinen und großen Wunder in meinem Leben."

Wiederhole den Satz 8-10-mal in deinem Geist nur für dich.

Pause

Mache noch einen tiefen Atemzug zum Abschluss und spüre nach.

Praxisteil

Allgemeine Hinweise und Tipps

Wähle im Praxisteil ganz bewusst neue Varianten der Asanas oder solche, die ihr bisher in dem Kurs noch nie oder selten geübt habt. So kannst du die Teilnehmer ein bisschen überraschen, indem sie bemerken, dass auch diese Variation oder eine neue Übung für sie möglich ist. So können sie auch während des Praktizierens kleine und große Wunder erleben und so enger mit ihrem Wunderwerk Körper in Verbindung kommen.

Passende Erwärmung: Erwärmung 3

Passende Bodensequenz: Bodenteil 2

Geeignete Fragen, die du während der Praxis stellen kannst, um den Raum für das Thema zu halten:

- Kannst du spüren, wie dein Körper auf wundersame Weise durch die Asanas fließt?
- Spürst du das Wunder deiner Atmung?
- Erkennst du das Wunder in deinem Körper, mit dem du hier Yoga üben kannst?

HATHA-YOGA

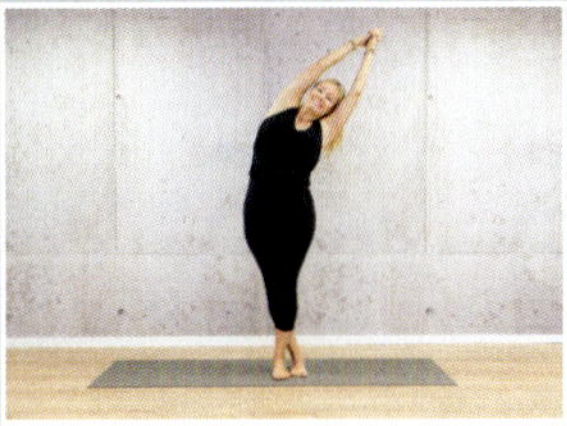

Gestreckte Berghaltung (mit gekreuzten Beinen)

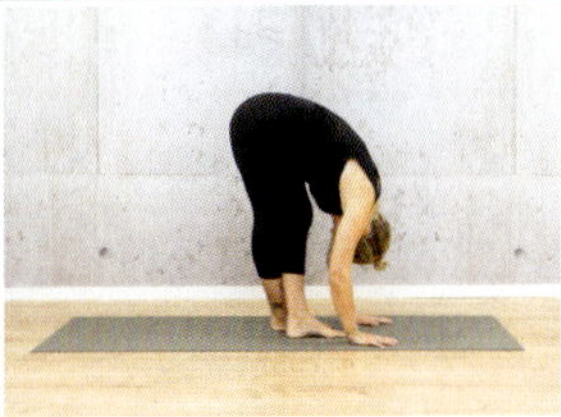

Stehende Vorwärtsbeuge (mit gekreuzten Beinen)

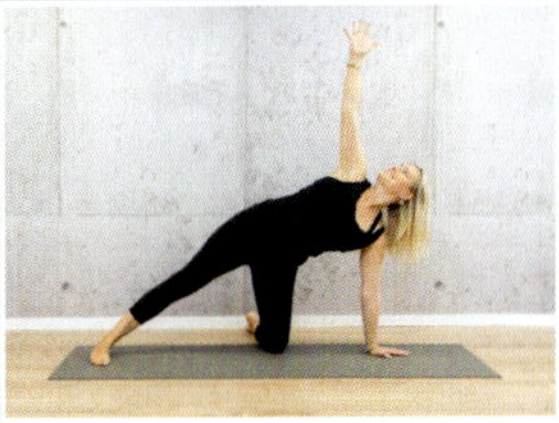

Balkenhaltung

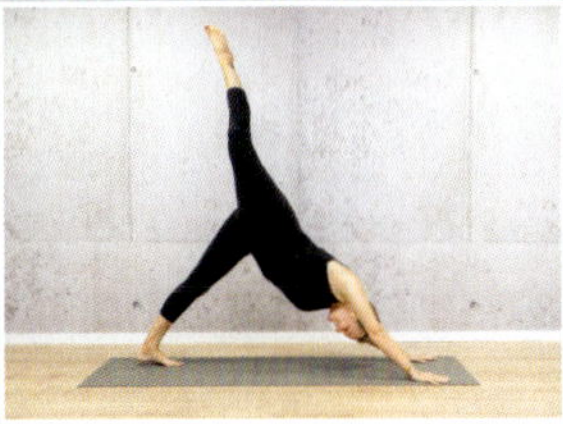

Dreibeiniger Hund

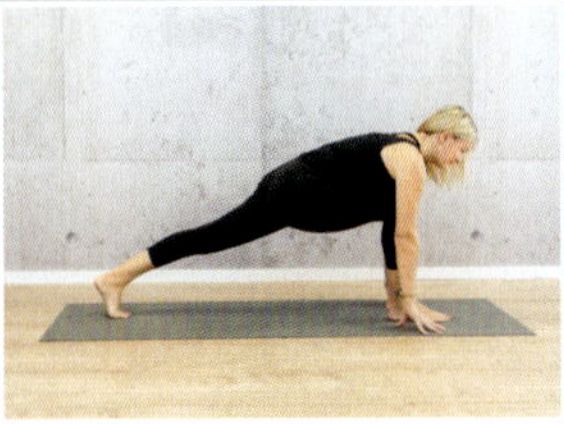

Sprinter

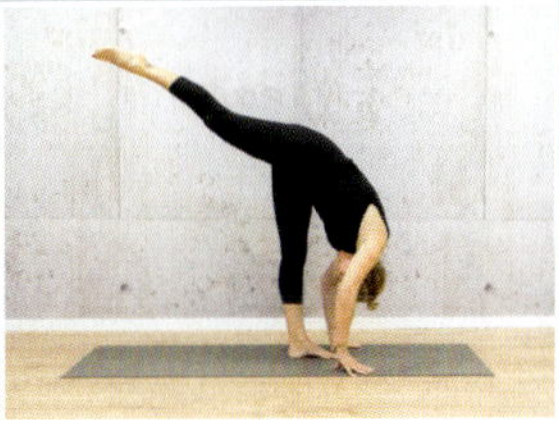

Stehender Spagat

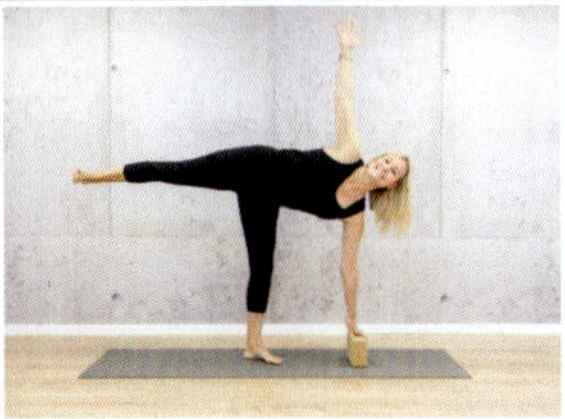

Halbmond

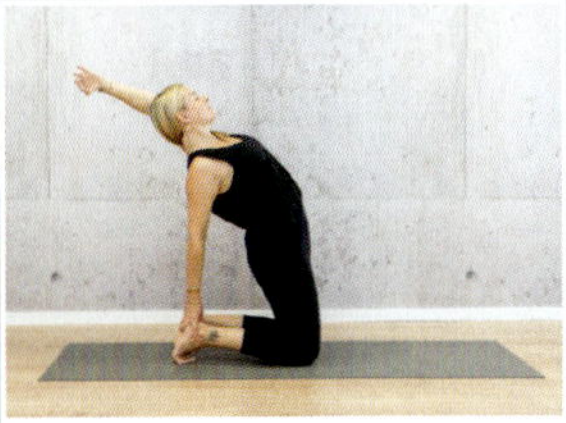

Halbes Kamel

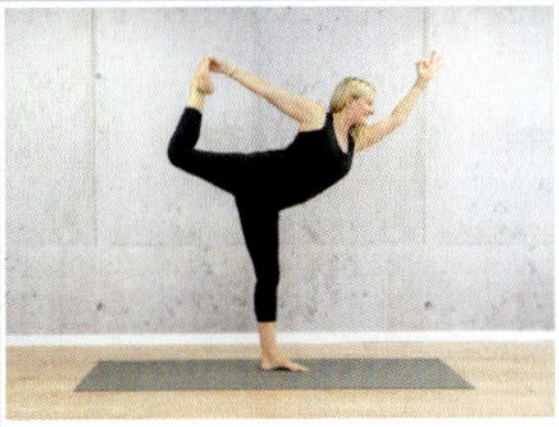

Tänzer

VINYASA-YOGA *Flow*

Start

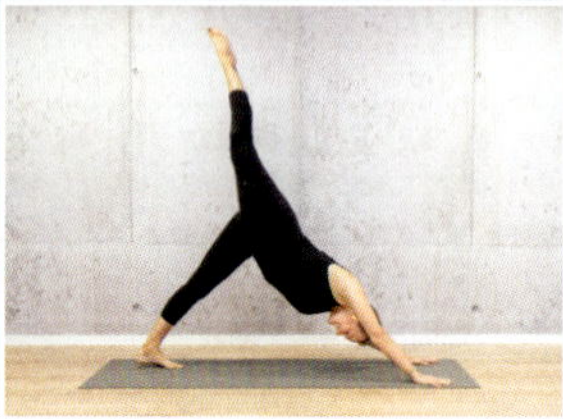

Dreibeiniger Hund

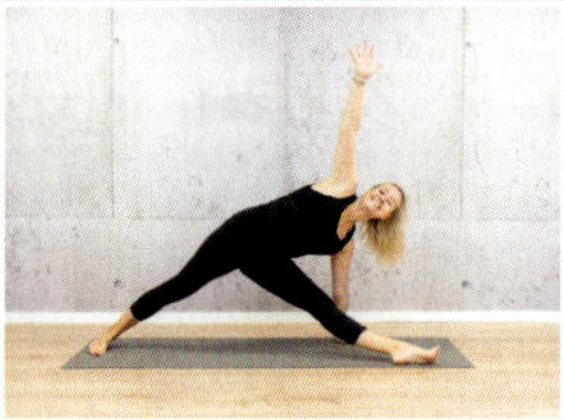

Seitliches Brett mit gestrecktem Bein

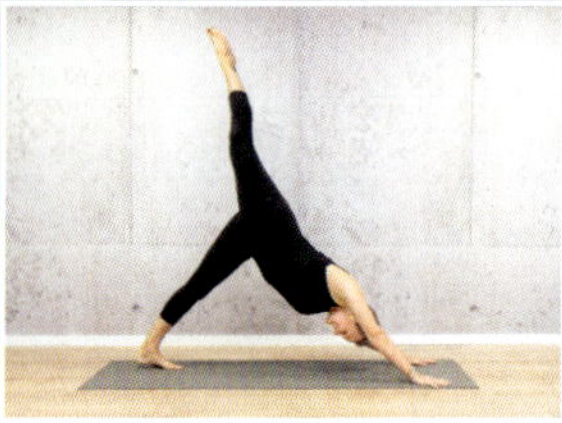

Dreibeiniger Hund

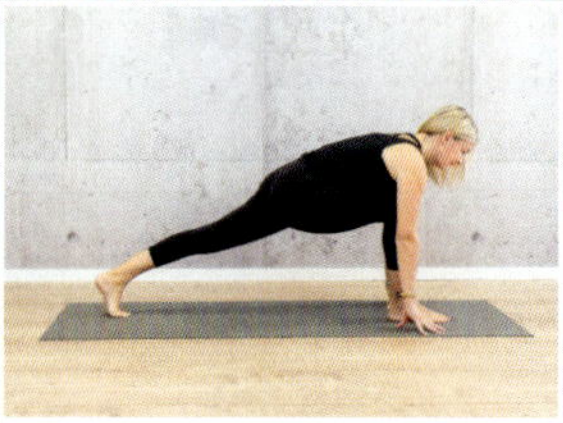

Sprinter

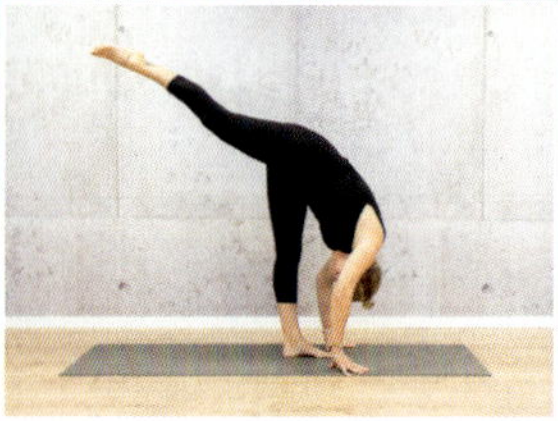

Stehender Spagat

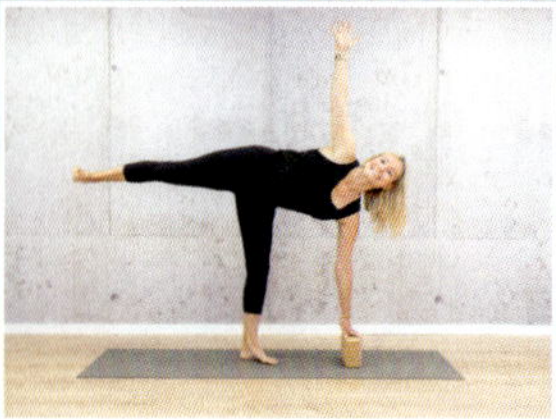

Halbmond

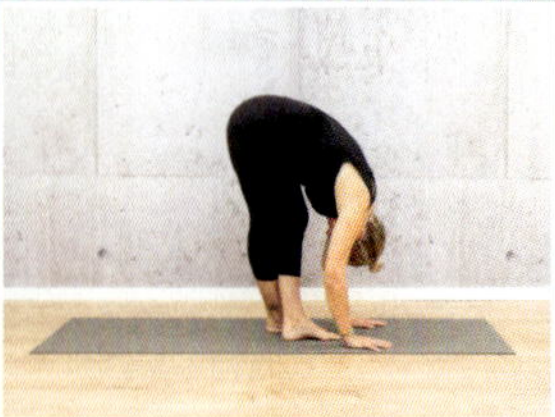

Stehende Vorwärtsbeuge (mit gekreuzten Beinen)

YIN-YOGA

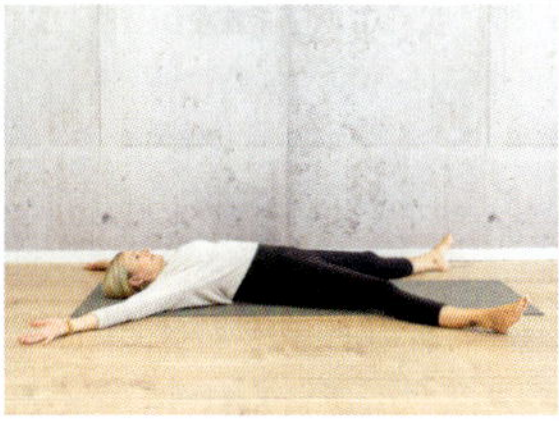
Pentagramm

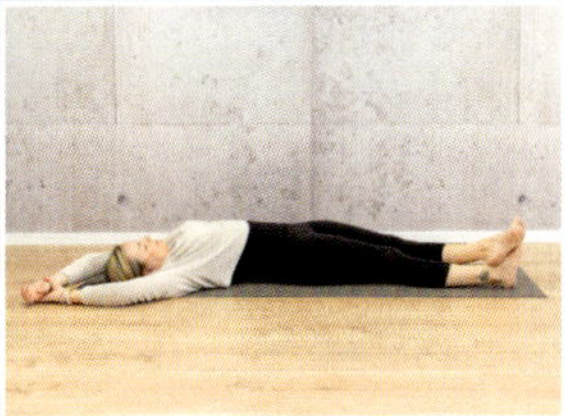
Banane

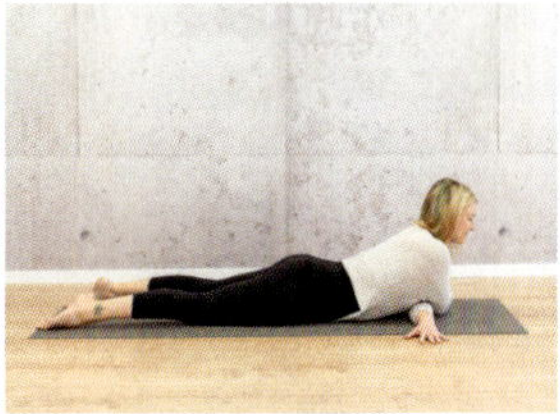
Sphinx mit gebrochenen Flügeln

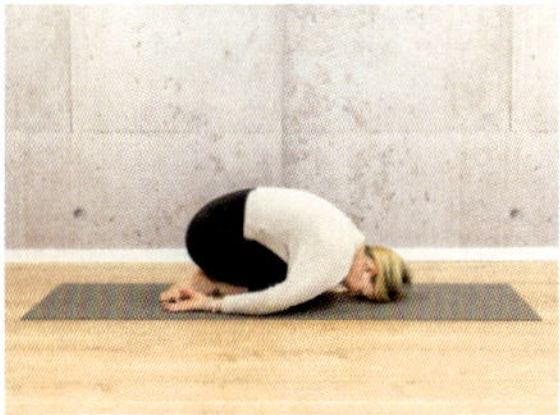
Kind

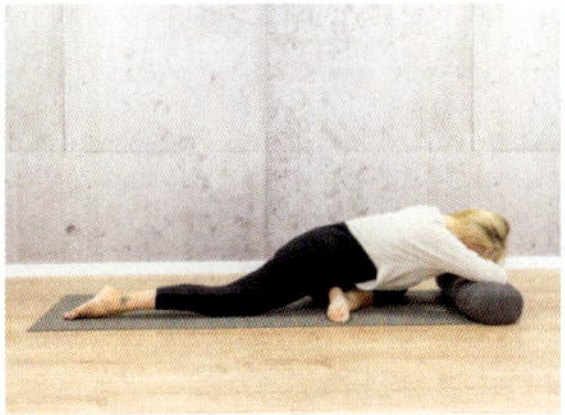
Schwan

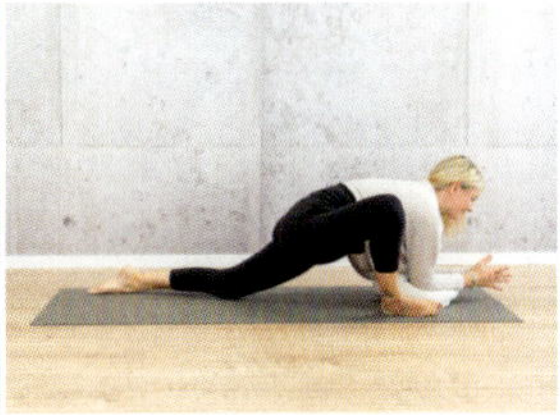
Tief fliegender Drache

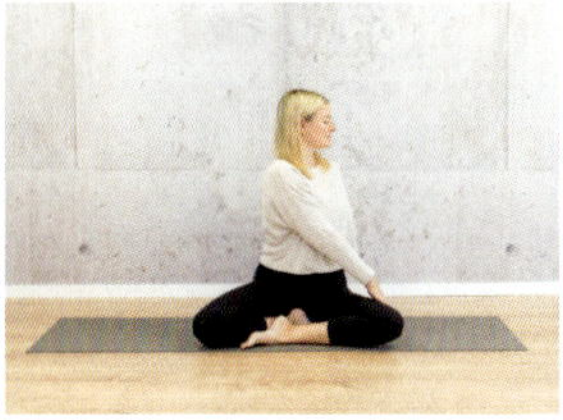
Drehsitz

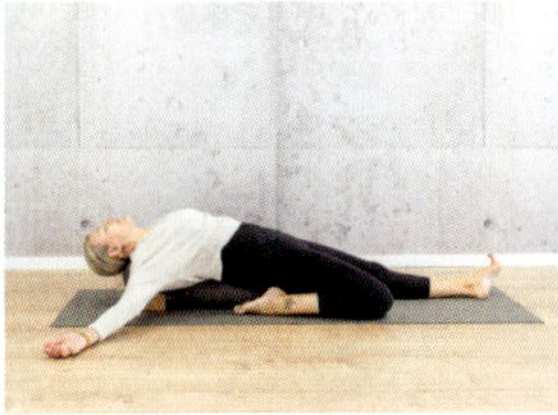
Halber Sattel

Wundervolle Worte für *Shavasana*

Mache es dir nun ganz bequem für deine Endentspannung.

Lasse deinen Körper schwer in den Boden hineinsinken, schließe sanft beide Augen und spüre deine Atmung.

Dein Atem fließt auf WUNDERsame Weise. Er kommt in Wellen. Du atmest ein und atmest wieder aus. Wunderbare Stille ist in dir. Lasse den Atem weiter fließen. Du atmest ein und aus. WUNDERvoller Ruhe in dir.

Nun wechsle einmal die Perspektive und blicke von oben auf dich herab. Schaue dir deinen Körper aus der Vogelperspektive an und erkenne, welch ein WUNDER dort unten auf der Yogamatte vor dir liegt. Ein WUNDERwerk Körper. Auf WUNDERsame Weise arbeiten in ihm alle Organe miteinander zusammen, durch unendlich viele Adern fließt dein Blut, dein Herz schlägt für dich, dein Gehirn schickt Impulse über die Nervenbahnen, sodass sich dein Körper bewegen kann. Alle diese Abläufe in dir: Sind sie nicht ein Wunder für sich?

Pause

Nun betrachte nicht nur den Körper, der hier auf der Yogamatte liegt. Betrachte vielmehr den WUNDERvollen Menschen, der sich hier entspannt. Dieser Mensch ist ein Wunder für all die Herzensfreunde, den Partner, die Kinder, den Nachbarn, den Kollegen ... Und vielleicht auch für dich selbst ...?

Schaue einmal, wie WUNDERvoll und WUNDERschön du bist. Sei stolz auf dich. Erkenne dein wahres und reines Selbst.

Genieße noch für einige tiefe Atemzüge dein *Shavasana*-WUNDER. Erkenne das WUNDER in dir und um dich herum.

Pause

Langsam ist es Zeit, aus deiner WUNDERvollen Innenwelt zurückzukehren.

Pause

Bedanke dich bei deinem Körper, deinem Geist und deiner Atmung für die heutige Yogapraxis.

Ich bedanke mich bei euch allen für diese wundervolle gemeinsame Yogastunde und wünsche euch eine tolle Zeit mit vielen kleinen und großen Wundern.

Namasté.

Shavasana im Wunderland (eine Traumreise zur Glückseligkeit)

Mache es dir nun ganz bequem für dein *Shavasana*.

Lasse deinen Körper schwer in den Boden hineinsinken, schließe sanft beide Augen und spüre deine Atmung.

Dein Atem fließt auf wundersame Weise. Du atmest ein und atmest wieder aus. Wunderbare Stille ist in dir. Lasse den Atem weiter fließen. Du atmest ein und aus.

Stelle dir nun ein großes Tor vor. Du stehst vor diesem Tor. Es ist atemberaubend, groß und macht dich neugierig.

Langsam gehst du auf das Tor zu und öffnest die Tür.

Ein weißgoldener Lichtstrahl fällt durch den Schlitz. Es ist magisch. Von allen Seiten funkelt es. Du gehst hinein und bemerkst, dass du in deinem ganz persönlichen WUNDERLAND angekommen bist.

Dies ist DEIN Wunderland.

Hier ist alles genau so, wie du es dir in deinen schönsten Träumen ausmalst. Es geht dir gut. Es fehlt dir an nichts. Alle die Dinge, Menschen und Orte, die dir guttun, gibt es im absoluten Überfluss.

Es ist DEIN Wunderland.

Hier mangelt es dir an nichts, all deine Bedürfnisse, und seien sie noch so groß, werden hier erfüllt.

Es ist DEIN Wunderland.

Schaue dich langsam um, sauge die Umgebung in dir auf und spüre, wie wunderbar es dir hier geht. Nimm dieses Wunderland mit allen deinen Sinnen wahr. Spüre, fühle, sieh, höre und schmecke.

Pause

Du bewegst dich weiter durch dein Wunderland und entdeckst ein langes buntes Büfett.

Es ist kein normales Büfett, wie du es bisher kennst. Nein, es ist ein Büfett der Glückseligkeit. Hier kannst du dich bedienen. Es gibt zahlreiche wunderbare Gefühle und Empfindungen zur Auswahl. An dem Büfett findest du Herzensmenschen, die dir so richtig guttun, geliebte Tiere, Hobbys, Dinge, die dir Freude bereiten. Alles Erdenkliche, was dir Fülle bringt, ist hier als Büfett vor dir aufgebaut.

Menschen und Dinge, die deine Bedürfnisse erfüllen, Umarmungen, Liebkosungen, alles, was du brauchst, um dich geliebt und wertvoll zu fühlen. Und vor allem gibt es hier Zeit, ganz viel Zeit, um dich zu entspannen und zur Ruhe zu kommen. Zeit, um die Dinge zu tun, die dir Licht bringen. Zeit, die du mit diesen Herzensmenschen verbringen kannst. Zeit, um aufzutanken. Zeit, um einfach nur zu sein.

Bediene dich reichlich an deinem Büfett der Glückseligkeit und genieße die Zeit im Wunderland.

Hier fühlst du dich absolut liebenswert, wertvoll, wunderschön, glücklich, zufrieden, entspannt, gelassen und weißt, dass du genug bist.

Genieße noch für einige Atemzüge DEIN Wunderland.

Pause

Langsam ist es Zeit, wieder zurückzukommen. Ein paar wichtige Dinge vom Büfett kannst du jetzt noch einpacken, in dir speichern und mit zurücknehmen.

- Welche drei Dinge nimmst du mit?

Pause

Komme nun langsam wieder zurück aus deinem Wunderland. Komme zurück ins Hier und Jetzt.

Es ist kein Abschied für immer, denn das Wunderland ist immer in dir vorhanden und du kannst jederzeit dorthin zurückkehren.

Spüre diesen Moment des Aufwachens aus deinem *Shavasana* noch einmal ganz achtsam und bewusst.

Pause

Bedanke dich bei deinem Körper, deinem Geist und deiner Atmung für die heutige Yogapraxis.

Namasté.

MEDITATION ZUM THEMA

Du möchtest noch tiefer in dieses Thema eintauchen? – Eine passende Meditation mit weiteren wertvollen Impulsen für dich findest du im Meditationspaket (Audioformat) direkt zum Download auf Seite 227.

Deine eigenen Notizen zum Thema

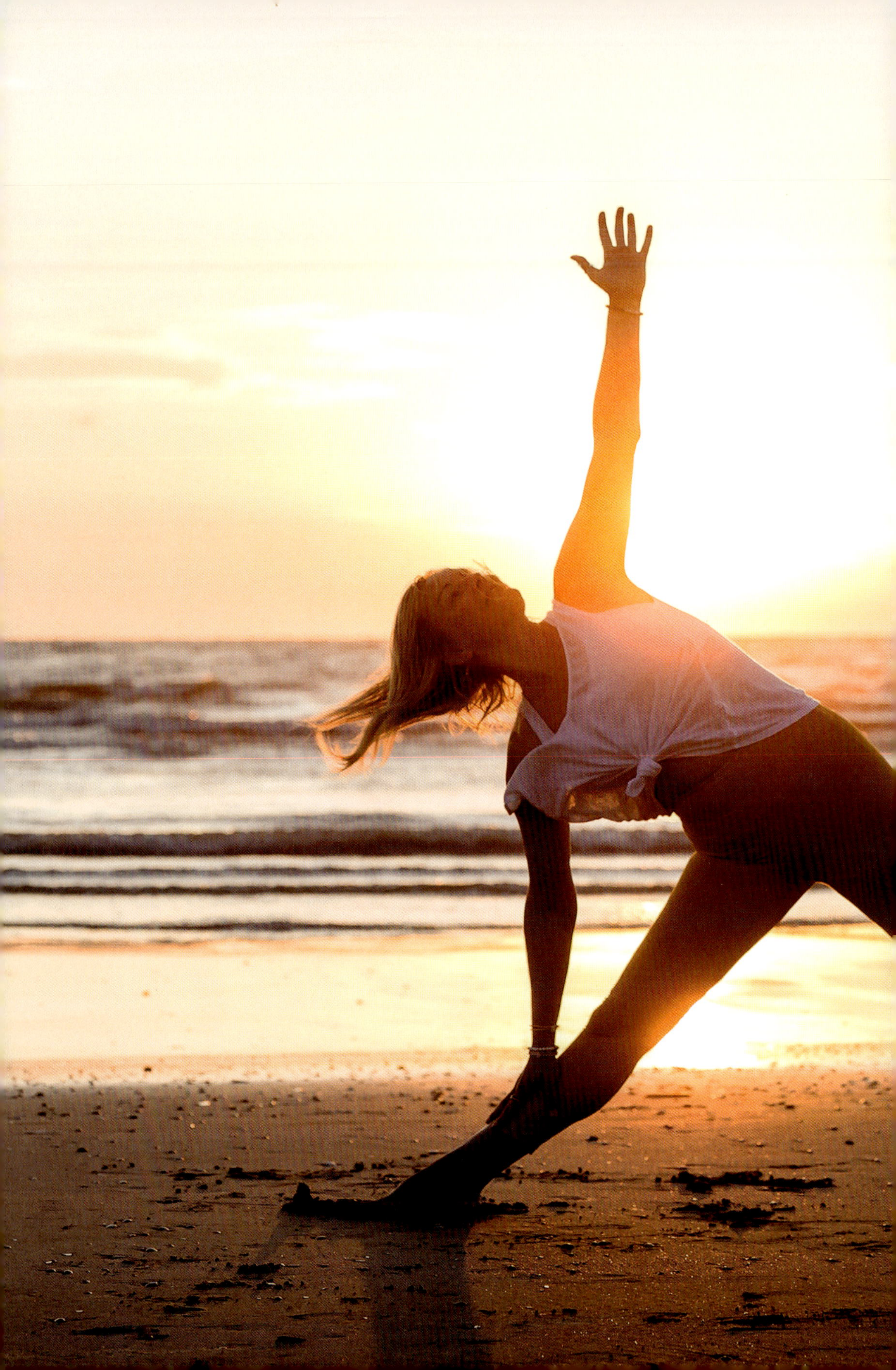

4

LOSLASSEN

Lerne, loszulassen

„Wenn ich loslasse,
was ich bin, werde ich,
was ich sein könnte.
Wenn ich freigebe, was ich
habe, bekomme ich,
was ich brauche."

Laotse

Einleitung

In diesem Kapitel geht es um die hohe Kunst des **Loslassens**. Dies ist eine ganz besondere Herausforderung, die uns das Leben immer wieder aufs Neue stellt. Damit verbunden ist aber auch ganz viel Magie für einen zauberhaften Neubeginn und eine Chance für Veränderung, Wachstum und mehr Licht in deinem Leben.

Gewohnheiten, Beziehungen, Gefühle oder Zustände können irgendwann einmal zur Belastung werden und uns an einem glücklichen und erfüllten Leben hindern. Wir stecken fest und es fühlt sich nur noch schwer an. Dabei können wir das Loslassen manchmal selbst beeinflussen und ganz bewusst steuern, manchmal aber zwingt uns auch das Leben dazu und wir müssen gegen unseren Willen etwas oder jemanden gehen lassen. Um wirklich loszulassen, empfiehlt es sich, auch die tief sitzenden Ängste anzuschauen.

- Welche Angst verhindert, dass wir etwas loslassen können?
- Was will uns dieses Gefühl der Angst sagen?
- Wovor möchte sie uns schützen?

Die Angst ist ein enorm wichtiges Gefühl. Sie dient schon seit Beginn der Menschheit dazu, uns vor Gefahren und letztlich auch vor dem Tod zu schützen. Hat sie uns doch früher gewarnt und zu Kampf oder Flucht angetrieben, wenn der Säbelzahntiger zähnefletschend neben der Höhle auftauchte. Daher ist es wichtig, hinzuschauen, wenn die Angst auftaucht, sie zu spüren und bewusst wahrzunehmen.

Man darf aber dabei nicht vergessen, dass in der heutigen Zeit die Ängste und Sorgen, die uns an etwas krampfhaft festhalten lassen, zum Großteil unbegründet sind. Heute ist unsere Angst eher mit einer Nichtakzeptanz von „nicht kontrollieren können" zu vergleichen. Wir wollen oder können uns dem Fluss des Lebens mit all seinen Höhen und Tiefen nicht hingeben, können uns schwer treiben lassen und Vertrauen entwickeln.

Ängste, Sorgen und diese ständige Kontrolle rauben uns leider enorm viel Kraft und Energie und lenken den Fokus immer wieder auf Gefahren und Katastrophen, die größtenteils niemals so eintreffen werden, wie wir sie uns in Gedanken ausmalen.

Wenn wir also Dinge, Gewohnheiten, Verletzungen oder Menschen aus dieser Angst heraus nicht loslassen können oder wollen, wir uns dadurch blockiert fühlen und der Schmerz unerträglich wird, dann ist die Zeit gekommen, um genauer hinzuschauen und loszulassen, um das eigene Leiden zu beenden. Wenn etwas nur noch wie ein dunkler Schatten auf uns lastet, dann sollten wir dringend den Lichtschalter anmachen, um Licht auf diesen Schatten zu werfen und Klarheit zu erlangen.

„Sage deinem Herzen, dass die Angst vor dem Leiden schlimmer ist als das Leiden selbst. Und dass kein Herz jemals gelitten hat, wenn es sich auf die Suche nach seinen Träumen begibt, denn jede Sekunde der Suche ist eine Sekunde der Begegnung mit Gott und der Ewigkeit."

Paulo Coelho

Wer kennt die Redewendung nicht: „Wenn sich eine Tür schließt, dann öffnet sich eine neue." Dies bedeutet also, dass in jedem Prozess des Loslassens auch immer eine Chance für Wachstum und Neuausrichtung steckt. Dies vergessen wir allzu gern, wenn wir wieder einmal in der Angstspirale feststecken. Es ist eine Chance, dein Leben so zu gestalten, wie es sich für dich gut und stimmig anfühlt, deine Bedürfnisse erfüllt und dich deinen Träumen näherbringt.

Loslassen kann wunderbar im Yoga geübt werden. Ein sinnvoller Einstieg ist hier, zunächst auf körperlicher Ebene das Loslassen zu lernen. Dies fällt leider oft schon vielen Menschen schwer.

- Wie soll der Geist loslassen, wenn es der Körper (noch) nicht kann, und umgekehrt?

Es geht also darum, Spannungen im Körper loszulassen und die Stellen im Körper zu spüren, die sich aus Angst zusammenziehen. Es geht auch darum, die Last und die Sorgen, die häufig auf Schultern, Nacken und Rücken lasten, loszulassen und hier in einen entspannten Zustand zu kommen.

In Yogaeinheiten zum Thema **Loslassen** kann uns die Atmung eine ganz große Hilfe sein, um den Prozess des Loslassens zu üben und zu spüren. Die Einatmung ist dabei der aktive Teil, in dem sich dein Zwerchfell, der Hauptatemmuskel, anspannt und somit die Bauchorgane nach unten schiebt, sodass sich die Lungen füllen können. Die Ausatmung hingegen kann hier ganz passiv und ruhig geschehen. Die Ausatmung geschieht ganz von alleine und mit viel Leichtigkeit. Dein Zwerchfell entspannt sich und du lässt dabei die Luft wieder gehen und aus dem Körper herausfließen.

Wenn wir uns also im Loslassen üben wollen, dann können wir einfach bewusst atmen. Die Atmung darf hier unserer Lehrer sein. Wir atmen aktiv ein, versorgen den Körper mit frischer Luft und Lebensenergie (Prana) und dann lassen wir die verbrauchte Luft, die uns nicht mehr dient, entspannt wieder los.

Dinge kommen in unser Leben, bleiben eine Weile, und dann gehen sie auch wieder ... das Leben fließen lassen.

„Loslassen gibt uns Freiheit, und Freiheit ist die einzige Bedingung für Glück. Wenn wir uns in unserem Herzen immer noch an etwas klammern – an Ärger, Angstzustände oder Besitz –, können wir nicht frei sein."

Thich Nhat Hanh

Wann dieses Stundenbild besonders gut passt

Ganz besonders passend ist dieses Stundenbild im Herbst, wenn sich die Blätter färben und die Früchte reif für die Ernte sind. Die Natur lädt uns ein, den Prozess des Loslassens mit ihr zu gehen. Sie verändert sich, ob wir dies wollen oder auch nicht. Sich dieser Veränderung und dem Fluss des Lebens hinzugeben, können wir ganz besonders zu dieser Jahreszeit im Yoga üben und spüren.

Das Thema **Loslassen** eignet sich außerdem wunderbar am Ende des Jahres kurz vor Silvester oder sogar als Silvesterworkshop. Hier können die Teilnehmer selbst reflektieren, was sie im letzten Jahr vielleicht blockiert oder beschwert hat und sie daher nicht mit ins neue Jahr nehmen möchten. Eine passende Zeit, um Altes gehen zu lassen und Platz für Neues zu schaffen.

Solltest du Yoga in der Schwangerschaft unterrichten, so passt dieses Thema auch hier sehr gut. Das Thema hilft den schwangeren Frauen dabei, die Phase der Schwangerschaft loszulassen, und natürlich unter der Geburt auch, um das Baby loszulassen und auf der Welt willkommen zu heißen. Während der Geburt profitieren die Schwangeren davon, wenn ihnen der Prozess des bewussten Loslassens bekannt ist und sie mit jeder Ausatmung mehr und mehr loslassen können.

Worte für die Einstimmung

In der heutigen Stunde möchten wir uns gemeinsam dem Thema **Loslassen** nähern. Loszulassen ist eine hohe und oft schwere Kunst, birgt aber gleichzeitig eine große Chance für Veränderung und magische Neuanfänge in sich. Wenn sich eine Tür in unserem Leben schließt, dann öffnet sich ganz bald eine neue.

- Doch warum fällt uns das Loslassen trotzdem so schwer und warum siegen oft unsere Ängste?
- Was brauchst du, um loszulassen?
- Welche Gewohnheiten, Dinge, Beziehungen oder Zustände belasten dich mehr, als dass sie dir für ein erfülltes Leben dienen?

„Lerne loszulassen,
es ist der Schlüssel zum Glück."

Buddha

Ich werde dich in der heutigen Einheit immer wieder dazu einladen, ganz loszulassen und dich besonders tief und voller Hingabe in die Asanas hineinsinken zu lassen.

Positive Affirmationen

Ich lasse los.

Ich gebe mich dem Fluss des Lebens hin.

Ich bin bereit für einen Neubeginn.

Ich vertraue dem Zauber des Anfangs.

Ich lasse entspannt los.

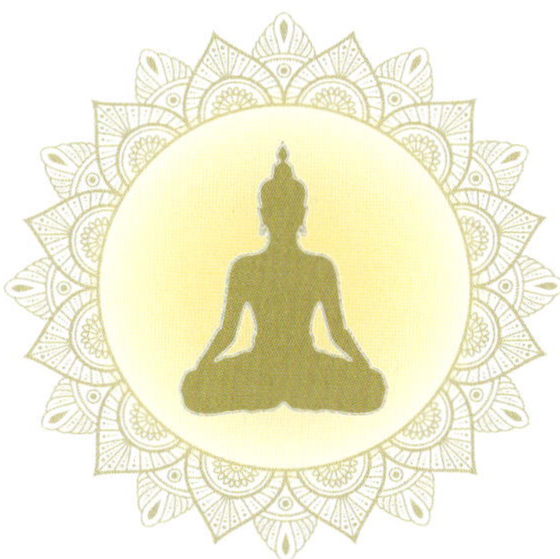

Ich öffne mich.

Ich lasse den Schmerz gehen.

Ich bin frei.

Ich lasse meine Vergangenheit los.

Ich darf heilen.

Fragen zur Selbstreflexion

- Was möchtest oder solltest du loslassen?
- Was brauchst du, um loslassen zu können?
- Welche Ängste und Zweifel blockieren dich?
- Wann ist für dich der richtige Moment, um loszulassen?
- Welche inneren Widerstände sind noch vorhanden?
- Wer oder was könnte dir beim Loslassen helfen?
- Für welche Träume entsteht dann Freiraum?
- Was macht dein Leben schwer?
- Was kannst du in Dankbarkeit gehen lassen?
- Was hindert dich an einem glücklichen Leben?

Atemübung Ha-Atmung

Stelle dich aufrecht mit weit gegrätschten Beinen hin.

Die Arme hängen locker an den Seiten.

Beim Einatmen führst du die Arme nach oben, die Hände berühren sich leicht.

Beim Ausatmen beugst du dich schwungvoll mit einem kräftigen „Ha" nach vorn und die Arme schwingen zwischen den Beinen hindurch.

Mit dem nächsten Einatmen richte dich wieder auf und übe dann mehrmals weiter in deinem Atemrhythmus.

Zum Schluss atme noch einmal ein, beim Ausatmen sinken die Arme neben den Körper.

Spüre dann der Übung nach.

Atemübung Herbstzauber

TIPP:

Wenn du dich für diese Atemübung am Anfang der Stunde entscheidest, bringe doch gern ein paar bunte Herbstblätter als Dekoration oder als kleines Geschenk für deine Schüler mit.

Setze dich in einen aufrechten Sitz deiner Wahl.

Dies kann der Schneidersitz, der Lotussitz oder auch der Fersensitz sein.

Richte deine Wirbelsäule gut in der Länge auf und lasse deine Schultern entspannt nach hinten und unten sinken.

Schließe nun sanft deine Augen, entspanne dein Gesicht und komme im Hier und Jetzt an.

Du atmest ein und atmest aus. Lasse deine Atemzüge immer ruhiger, länger und weicher werden. Lasse den Atem fließen.

Lasse mit jeder Ausatmung mehr und mehr los.

Stelle dir dabei gern einen Baum vor, dessen Blätter sich im Herbst bunt gefärbt haben. Sie leuchten in vielen verschiedenen Farben. Grün. Gelb. Orange. Rot.

Mache es nun genauso wie dieser Baum, lasse ganz entspannt los.

So, wie auch der Baum seine Blätter voller Gelassenheit und in ruhiger Stille von sich gleiten lässt, so darfst auch du jetzt loslassen.

Der Baum muss sich nicht anstrengen oder Kraft aufwenden. Nein, er gibt sich dem Prozess hin und lässt die Blätter mit ganz viel Leichtigkeit gehen.

Lasse auch du mit Leichtigkeit los.

Looos-lassen.

Atemübung Loslassen

Setze dich in einen aufrechten Sitz deiner Wahl.

Dies kann der Schneidersitz, der Lotussitz oder auch der Fersensitz sein.

Richte deine Wirbelsäule gut in der Länge auf und lasse deine Schultern entspannt nach hinten und unten sinken.

Schließe nun sanft deine Augen, entspanne dein Gesicht und komme im Hier und Jetzt an.

Du atmest ein und atmest aus.

Verbinde dich mit deinem Atem.

Die Einatmung geschieht aktiv, dein Zwerchfell schiebt sich nach unten, sodass im Brustkorb viel Raum entsteht und sich deine Lungen mit frischer Luft füllen können.

Bei der Ausatmung entspannt sich das Zwerchfell wieder und du lässt dabei die Luft wieder aus dir herausströmen.

Beobachte diesen Prozess. Jeder Atemzug kommt, bleibt für einen Moment, und geht dann auch wieder. Jeder Atemzug ist einzigartig und kommt so nicht mehr zurück.

Richte den Fokus mehr und mehr auf das Loslassen beim Ausatmen.

Lasse es einfach voller Leichtigkeit geschehen und entspanne dich komplett in die Ausatmung hinein.

Dabei entspannst du auch deine Schultern, deinen Nacken und dein Gesicht, hier ganz besonders deinen Kiefer und deine Stirn.

Loooos ... lassen ...

Nimm wahr, dass deine Atmung dir genau das offenbart, was heute unser Thema ist. Jeder Atemzug ist ein Loslassen. Spüre hinein. Genieße aber auch, wie entspannt das Loslassen sein kann.

Lasse die Atmung dein Lehrer sein.

Lange Pause

Beginne nun, die **Affirmation**: „Ich lasse los" in die Atmung mit einfließen zu lassen. Mit jeder Einatmung sagst du in Gedanken für dich: „Ich" und mit jeder Ausatmung: „lasse los".

Wiederhole die **Affirmation** im Rhythmus deiner Atmung.

Du atmest ein und atmest aus. „Ich lasse los!"

Führe diese Übung in deinem Atemrhythmus fort und genieße das Loslassen in vollen Zügen.

Pause

Sehr schön. Du darfst nun langsam die Affirmation gehen lassen und die Atmung wieder so kommen und gehen lassen, wie dein Körper sie jetzt bringt.

Praxisteil

Allgemeine Hinweise und Tipps

Beim Thema **Loslassen** darfst du die Praxis gern etwas ruhiger und softer gestalten. Gib den Teilnehmern immer wieder viel Zeit, indem du die Übungen etwas länger hältst. Besonders in Vorbeugen, der Haltung des *Kindes*, in der *Taube*, in der tiefen Hocke oder im *Krokodil* kann das Loslassen gut geübt werden.

Im Yin-Yoga kannst du die einzelnen Asanas dann ganz besonders lang halten und die Teilnehmer dazu ermutigen, immer weiter und tiefer in die Asana hineinzusinken und dabei noch tiefer zu entspannen und loszulassen.

Auch nach einem dynamischen, kraftvollen Flow lasse die Teilnehmer danach für einige Atemzüge im *Kind* verweilen, damit die Muskeln wieder loslassen und entspannen können.

Passende Erwärmung: Erwärmung 2

Passende Bodensequenz: Bodenteil 2

Geeignete Fragen, die du während der Praxis stellen kannst, um den Raum für das Thema zu halten:

- Welche Muskeln sind gerade angespannt?
- Wo kannst du noch mehr loslassen?
- Welche Asanas unterstützen dich beim tiefen Loslassen?
- Wo oder was hältst du noch fest?

HATHA-YOGA

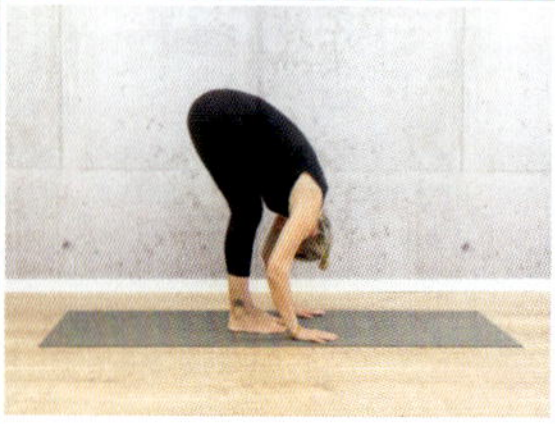

Stehende Vorwärtsbeuge

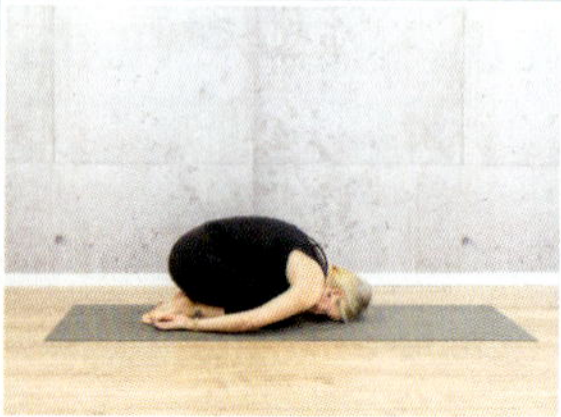

Kind

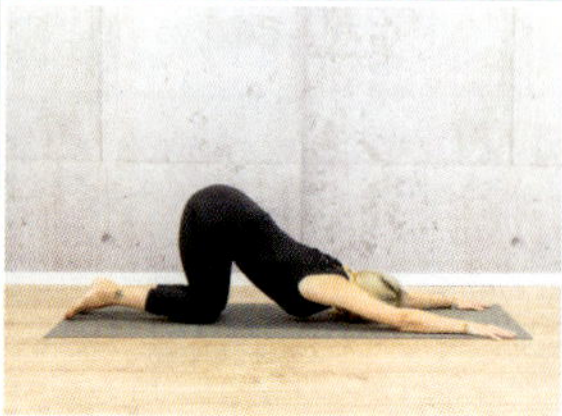

Herz-zu-Boden-Stellung

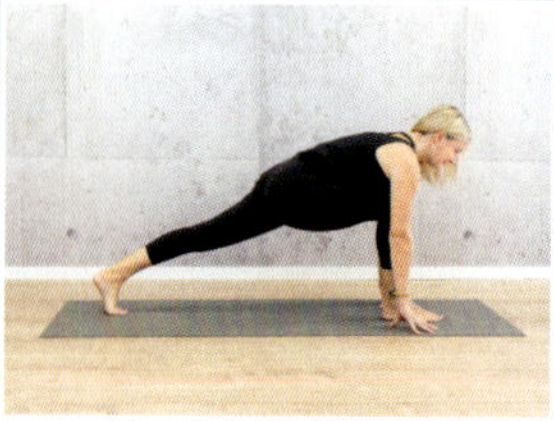

Sprinter

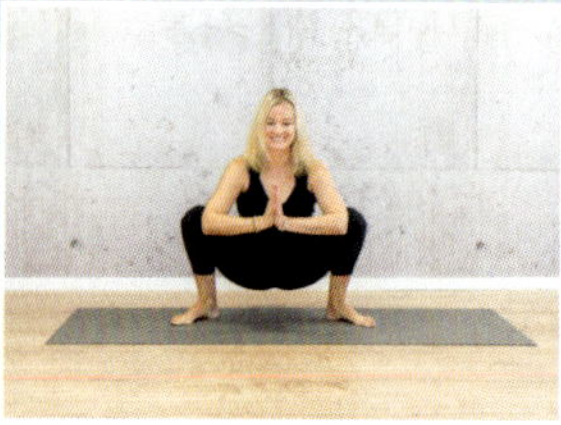

Tiefe Hocke

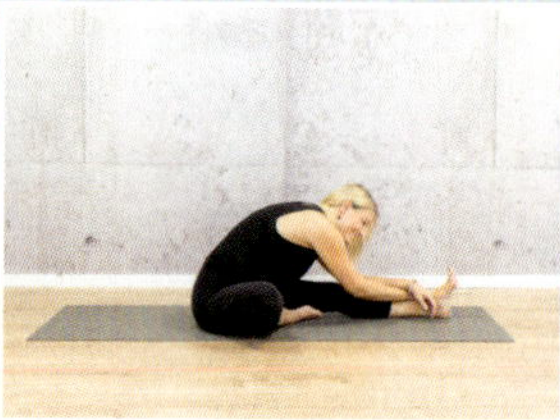

Einbeinige Vorbeuge

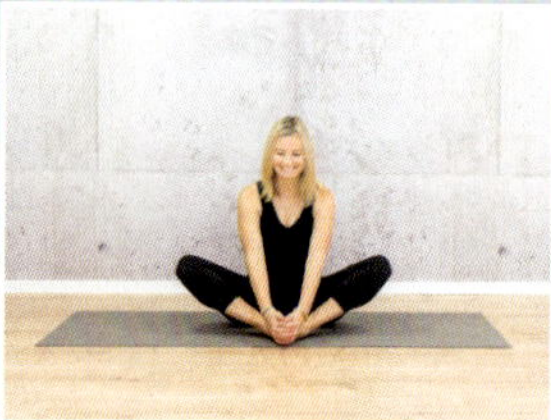

Schmetterling

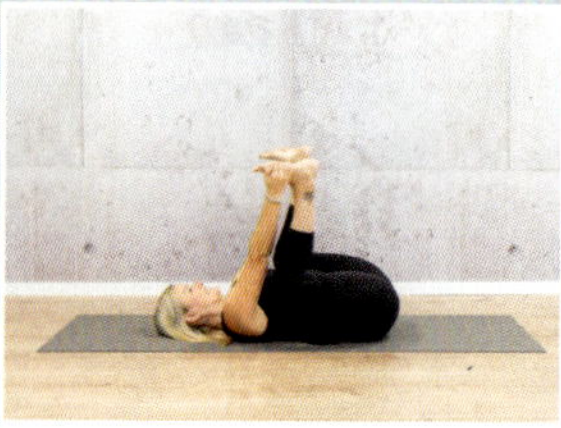

Happy Baby

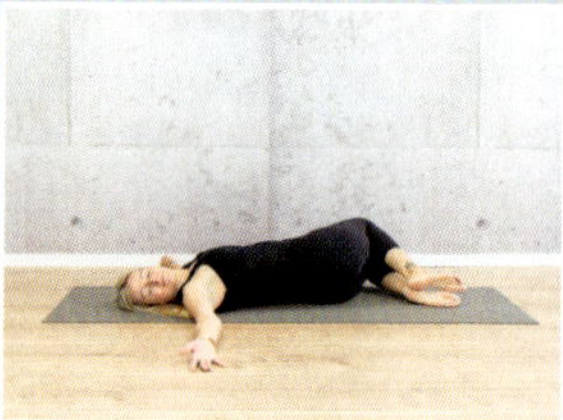

Krokodil

Start

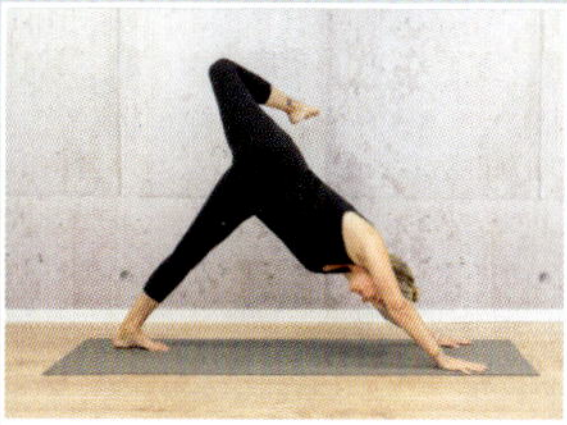

Dreibeiniger Hund mit geöffneter Hüfte

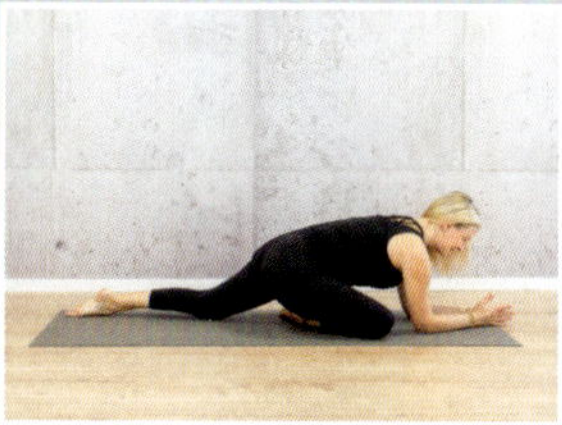

Taube

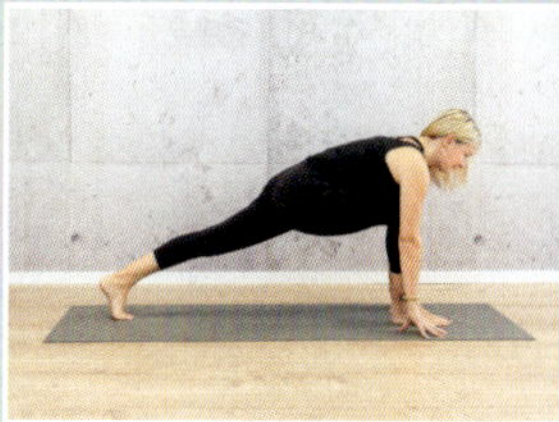

Sprinter

VINYASA-YOGA Flow

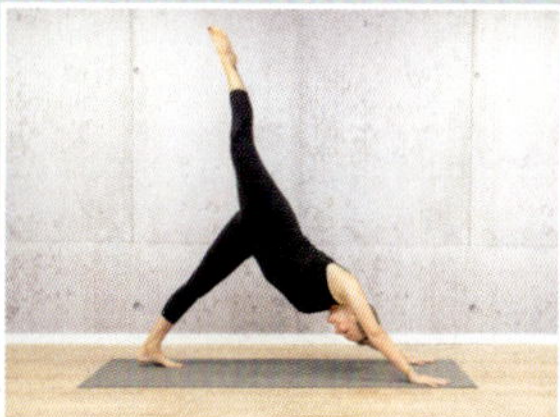

Dreibeiniger Hund

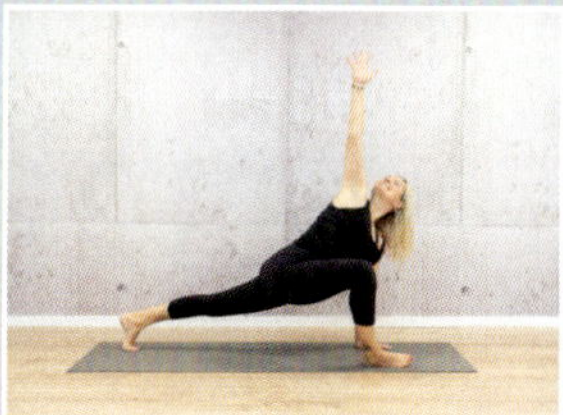

Low Lunge mit geöffneter Hüfte und Rotation

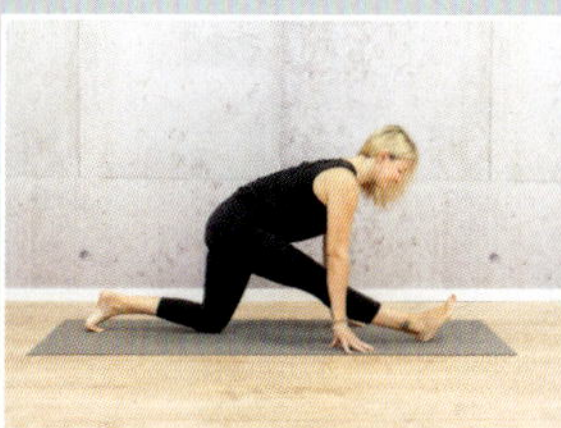

Halber Spagat

YIN-YOGA

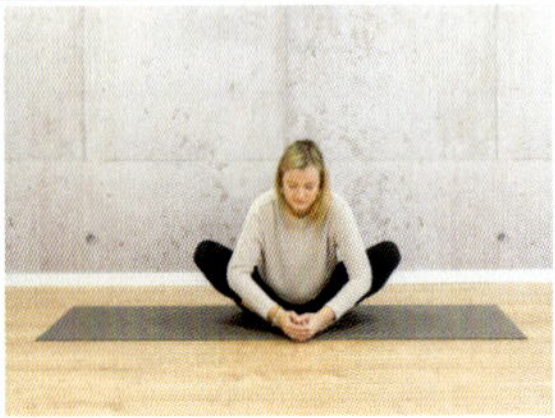

Schmetterling

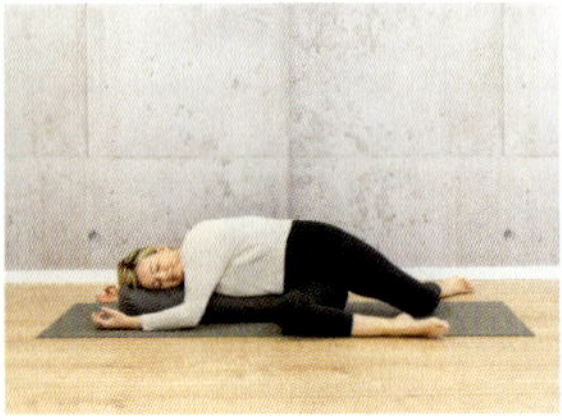

Gedrehtes Reh

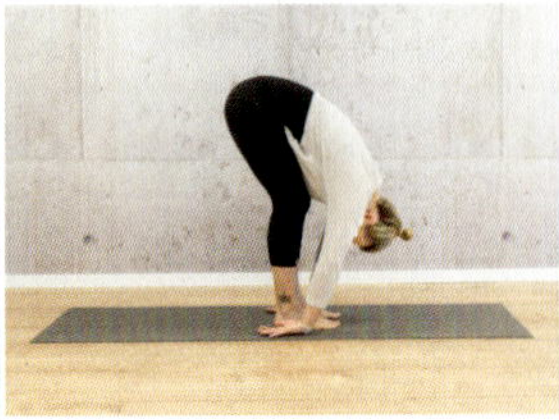

Stehende Vorwärtsbeuge

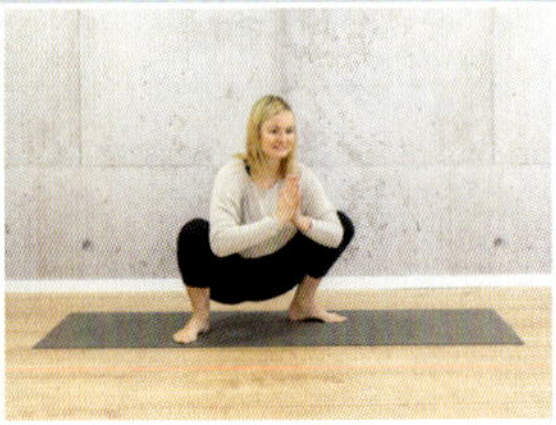

Tiefe Hocke

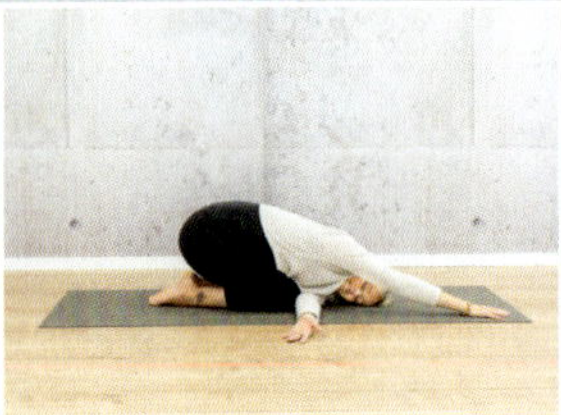

Kind-Nadelöhr

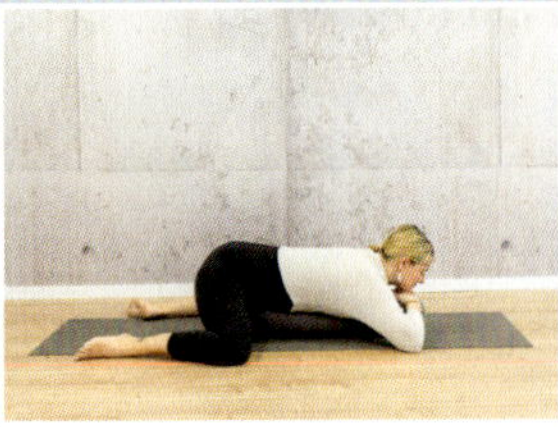

Frosch

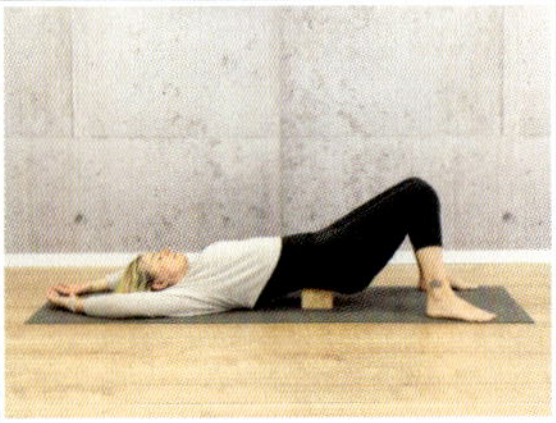

Brücke

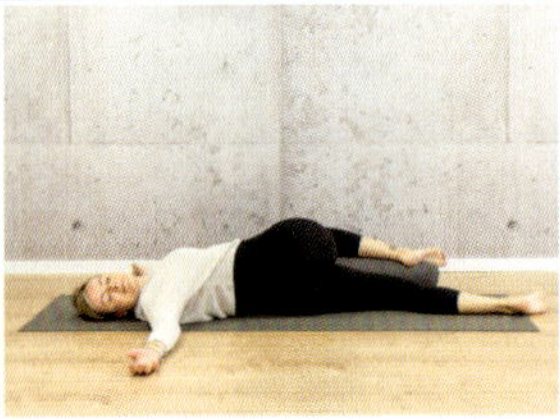

Gedrehte Wurzel

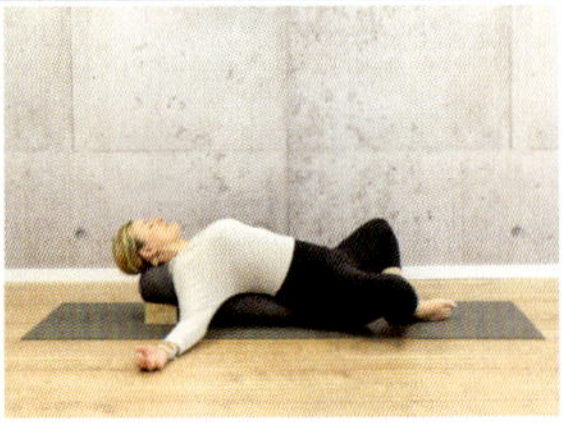

Sattel

Wundervolle Worte für *Shavasana*

„Gleich einer ziehenden Wolke, durch nichts gebunden:
Ich lasse einfach los, gebe mich in die Launen des Windes."

(Daigu Ryôkan)

Mache es dir nun ganz bequem für dein *Shavasana*.

Lasse deinen Körper schwer in den Boden hineinsinken, schließe sanft beide Augen und spüre deine Atmung.

Du hast jetzt Zeit, alles loszulassen, was dir nicht guttut.

Lasse deinen ganzen Körper entspannt auf die Matte sinken.

Jeder noch so kleine Muskel, jede Faszie, jede Zelle darf sich entspannen und loslassen.

Tiefes Loslassen ist eine Liebeserklärung an deinen Körper.

Looos ... Lassen ...

Mit jeder Ausatmung entspannt sich dein Körper noch mehr.

Lasse dich von der Erde tragen, gib dich ihr hin, voller Vertrauen.

Du wirst gehalten.

Du bist sicher.

Du darfst jetzt loslassen.

Lasse alle die Dinge von dir fließen, die dich beschweren oder blockieren.

Befreie dich und lasse sie gehen.

Spüre auch den Freiraum und die neue Energie, die dadurch gewonnen wird.

Freue dich auf all das Wunderschöne, was dann in dein Leben kommen wird.

Öffne dich dem Fluss deiner Atmung und dem Prozess des Lebens. Loslassen und neue Wunder ins Leben hineinlassen. Genau wie deine Atmung es dir zeigt.

Jeder Atemzug kommt, bleibt eine Weile, und dann geht er auch wieder.

Dinge kommen in unser Leben, bleiben eine Weile, und dann gehen sie auch wieder.

Alles fließt. Gib dich dem Fluss vollkommen hin.

Pause.

Langsam ist es Zeit, wieder zurückzukommen.

Bewege sanft deine Hände und Füße, recke und strecke dich oder drehe dich gern noch einmal auf deine Lieblingsseite.

Langsam kommst du mit geschlossenen Augen nach oben zu mir zum Sitzen, sodass wir die Stunde gemeinsam beenden können.

Bedanke dich bei deinem Körper, deinem Geist und deiner Atmung für die heutige Yogapraxis.

Namasté.

MEDITATION ZUM THEMA

Du möchtest noch tiefer in dieses Thema eintauchen? – Eine passende Meditation mit weiteren wertvollen Impulsen für dich findest du im Meditationspaket (Audioformat) direkt zum Download auf Seite 227.

Deine eigenen Notizen zum Thema

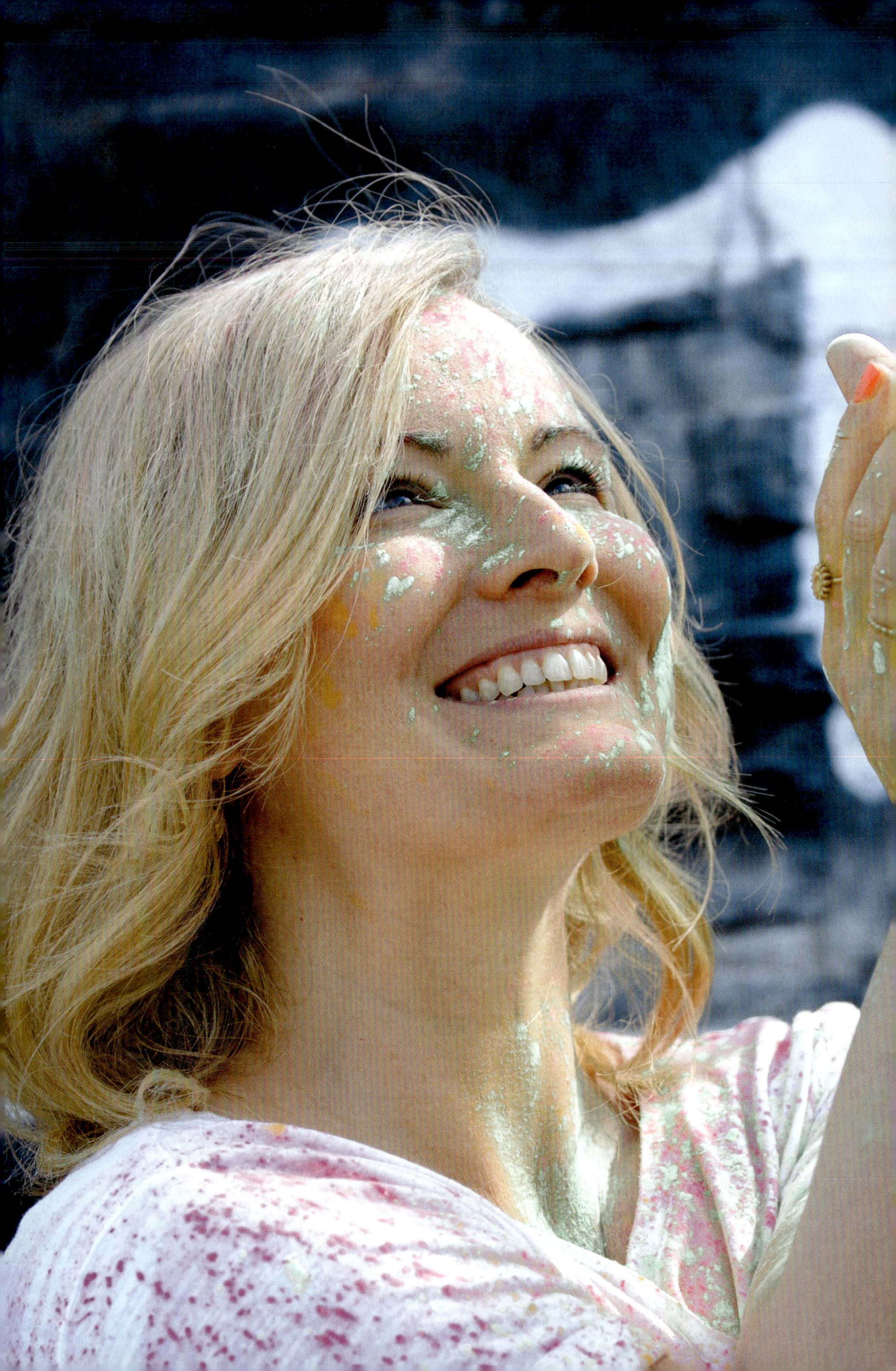

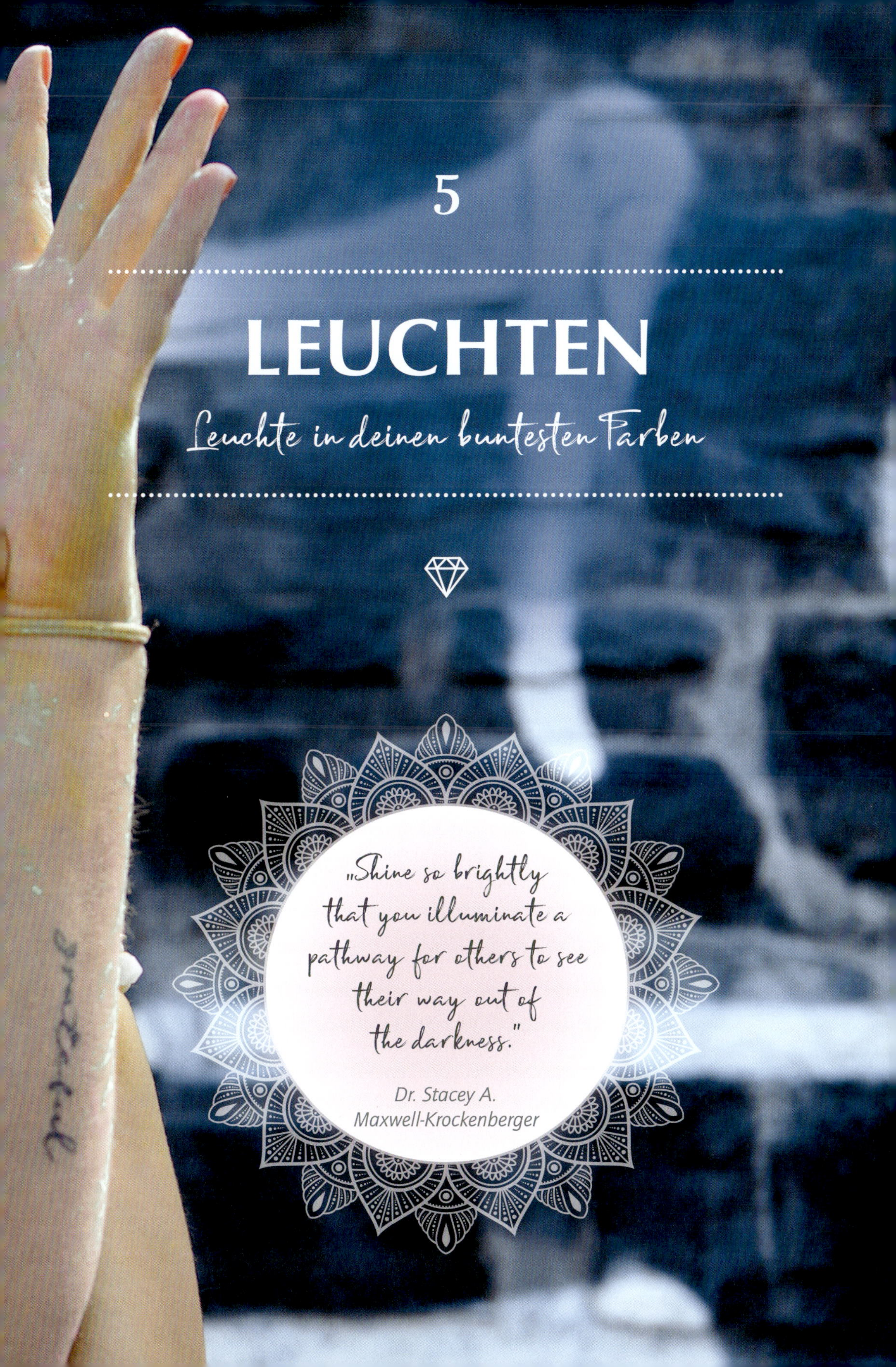

5

LEUCHTEN

Leuchte in deinen buntesten Farben

„Shine so brightly
that you illuminate a
pathway for others to see
their way out of
the darkness."

*Dr. Stacey A.
Maxwell-Krockenberger*

Einleitung

„Mögen wir alle Schatten in Licht verwandeln und uns gegenseitig den Weg leuchten."

Kerstin Huber-Steinhorst

„Was denken die anderen?". Noch nie hat ein Satz so viele Träume zerstört wie dieser.

Wenn wir uns im Frühling oder Sommer die Natur anschauen und sie beim Aufblühen und Aufleben beobachten, dann dürfen wir ganz viel von ihr lernen. Eine Pflanze oder Blume fragt nicht:

- „Darf ich überhaupt so groß werden?"
- „Darf ich so bunt sein?"
- „Was denken die anderen Pflanzen über mich?"
- „Bin ich zu bunt?"
- „Bin ich zu wild?"

NEIN! Eine Blume blüht einfach auf, strahlt und leuchtet in ihren schönsten Farben. Sie zeigt uns ihr schönstes Antlitz. Dabei ist sie ganz rein und voller Vertrauen in die Welt.

Wir Menschen hingegen trauen uns oft nicht, unser wahres Potenzial zu entfalten und unsere Träume zu leben. Allzu oft suchen Ängste oder Zweifel uns heim, sodass wir erst gar nicht mit neuen Projekten starten und losziehen für unsere Träume. Dabei braucht die Welt viel mehr Licht und Leuchten.

Bestimmt hast du schon einmal die positive Energie gespürt, wenn ein Mensch den Raum betritt, der gerade so strahlt vor Glück, Zufriedenheit und positiver Kraft. Dieses Wesen strahlt von innen heraus und zieht die Menschen im gleichen Raum mit in den Bann. Manche sprechen hier auch von Aura oder positiver Ausstrahlung. Wenn uns ein Mensch so anstrahlt, dann werden unsere Spiegelneuronen im Gehirn aktiv und bringen uns in wenigen Millisekunden dazu, zurückzulächeln und zu strahlen.

Dieses Phänomen kann man auch häufig beim Niesen oder Gähnen beobachten. Besonders oft spiegeln Verliebte ihr Gegenüber, denn bei ihnen sind die Spiegelneuronen besonders aktiv. Es lohnt sich also, zu strahlen und zu leuchten, denn damit stecken wir andere mit unserer positiven Energie an und bringen noch mehr Licht in die Welt. Wir dürfen nicht zulassen, dass unsere negativen Glaubenssätze und Ängste dieses Licht dimmen und kleinmachen.

Die Lotusblume ist ein wundervolles Symbol für genau diesen inneren Kampf. Ihre Wurzeln befinden sich meist am tiefen Grund eines schlammigen Gewässers, Teichs oder Tümpels. Die Lotusblume beginnt dort unten zu wachsen und kämpft sich Stück für Stück durch all den Schlamm nach oben an die Wasseroberfläche. Hier hat sie es geschafft, öffnet sich und blüht in ihrer vollen farbenfrohen Pracht auf.

Werde zur Lotosblume. Es spielt keine Rolle, durch welchen Schlamm du dich in deinem Leben schon kämpfen musstest, welche Glaubenssätze dich kleinhalten oder welche Dunkelheit dich umgibt, du kannst immer wieder an die Wasseroberfläche kommen und dort in deinen schönsten Farben leuchten, glänzen und strahlen.

Wann dieses Stundenbild besonders gut passt

Im Frühling, wenn die Natur wieder in ihren schönsten Farben erstrahlt. Das Stundenbild ist besonders passend, wenn die Yogaeinheit draußen in der Natur stattfindet.

Das Stundenbild eignet sich weiterhin gut für eine Personal-Yoga-Stunde.

Worte für die Einstimmung

In der heutigen Stunde darfst du leuchten und strahlen. Es geht um dein Licht und all das Potenzial, was in dir steckt. Wir schauen einmal nach, warum wir uns häufig (noch) kleinmachen und nicht für unsere Träume losgehen.

- Was limitiert uns?
- Welche Glaubenssätze machen uns klein anstatt groß?
- Wer oder was dimmt unser Licht?

Ich werde dich in der heutigen Einheit immer wieder dazu einladen, zu strahlen und zu leuchten. Zeige dein Licht. Es ist so viel heller und kraftvoller, als du glaubst.

Positive Affirmationen

Ich darf leuchten.

Ich bin bunt.

Ich blühe auf.

Ich bin strahlende Lebenskraft.

Ich bin der Schöpfer meines Lebens.

Ich gehe los für meine Träume.

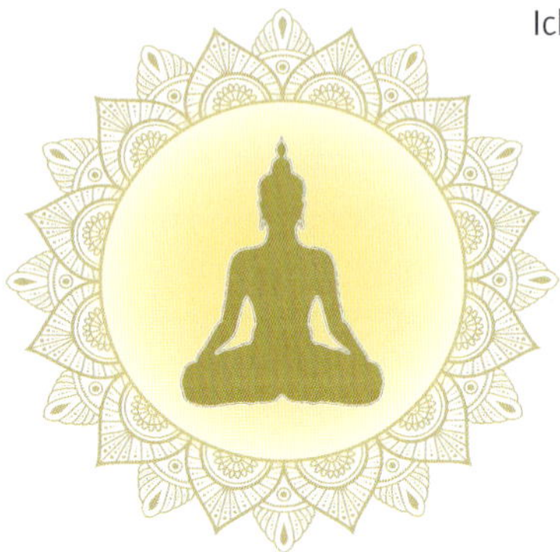

Ich darf groß träumen.

Ich entfalte mich mehr und mehr.

Ich bin Licht.

Ich bringe mein Licht in die Welt.

May I shine bright.

Mein Leben ist bunt.

Fragen zur Selbstreflexion

- Was hält mich davon ab, zu leuchten und meine Träume zu verwirklichen?
- Welche Glaubenssätze blockieren mich?
- Wer oder was dimmt mein Licht?
- Warum fällt es mir schwer, zu wachsen und mich zu verändern?
- Was hält mich zurück?
- Bei wem oder wo kann ich mich entfalten?
- Welche Aktivitäten helfen mir, mich zu entfalten und aufzublühen?

Atemübung Sonnenatmung

Die Sonnenatmung wirkt energetisierend und aktivierend. Sie erhöht deine Strahlkraft und dein Leuchten.

Bei dieser Atemtechnik atmest du durch dein rechtes Nasenloch ein und durch dein linkes Nasenloch wieder aus.

Setze dich dazu bequem und mit aufgerichteter Wirbelsäule auf dein Yogakissen und schließe sanft deine Augen.

Hebe deine rechte Hand und klappe Zeigefinger und Mittelfinger ein, sodass nur noch Daumen, Ringfinger und der kleine Finger gestreckt sind (*Vishnu Mudra*).

Verschließe nun dein linkes Nasenloch mit Ringfinger und kleinem Finger deiner rechten Hand.

Atme durch das rechte Nasenloch langsam und tief ein und verschließe es dann mit deinem Daumen.

Öffne dein linkes Nasenloch und atme links aus.

Verschließe links wieder und atme rechts ein. Links wieder aus.

Fahre fort. Atme immer rechts ein und links aus.

Atemübung Lotus Mudra

Setze dich in einen aufrechten Sitz deiner Wahl.

Dies kann der Schneidersitz, der Lotussitz oder auch der Fersensitz sein.

Richte deine Wirbelsäule gut in der Länge auf und lasse deine Schultern entspannt nach hinten und unten sinken.

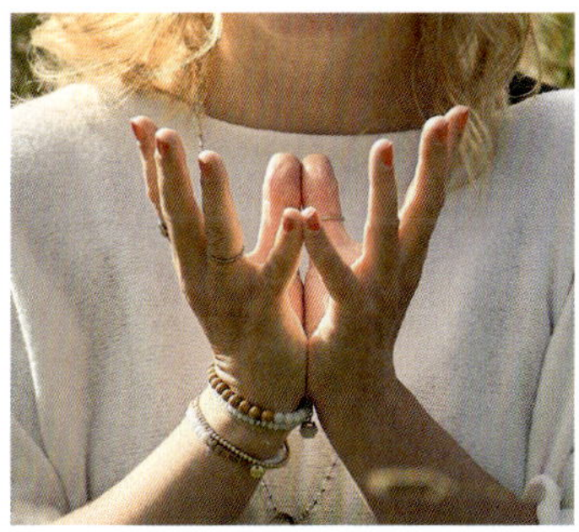

Schließe nun sanft deine Augen und entspanne dein Gesicht. Komme im Hier und Jetzt an. Du atmest ein und atmest aus.

Lege nun deine Handgelenke an der Innenseite aneinander, sodass sich die beiden Daumen und die beiden kleinen Finger berühren.

Halte die Hände nun im Lotus Mudra vor deinem Herzen. Verbinde dich mit deinem Licht.

Stelle dir vor, das Licht strahlt nun aus deinen Händen heraus.

Du atmest, du leuchtest.

Lange Pause

Beginne nun, die **Affirmation**: „Ich darf leuchten und strahlen" in die Atmung mit einfließen zu lassen. Mit jeder Einatmung sagst du in Gedanken für dich: „Ich darf" und mit jeder Ausatmung: „leuchten und strahlen".

Wiederhole die **Affirmation** im Rhythmus deiner Atmung.

Stelle dir dabei vor, dass dein Licht immer größer und stärker wird und nun deinen ganzen Körper umhüllt.

Du atmest ein und atmest aus.

Du darfst leuchten.

Du darfst strahlen vor Glück.

Du darfst bunt sein.

Lasse dein Licht noch heller, noch größer und stärker werden. Stelle dir dabei vor, wie du in dieser Lichtquelle sitzt und den ganzen Raum erhellst. Genieße das Licht in allen deinen Zellen. Es durchflutet deinen ganzen Körper.

Pause

Komme langsam wieder zurück, lasse deine Hände nach unten sinken und lasse deinen Atem nun wieder so fließen, wie der Körper ihn jetzt bringt. Spüre nach.

Atemübung Lichtfall

Setze dich in einen aufrechten Sitz deiner Wahl.

Dies kann der Schneidersitz, der Lotussitz oder auch der Fersensitz sein.

Richte deine Wirbelsäule gut in der Länge auf und lasse deine Schultern entspannt nach hinten und unten sinken.

Schließe deine Augen und komme langsam bei dir an. Über die Atmung tauchst du in dich hinein.

Stelle dir nun einen wunderschönen, kristallklaren Wasserfall vor. Es ist kein normaler Wasserfall, wie du ihn kennst. Nein, es ist ein Wasserfall mit weißgoldenem, funkelndem Licht.

Du darfst dich jetzt in den Lichtwasserfall hineinstellen.

Spüre, wie das Licht deinen ganzen Körper durchflutet. Das Licht fließt über deinen ganzen Körper.

Das Licht durchflutet deinen Körper und alle deine Zellen. Fühle das.

Dieses Licht kann dich auf die nächste Stufe des Leuchtens und Erwachens bringen. Lasse dich noch für einige tiefe Atemzüge durchfluten und genieße dein Strahlen.

Praxisteil

Allgemeine Hinweise und Tipps

Erinnere die Schüler immer wieder an ihr Leuchten und Strahlen. Ermutige sie, gern während der Praxis zu lächeln. Oder bringe sie zum Lächeln und Strahlen, indem du ihnen ein Kompliment machst.

Passende Erwärmung: Erwärmung 1

Passende Bodensequenz: Bodenteil 2

Geeignete Fragen, die du während der Praxis stellen kannst, um den Raum für das Thema zu halten:

- Kannst du dein inneres Leuchten/dein Licht spüren?
- Erlaubst du dir schon, zu leuchten und dich in deiner Gänze zu zeigen?
- Kannst du dich noch mehr öffnen und dein Potenzial zeigen?

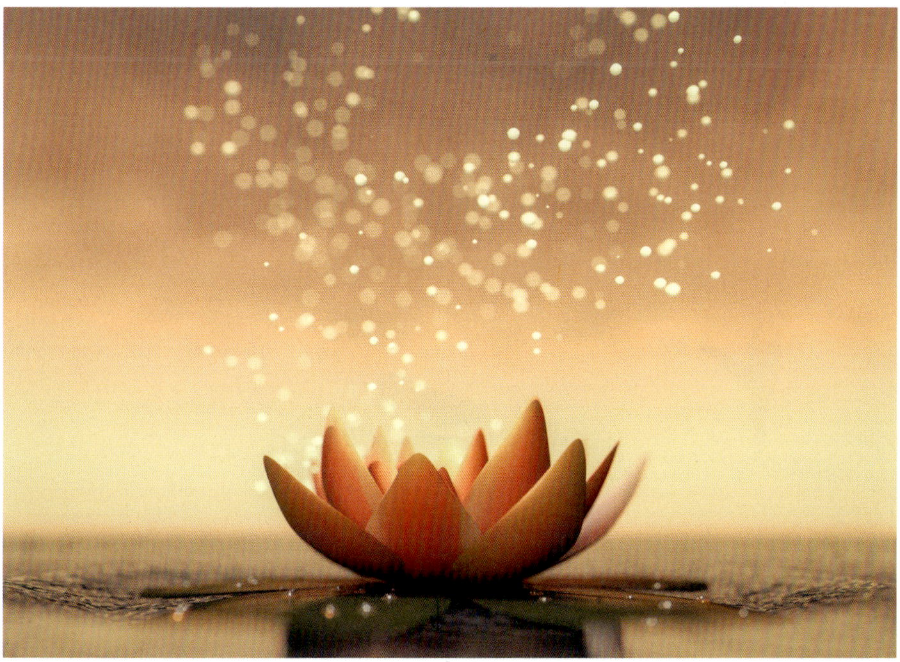

HATHA-YOGA

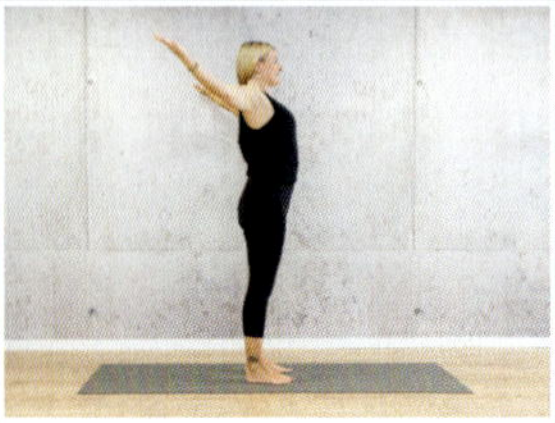

Gestreckte Berghaltung (Arme weit öffnen)

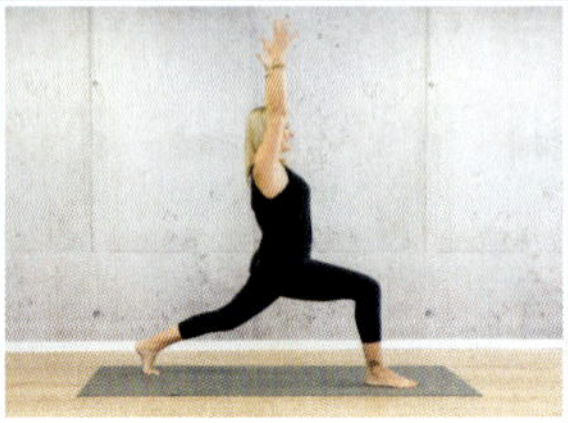

Krieger 1

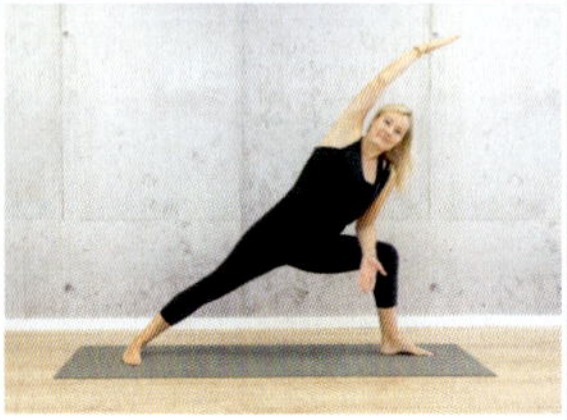

Seitlicher Winkel

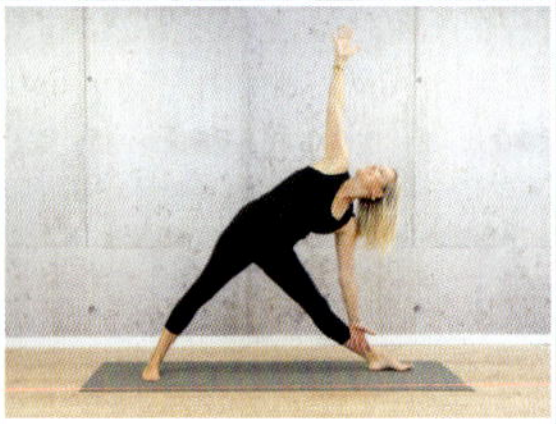

Dreieck

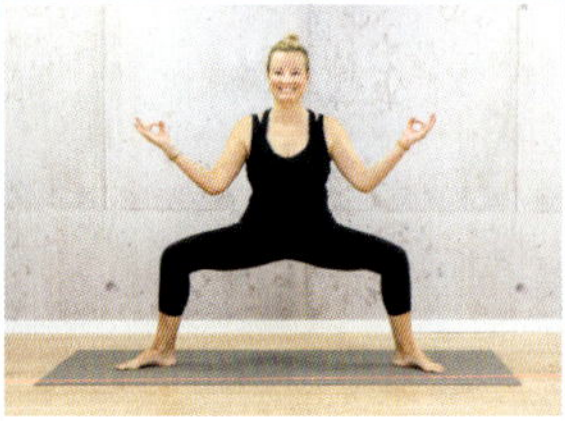

Haltung der Göttin

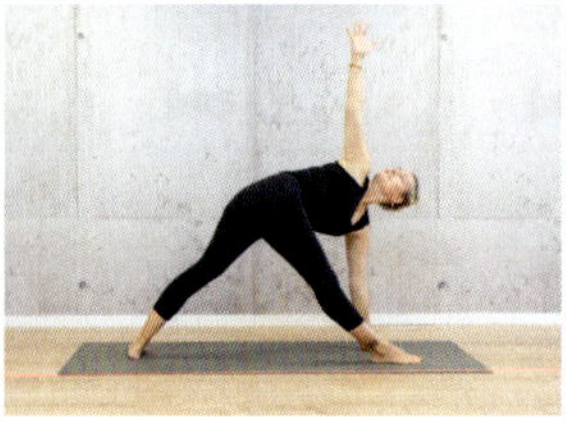

Gedrehtes Dreieck

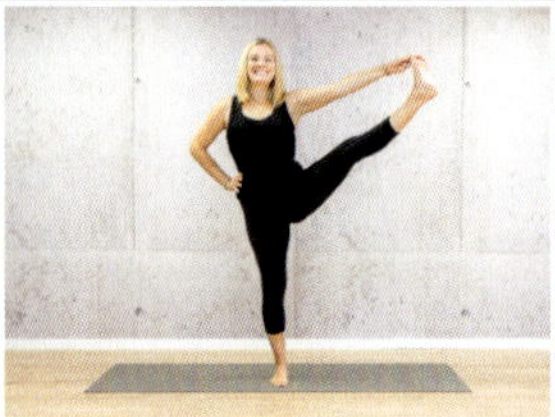

Hand-zum-Zeh-Haltung

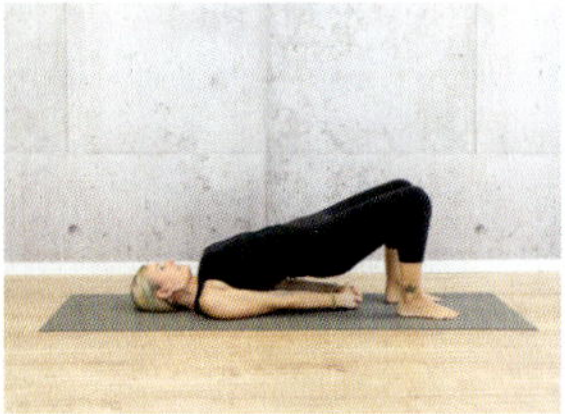

Schulterbrücke

VINYASA-YOGA Flow

Start

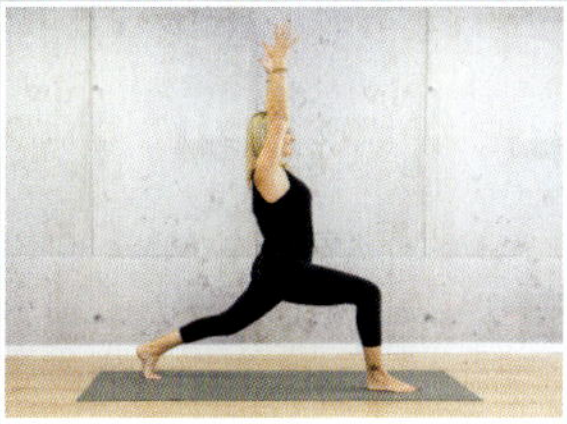
Krieger 1

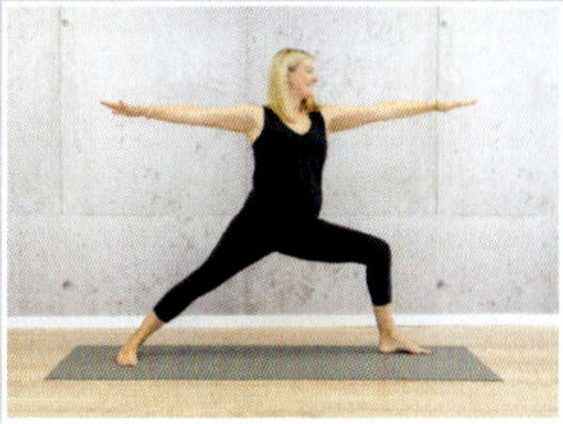
Krieger 2

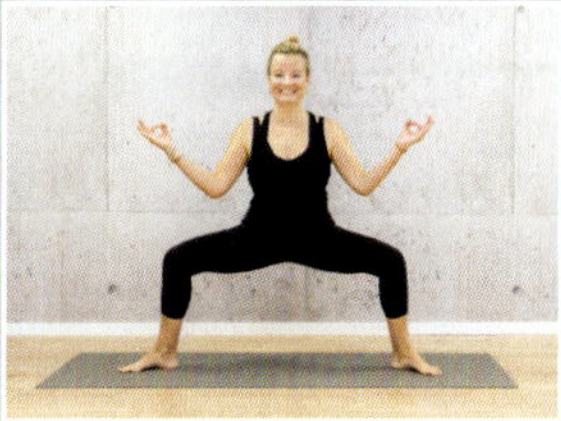
Haltung der Göttin

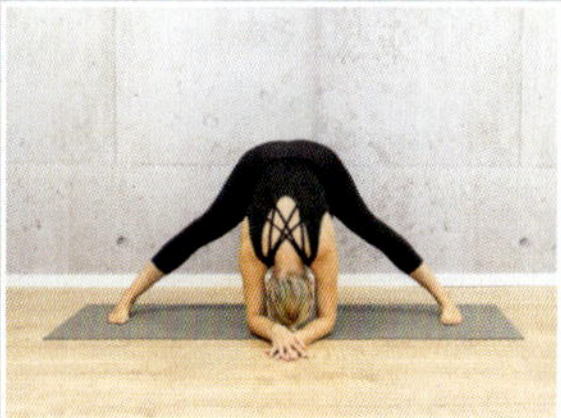
Grätsche Vorbeuge

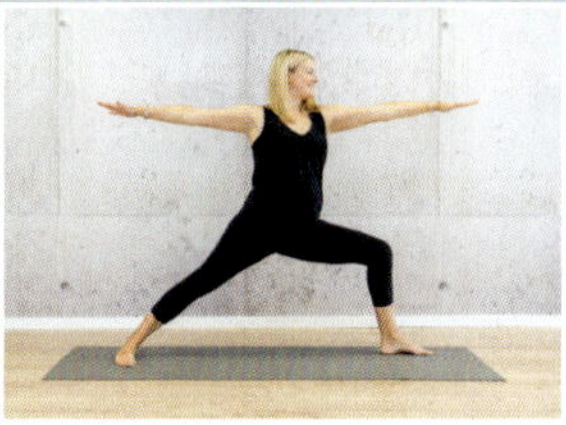
Krieger 2

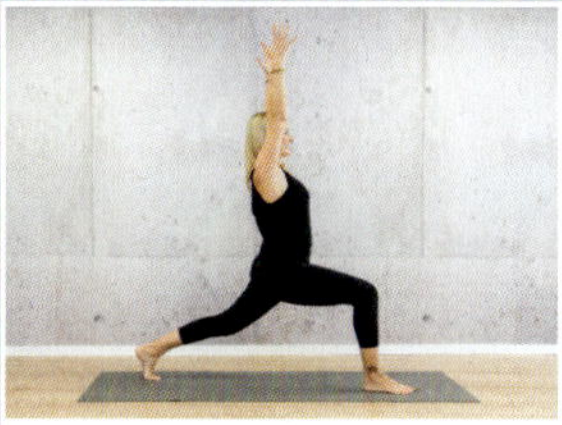
Krieger 1

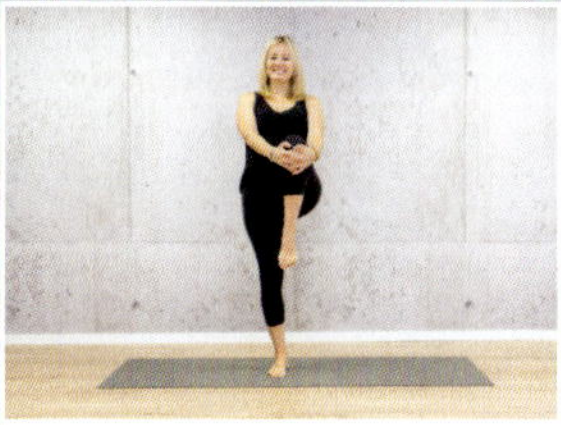
Leg Lift

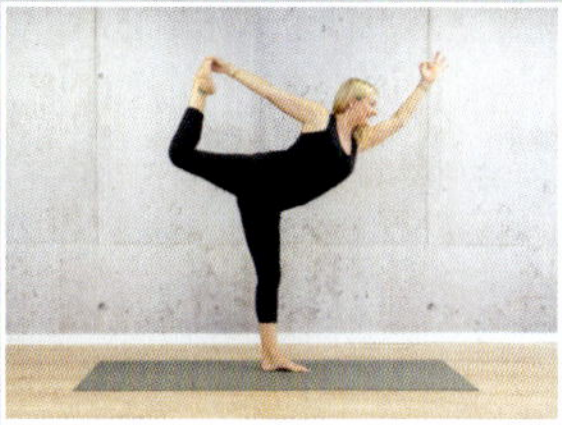
Tänzer

YIN-YOGA

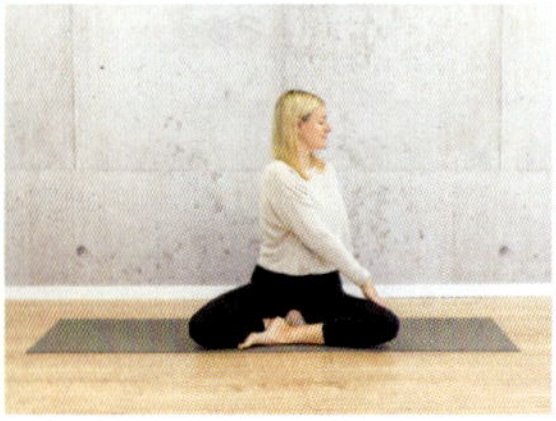

Drehsitz

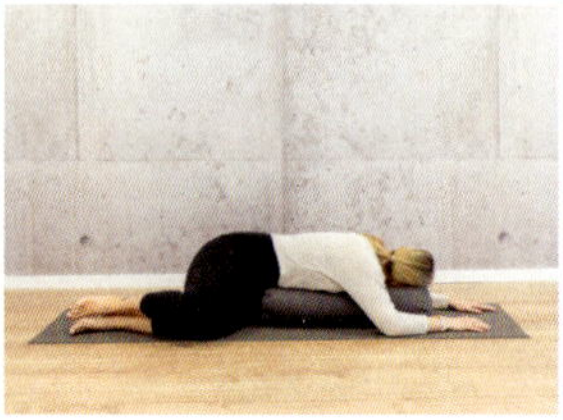

Gedrehte gedrehte Wurzel

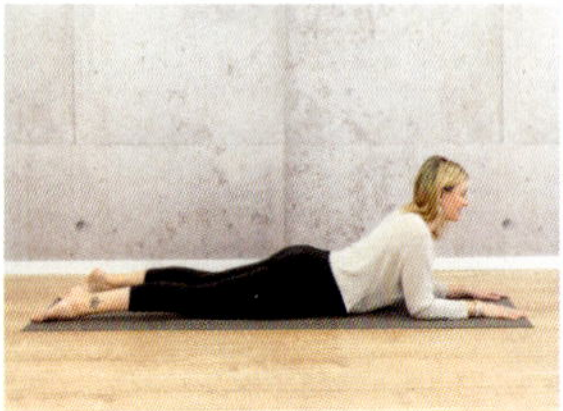

Sphinx

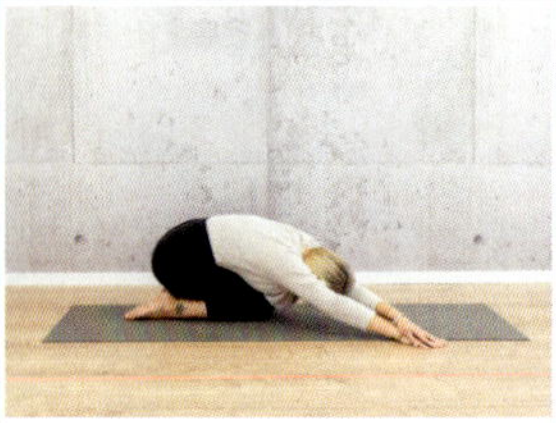

Kind mit Seitendehnung

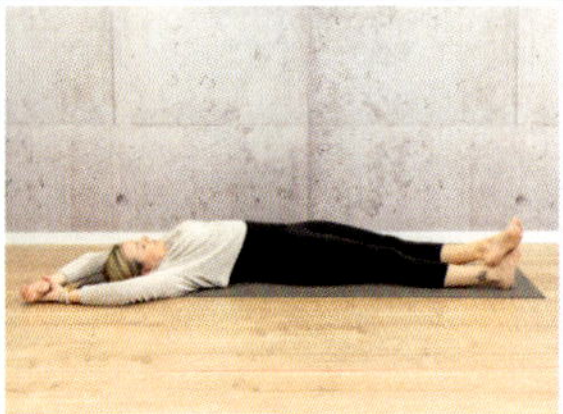

Banane

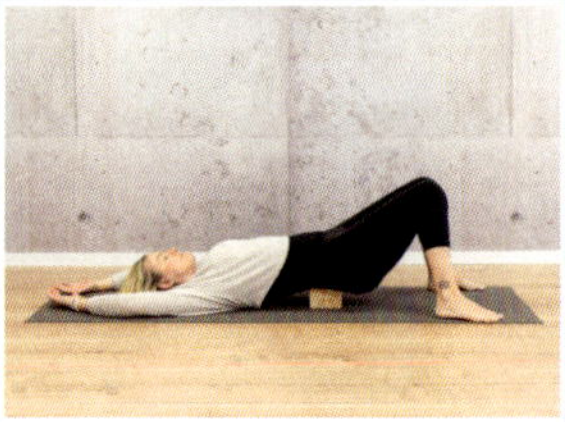

Brücke

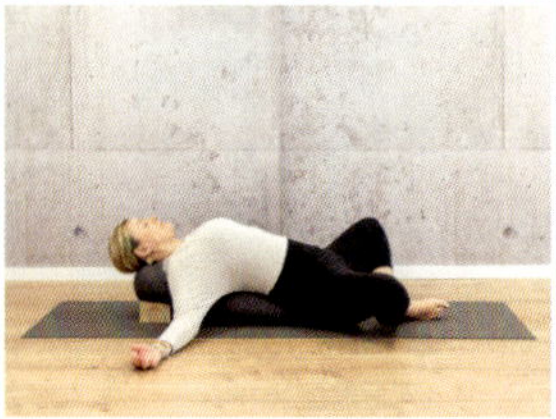

Sattel

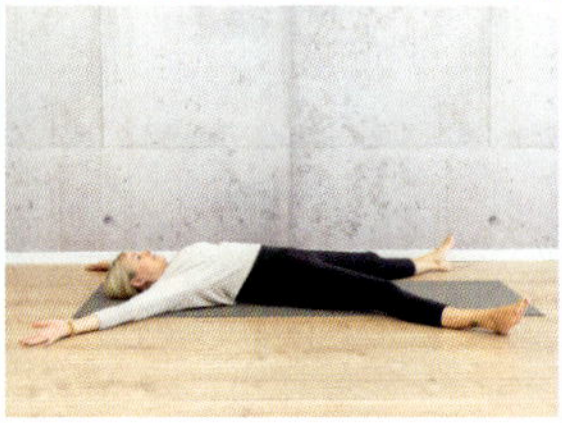

Pentagramm

Wundervolle Worte für *Shavasana*

Mache es dir nun ganz bequem für dein *Shavasana*.

Lasse deinen Körper schwer in den Boden hineinsinken, schließe sanft beide Augen und spüre deine Atmung.

Wandere nun mit deiner Aufmerksamkeit zu deinem Bauchnabel und spüre, wie sich dein Bauch auf- und abbewegt. Hier sitzt dein Solarplexus-Chakra. Es steht für dein Licht, deine Kraftquelle und dein Leuchten.

Stelle dir hier gern ein sonnengelbes oder weißgoldenes Licht vor.

So beginnt das Leuchten hier in deiner Körpermitte. Es strahlt in alle deine Zellen und versorgt sie mit positiver Energie.

Dein Licht geht auf wie eine Blüte, die sich morgens der Sonne entgegen streckt. Visualisiere das.

Dein Licht verteilt sich nun in deinem Bauch, deinem Becken und in deinem Brustkorb.

Dein ganzer Rumpf ist voller Licht und positiver Energie.

Es strahlt auch hinunter. Deine Beine entlang bis zu den Füßen.

Auch deine Arme werden mit hellen Strahlen des Lichts erreicht. Es wandert hinunter bis zu deinen Händen und in alle 10 Finger.

Nun verteilt sich das Licht auch in deinem Hals und deinem Nacken und findet den Weg zu deinem Kopf und deinem Gesicht.

Vielleicht zaubert es dir ein kleines Lächeln auf die Lippen. Deine Gedanken sind hell, klar und positiv.

Es geht dir gut. Du darfst leuchten. Du darfst strahlen.

Die Atmung begleitet dein Leuchten. Du lässt immer mehr los.

Entspannung, Licht, lächeln, atmen, einfach sein.

Stelle dir nun deinen Körper vor, wie er hier ganz hell und leuchtend auf der Yogamatte liegt. Du liegst hier und du bist mutig, stark, hell, leuchtend. Ja, alles das bist DU.

Shine bright.

Shine bright.

Schaue noch einmal von oben und außen auf dich herab. Betrachte dich, wie du leuchtest, wie du strahlst.

Du darfst dich entspannen.

Du darfst deine Träume verwirklichen.

Dein Leben darf bunt sein.

Du darfst dich entfalten.

Du darfst deinen Weg gehen.

Entspanne dich noch mehr in diese Vorstellung hinein und genieße noch für einige Atemzüge dein Licht.

Pause

Langsam ist es Zeit, wieder zurückzukommen.

Spüre diesen Moment des Aufwachens aus deinem *Shavasana* noch einmal ganz achtsam und bewusst.

- Wie geht es dir jetzt?
- Was kannst du wahrnehmen?
- Wie fließt der Atem?

Pause

Bewege sanft deine Hände und Füße, recke und strecke dich oder drehe dich gern noch einmal auf deine Lieblingsseite.

Langsam kommst du mit geschlossenen Augen nach oben zu mir zum Sitzen, sodass wir die Stunde gemeinsam beenden können.

Bedanke dich bei deinem Körper, deinem Geist und deiner Atmung für die heutige Yogapraxis.

Namasté.

MEDITATION ZUM THEMA

Du möchtest noch tiefer in dieses Thema eintauchen? – Eine passende Meditation mit weiteren wertvollen Impulsen für dich findest du im Meditationspaket (Audioformat) direkt zum Download auf Seite 227.

TIPP:

*Kerzenmeditation **(Trataka)***

Besonders in der dunklen Jahreszeit oder kurz vor Weihnachten beende ich die Stunde gern mit einer kleinen Kerzenmeditation (Trataka). Dafür benötigt jeder Teilnehmer eine kleine Kerze (oder Teelicht), die er vor sich auf den Boden stellt. Es funktioniert auch, dass sich 3-4 Personen im Kreis um eine Kerze setzen und diese gemeinsam nutzen.

Bitte nun die Teilnehmer, den Blick in die Flamme zu richten und die Aufmerksamkeit auf das Licht zu lenken. Auch wenn die Augenlider schwer werden und ein Auge blinzeln möchte, sollte hier versucht werden, die Augen geöffnet zu halten. Häufig wird das Bild verschwommen oder die Augen beginnen zu tränen. Das ist völlig normal, die Übung wird auch zur Reinigung der Augen angewendet.

Nach circa zwei Minuten dürfen die Augen geschlossen werden. Nun wird oft die Flamme noch vor dem inneren geschlossenen Auge gesehen. Danach können noch 1-2 weitere Durchgänge geübt werden und das Licht in sich aufgenommen werden.

Deine eigenen Notizen zum Thema

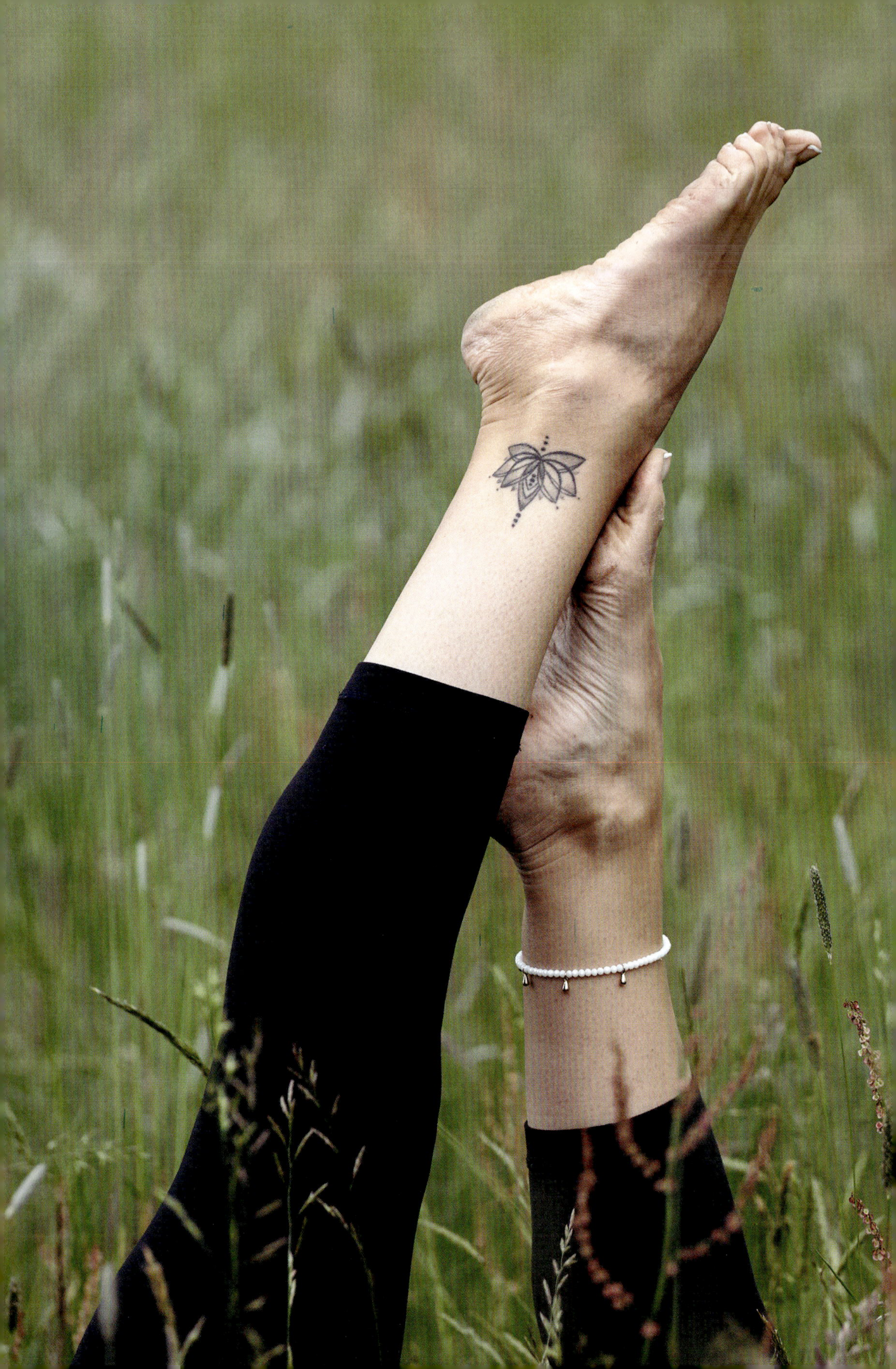

6

ACHTSAMKEIT

Dein achtsames Ich

„Gehe so,
als würdest du
die Erde mit deinen
Füßen küssen."

Thich Nhat Hanh

Einleitung

„Achtsamkeit ist ein aufmerksames Beobachten, ein Gewahrsein, das völlig frei von Motiven oder Wünschen ist, ein Beobachten ohne jegliche Interpretation oder Verzerrung."

Krishnamurti

Die Lehre der **Achtsamkeit** stammt ursprünglich aus dem Buddhismus und wurde dann seit den späten 1970er-Jahren von Jon Kabat-Zinn weiter verbreitet. Er nahm ganz entscheidenden Einfluss auf die Verbreitung der Achtsamkeit in der Psychologie und Medizin, wo sie heute nicht mehr wegzudenken ist. Auch in der Arbeit und Therapie mit Kindern und Jugendlichen wird die Achtsamkeit heute schon erfolgreich angewandt.

Achtsamkeit ist eine ganz bewusste Wahrnehmung des gegenwärtigen Moments. Dabei kann der eigene Körper, der Geist, die Gefühlswelt oder auch ein Objekt im Fokus stehen. Wenn du achtsam bist, erlebst du den Moment ganz präsent und mit voller Aufmerksamkeit. Du bist ganz da, bist wach und klar. Du bist im Hier und Jetzt. Du hast es geschafft, dein Gedankenkarussell einfach einmal anzuhalten und den Affengeist, der den ganzen Tag von Ast zu Ast (also von einem Gedanken zum nächsten) springt, gezähmt.

Ein besonders wichtiger Aspekt ist hierbei, alles, was du wahrnimmst, spürst oder beobachtest, nicht zu bewerten. Denn der Mensch neigt dazu, sofort alles zu bewerten, in Schubladen zu stecken und zu kategorisieren. Doch dies soll in der Achtsamkeit bewusst vermieden werden. Es geht nur um den Moment und das, was gerade da ist.

Es geht um deine absolute Präsenz im gegenwärtigen Moment. Denn genau hier und jetzt findet dein Leben statt. Du lebst nicht mehr in der Vergangenheit und auch noch nicht in der Zukunft. Trotzdem bewegen sich unsere Gedanken immer wieder dorthin. Wir hadern mit vergangenen Erlebnissen oder sorgen uns um die Zukunft. Genau diesen Zustand kannst du wunderbar mit dem Praktizieren von Achtsamkeit durchbrechen.

„Wo immer du bist, sei ganz dort."

Eckhart Tolle

Wann dieses Stundenbild besonders gut passt

Das Thema eignet sich besonders gut, wenn gerade „im Außen", also im Weltgeschehen, viel los ist. Pandemien, Kriege oder Überflutungen beunruhigen unseren Geist. Ein hoher Nachrichtenkonsum sorgt für Unruhe im Geist und gerne verlieren wir genau dann die Verbindung zu uns selbst. Die achtsame innere Verbindung mit dem eigenen Selbst kann in einer Yogaeinheit zum Thema Achtsamkeit wiederhergestellt und gestärkt werden.

Bei schönem Wetter kann diese Einheit auch nach draußen in die Natur verlegt werden. Auch eine gemeinsame Gehmeditation, in der zwischendurch immer mal wieder kurze Yogapausen mit Übungen im Stand eingebaut werden, kann eine wunderbare Variante sein.

Achtsamkeit ist darüber hinaus ein wundervolles Thema für einen längeren Yogaworkshop oder ein Special. Im Praxisteil findest du dazu drei ausführlich beschriebene Übungen, die die Achtsamkeit schulen.

Worte für die Einstimmung

In der heutigen Stunde möchte ich dich einladen, ganz im Hier und Jetzt anzukommen. Lasse alle deine Sorgen und Gedanken des Tages vor der Türe des Studios (Raums) und komme ganz präsent im jetzigen Moment an, in dem deine Yogaeinheit stattfindet. Nimm wahr, wie du hier und heute im Studio angekommen bist und nun auf deiner Yogamatte sitzt. Das ist der Moment, in dem das Leben stattfindet.

Ich werde dich in der heutigen Stunde immer wieder dazu einladen, ganz präsent zu sein. Du wirst merken, dass deine Gedanken immer wieder abschweifen und in die Vergangenheit oder die Zukunft abdriften. Dies ist völlig normal und darf auch sein. Trotzdem möchten wir heute ein wenig unseren Affengeist zähmen und ihn immer wieder ins Hier und Jetzt zurückholen. Es geht um das Thema Achtsamkeit. Los geht es.

Positive Affirmationen

Mein Leben findet jetzt statt.

Ich bin hier.

Ich bin wach.

Ich bin ganz da.

Ich lebe jetzt.

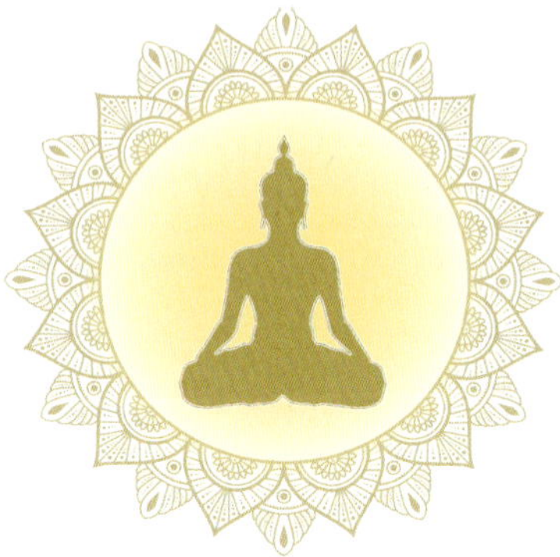

Ich bin achtsam.

Ich gehe achtsam durchs Leben.

HIER und JETZT.

Ich bin ganz präsent.

Ich bin liebevolles Bewusstsein.

Fragen zur Selbstreflexion

- Wie fühlst du dich in diesem Moment?
- Welche Gedanken sind gerade da?
- Wie fühlt sich der Körper an?
- Wie fließt dein Atem?
- Wie geht es dir in diesem Moment?
- Was hilft dir, präsent und wach zu sein?
- Wie ist dein mentaler Zustand?

Atemübung achtsames Atmen

Setze dich in einen aufrechten Sitz deiner Wahl. Dies kann der Schneidersitz, der Lotussitz oder auch der Fersensitz sein.

Richte deine Wirbelsäule gut in der Länge auf und lasse deine Schultern entspannt nach hinten und unten sinken.

Schließe nun sanft deine Augen, entspanne dein Gesicht und komme im Hier und Jetzt an.

Du atmest ein und atmest aus.

Finde deinen ganz natürlichen Atemrhythmus.

Spüre nun, wie die Luft durch deine Nase strömt, den Hals hinunterwandert und den Weg in die Lungenflügel findet.

Nimm wahr, wie die Luft durch den Hals und die Nase wieder zurückfließt.

Lasse deine Aufmerksamkeit mit deiner Atmung fließen. Du atmest ein und wieder aus. Beobachte das.

Spüre auch den Unterschied zwischen der aktiven Einatmung und der Ausatmung, in der du völlig passiv und entspannt loslassen kannst.

Vielleicht ist die Luft beim Einatmen noch kühl und kommt dann erwärmt wieder aus der Lunge zurück.

Wenn Geräusche oder Gedanken dich ablenken, dann nimm dies bewusst wahr und kehre wieder zur Atembeobachtung zurück.

Atme einfach so, wie der Körper atmen möchte, ohne etwas daran verändern oder kontrollieren zu wollen.

Versuche einfach, nur zu atmen und zu beobachten, ganz ohne zu bewerten.

Beobachte auch deine Gedanken, die aufkommen. Nimm sie so neutral wie möglich wahr. Lasse den Gedanken dann wieder los und komm zurück zur Atembeobachtung.

Die Atmung ist dein Anker, zu dem du immer wieder zurückkehren kannst.

Nimm alles achtsam wahr, was kommt und kehre immer wieder zur Atmung zurück.

Bewerte nicht, wenn dies häufig geschieht. Alles darf sein und du bewertest es nicht.

Du atmest ein und atmest aus. Du bist hier und du bist jetzt.

Du bist achtsam in jedem Moment. In diesem Moment.

Und auch in diesem Moment.

Jeder Moment ist einzigartig und kommt so nicht mehr zurück.

Bitte deinen Geist, im Hier und Jetzt zu bleiben.

Atemübung Check-in mit Affirmation

Setze dich in einen aufrechten Sitz deiner Wahl. Dies kann der Schneidersitz, der Lotussitz oder auch der Fersensitz sein.

Richte deine Wirbelsäule gut in der Länge auf und lasse deine Schultern entspannt nach hinten und unten sinken.

Schließe nun sanft deine Augen, entspanne dein Gesicht und komme im Hier und Jetzt an.

Du atmest ein und atmest aus.

Spüre deinen Körper.

Spüre die Körperteile, mit denen du den Boden berührst.

Spüre deine Atmung und die damit verbundene sanfte Bewegung.

Spüre die Kleidung auf deiner Haut, deine Haare und vielleicht sogar deinen Herzschlag.

Pause

Und nun spüre einmal hinein, wie es deinem Geist heute geht.

- Welche Gedanken sind präsent?
- Wie geht es dir mental?

Pause

Und nun spüre in deine emotionale Welt hinein.

- Welche Gefühle sind da?
- Wie machen sie sich bemerkbar?

Pause

Lange Pause

Beginne nun, die **Affirmation**: „Ich bin wach" in die Atmung mit einfließen zu lassen. Mit jeder Einatmung sagst du in Gedanken für dich: „Ich bin" und mit jeder Ausatmung: „wach".

Wiederhole die **Affirmation** im Rhythmus deiner Atmung.

Du atmest ein und atmest aus. „Ich bin wach!"

Führe diese Übung in deinem Atemrhythmus fort und bleibe ganz präsent im Hier und Jetzt.

Pause

Sehr schön. Du darfst nun langsam die Affirmation gehen lassen und die Atmung wieder so kommen und gehen lassen, wie dein Körper sie jetzt bringt.

„Erlaube dir selbst, den jetzigen Moment,
genauso wie er ist, anzunehmen.
Erlaube dir selbst, genauso wie du bist, zu sein."

Jon Kabat-Zinn

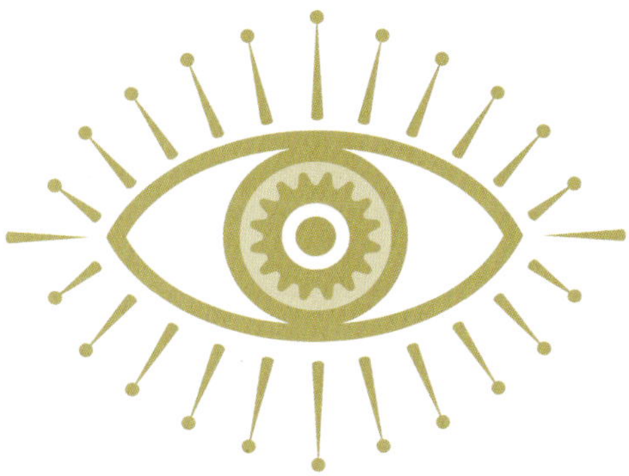

Praxisteil

Allgemeine Hinweise und Tipps

Hole die Teilnehmer immer wieder in den jetzigen Moment. Sei dir sicher, dass ihr Geist während der Praxis immer wieder abschweift, denn dies ist völlig normal. Hilf ihnen dabei, immer wieder in den jetzigen Moment zu kommen.

Passende Erwärmung: Erwärmung 1, 2 oder 3

Passende Bodensequenz: Bodenteil 1, 2 oder 3

Geeignete Fragen, die du während der Praxis stellen kannst, um den Raum für das Thema zu halten:

- Bist du noch hier?
- Bist du noch im Jetzt?
- Was spürst du jetzt gerade?
- Kannst du den Moment voll und ganz genießen?
- Bist du präsent?
- Bist du ganz da?
- Bist du wach?

Zusätzliche Übungen, die die Achtsamkeit schulen (z.B. für einen Workshop):

1. Kleine Gehmeditation

„Die schönen Dinge siehst du nur, wenn du langsam gehst."

Haemin Sunim

So begleitest du eine Gehmeditation in der Natur:

„Gehe langsam los. Spüre deine Füße auf dem Boden und wie sich die Füße abrollen. Spüre achtsam, wie du gehst. Dann weite deine Aufmerksamkeit aus. Lausche deinen Sinnen. Kannst du den Wind sanft auf deiner Haut spüren? Er streichelt dich sanft. Spüre das.

- Was kannst du riechen, schmecken und um dich herum sehen?
- Wie fühlt sich die Luft an?
- Welche Dinge erblickst du?

Nimm alles ganz genau wahr. Stelle dir vor, du bist ein Kind, welches diese Umgebung zum allerersten Mal sieht. Sei neugierig, entdecke kleine und große Wunder um dich herum.

Beginne nun, deinen Gang mit der Atmung zu verbinden. Du atmest vier Zeiten ein und machst dabei vier Schritte. Du atmest vier Zeiten aus und gehst weitere vier Schritte. Mache die Übung so weiter für einige Minuten. Je länger, desto besser."

So begleitest du eine Gehmeditation im Raum:

„Spüre deine Füße auf dem Boden und wie sich die Füße abrollen. Spüre achtsam, wie du gehst. Gehe langsam. Der Weg ist das Ziel. Spüre nun auch deine Beine, wie sie sich bewegen. Spüre deinen Oberkörper, deinen Bauch und deinen Rücken, während du langsam und in Stille weiter im Raum umhergehst. Spüre deine Arme. Dein Gesicht. Deine Hände.

Nimm deinen ganzen Körper wahr, wie er geht und sich bewegt. Richte nun die Aufmerksamkeit auf deine Atmung. Wie fließt dein Atem beim Gehen? Schließe auch gern immer mal wieder kurz die Augen, um ein paar Schritte blind zu gehen und dich noch besser spüren zu können."

2. **Rosinenübung**

Teile Rosinen aus, sodass jeder Teilnehmer eine Rosine vor sich liegen hat. Bitte deine Teilnehmer, die Rosine zunächst achtsam zu betrachten.

Danach bitte sie, die Rosine mit geschlossenen Augen zu ertasten.
Nun darf die Rosine gerochen werden.
Jetzt darf sie in den Mund auf die Zunge gelegt werden. Noch nicht kauen lassen. Zunächst mit der Zunge und dem Mund ertasten.
Nun darf die Rosine langsam und ganz achtsam gegessen werden.

- Wie ist der Geschmack?
- Wie ist die Konsistenz?
- Was wird wahrgenommen?

3. Steine ertasten

Teile Steine aus, sodass jeder Teilnehmer einen Stein vor sich liegen hat. Bitte deine Teilnehmer, den Stein nun ganz achtsam zu betrachten.

- Wie sieht er aus?
- Was ist besonders?
- Welche Farbe und Form hat er?
- Hat er Ecken und Kanten?

Nun lade deine Teilnehmer ein, die Augen zu schließen und den Stein mit den Händen zu ertasten und genau zu erfühlen.

- Wie fühlt er sich an?
- Wie ist die Oberfläche beschaffen?
- Was kann wahrgenommen werden?

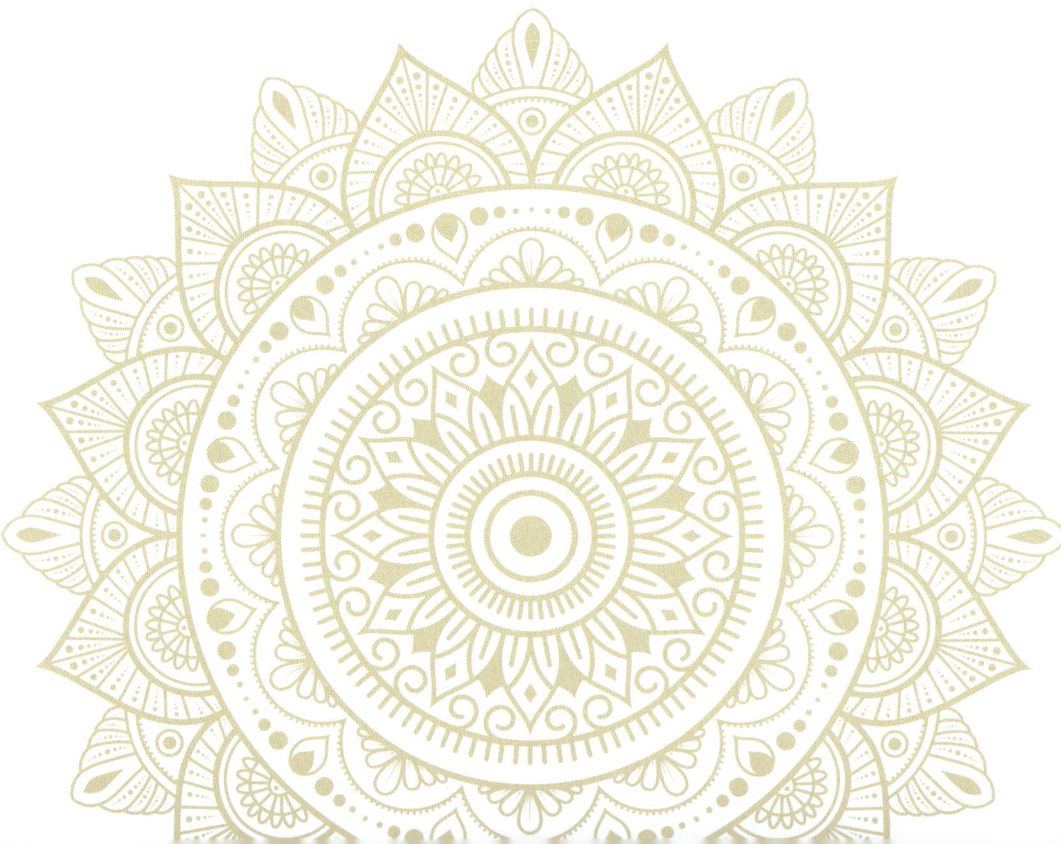

TIPP:

Erinnere die Teilnehmer immer wieder daran, die Asana bewusst zu spüren.

Wo im Körper fühlt sich die Haltung besonders gut an?

Wie geht es dem Geist dabei?

Wo kann der Körper dabei entspannen?

Wo wird Haltekraft gefordert?

Wo wird es warm?

Welche Teile des Körpers werden gedehnt und geöffnet?

TIPP:

Schenke den Teilnehmern in dieser Stunde zum Beispiel in Mobilisationsübungen ein bisschen mehr Freiraum. Frage sie:

„Wie möchte sich dein Körper gerade bewegen?"

„Was tut dir gut?"

„Welche Ausführung der Asana fühlt sich heute für dich am besten an?"

HATHA-YOGA

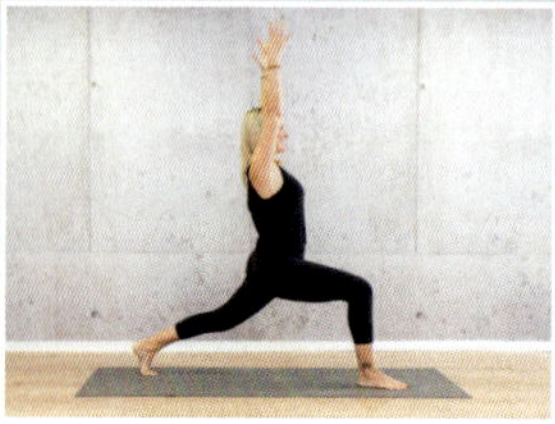

Krieger 1

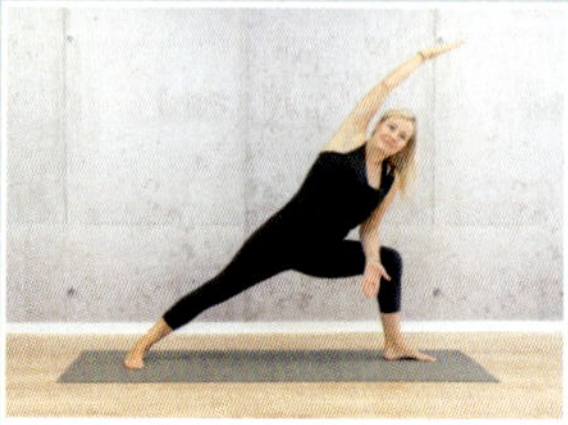

Seitlicher Winkel

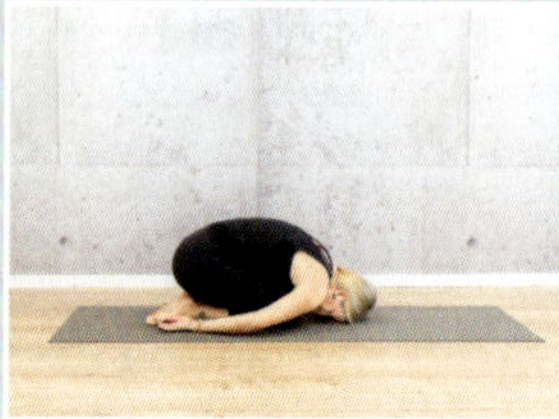

Kind

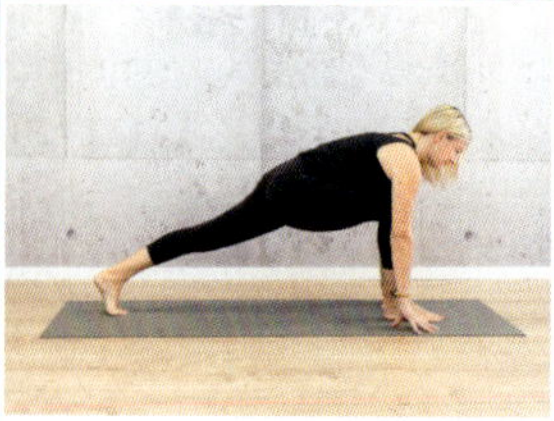

Sprinter

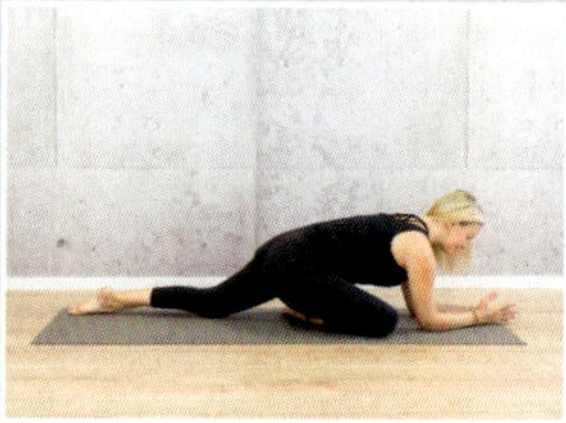

Taube

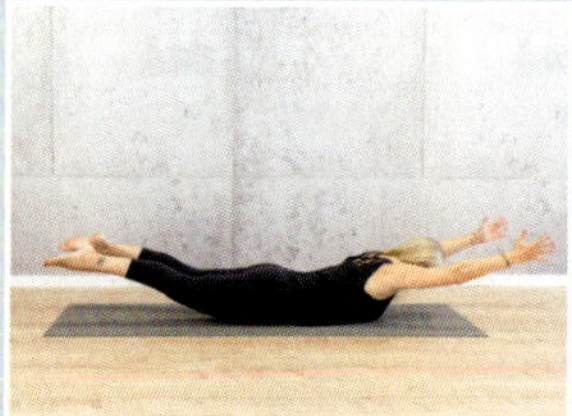

Heuschrecke

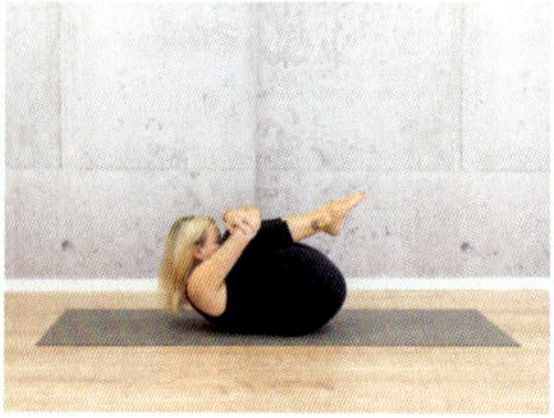

Igel

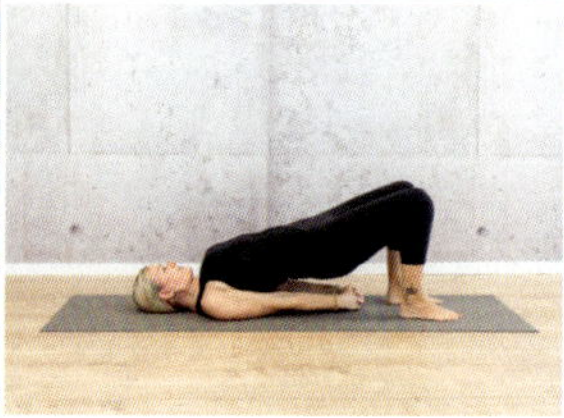

Schulterbrücke

VINYASA-YOGA
Flow

Start

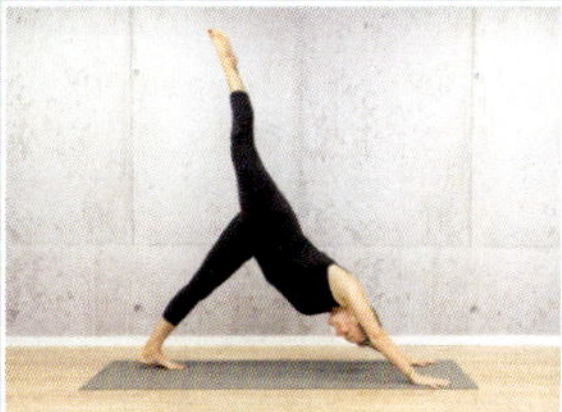

Dreibeiniger Hund

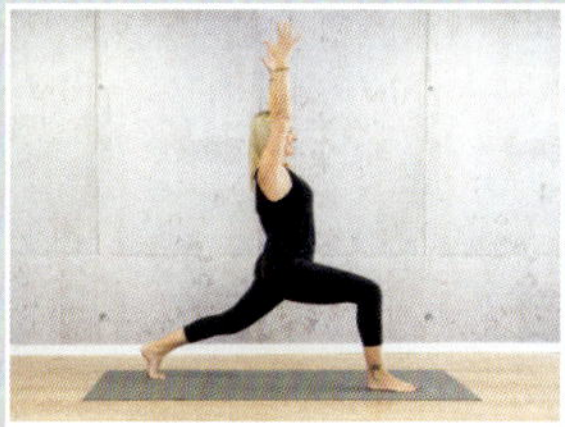

Krieger 1

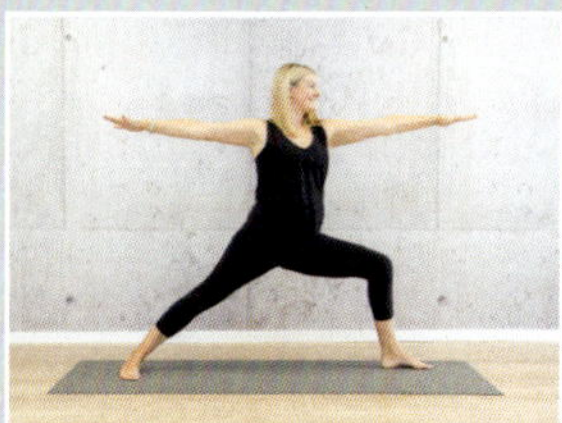

Krieger 2

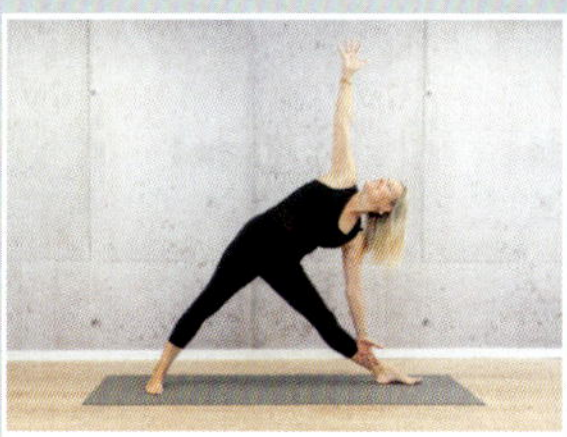

Dreieck

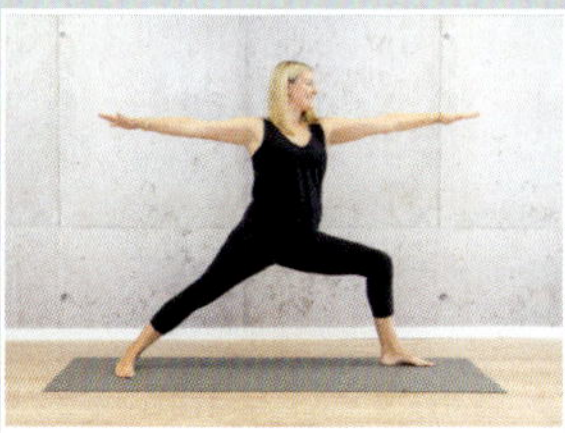

Krieger 2

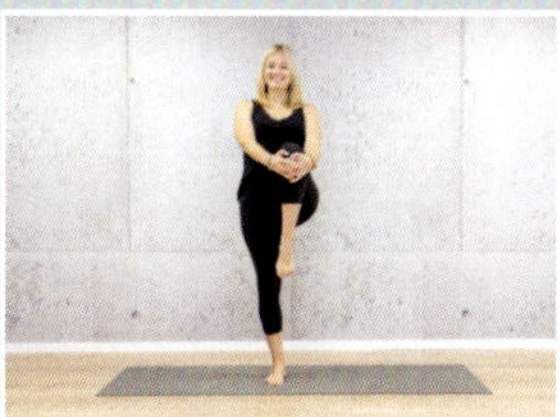

Leg Lift

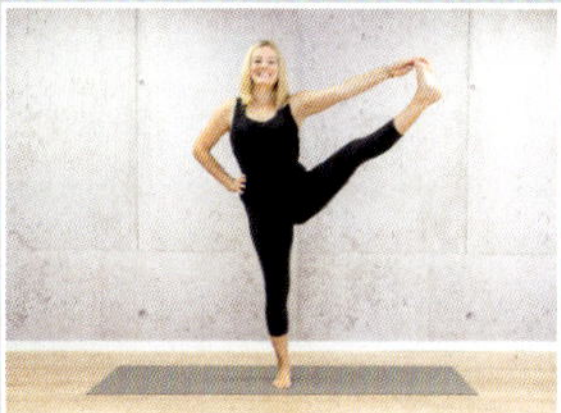

Hand-zum-Zeh-Haltung

YIN-YOGA

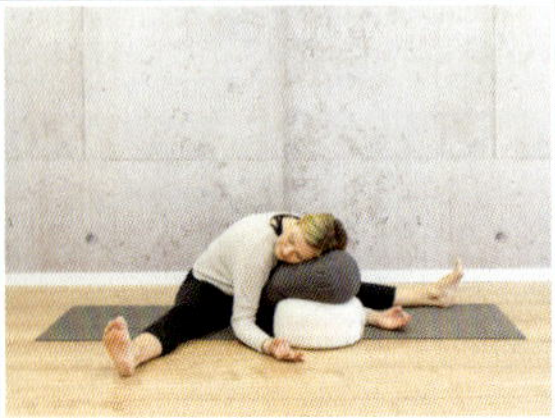

Libelle

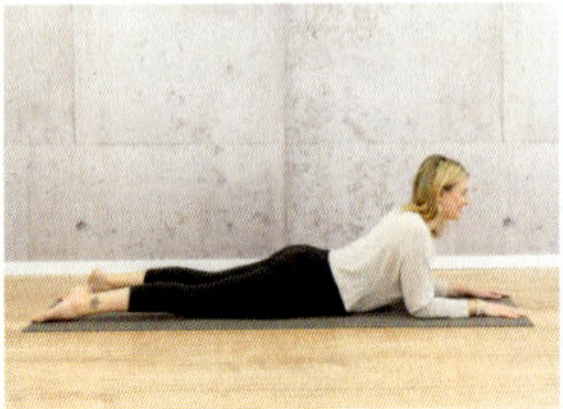

Sphinx

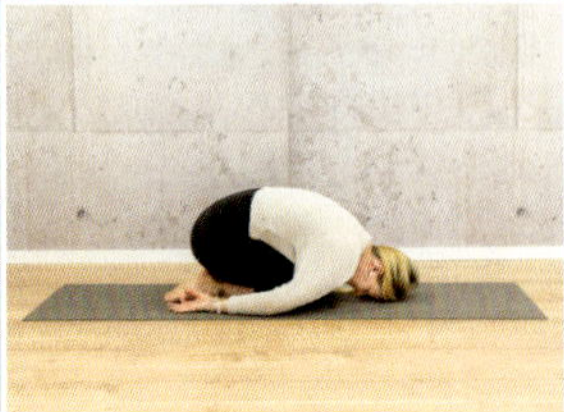

Kind

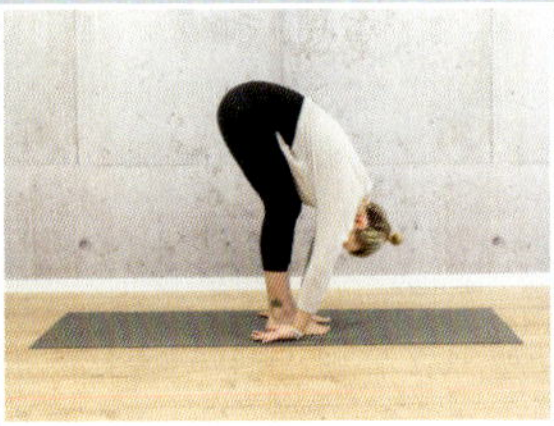

Stehende Vorwärtsbeuge

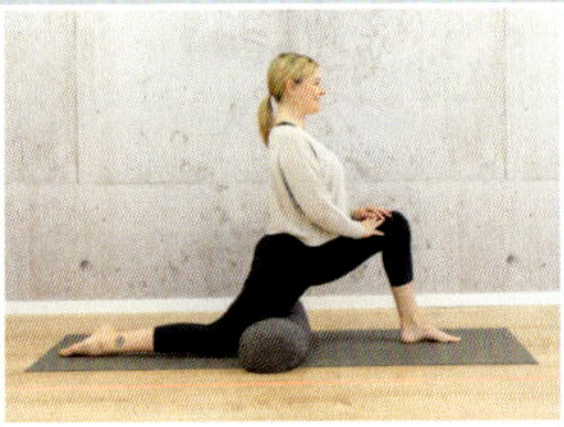

Drache

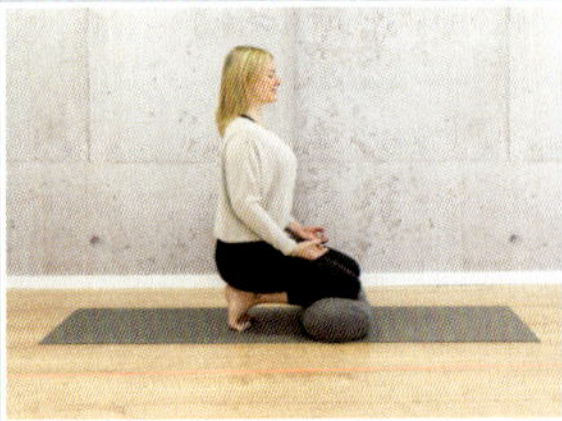

Zehensitz

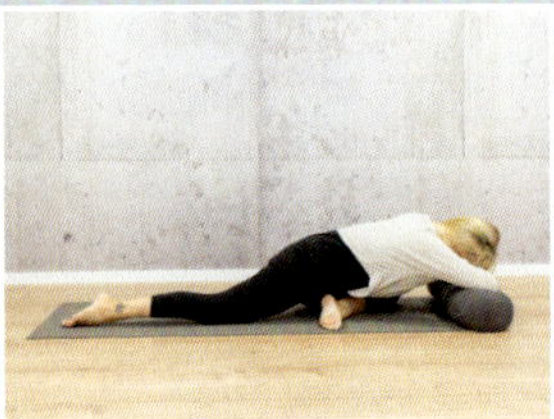

Schwan

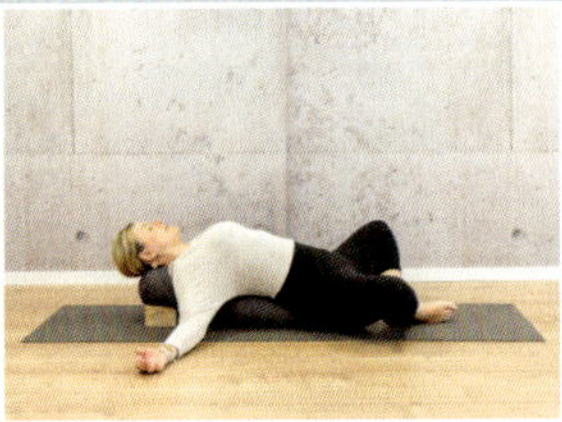

Sattel

Wundervolle Worte für *Shavasana*

Der achtsame Bodyscan

Mache es dir nun ganz bequem für dein *Shavasana*.

Das Jetzt ist das Einzige, was wir haben.[6]

Und dieses Jetzt möchten wir in diesem *Shavasana* ganz bewusst spüren und erleben.

Lasse deinen Körper dafür schwer in den Boden hineinsinken, schließe sanft beide Augen und spüre deine Atmung.

- Wie geht es dir nach der Yogapraxis?
- Wie geht es deinem Körper?

Pause

- Wie geht es deinem Geist?

Pause

- Wie fließt der Atem?

Pause

Wir begeben uns nun auf eine Reise durch deinen wundervollen und einzigartigen Körper.

Richte deine Aufmerksamkeit nun auf deine Füße. Nimm deine Füße zuerst bewusst wahr und entspanne sie dann.

Wandere mit deiner Aufmerksamkeit zu deinen Beinen. Spüre deine Beine. Entspanne sie.

Lenke deine Aufmerksamkeit nun auf dein Gesäß. Spüre dein Gesäß und entspanne.

Genauso machst du es mit deinem Hüft- und Beckenraum. Spüre und entspanne auch hier.

Spüre auch deinen ganzen Bauch. Nimm wahr, wie es deinem Bauch geht und entspanne ihn vollkommen.

Spüre und entspanne deinen Brustkorb.

Nimm nun deinen ganzen Rücken wahr und lasse hier los. Entspannt sinkt dein Rücken immer tiefer und tiefer in den Boden hinein.

---

6 Vgl. Tolle, E. (2010). *JETZT! – Die Kraft der Gegenwart*. Bielefeld: Kamphausen Media GmbH.

Spüre deine Arme und Hände und entspanne auch hier.

Wandere nun mit der Aufmerksamkeit zu deinem Hals und deinem Nacken. Entspanne und lasse los.

Nun wandere hinauf zu deinem Kopf. Spüre und entspanne deine Kopfhaut, deine Ohren und Schläfen und dein ganzes Gesicht.

Deine Stirn wird glatt und du löst deinen Kiefer. Loslassen. Wahrnehmen und noch mehr loslassen.

Du darfst nun deinen ganzen Körper noch mehr entspannen. Immer weiter und immer tiefer in deine Ruhe abtauchen. Du darfst dich entspannen. Spüre achtsam, wie du immer ruhiger wirst und sich die Stille in dir und um dich herum ausbreitet.

Immer weiter und immer tiefer sinkst du in deine Entspannung hinein.

Pause

Langsam ist es Zeit, wieder zurückzukommen.

Spüre diesen Moment des Aufwachens aus deinem *Shavasana* noch einmal ganz achtsam und bewusst.

- Wie geht es dir jetzt?
- Was kannst du wahrnehmen?
- Wie fließt der Atem?

Pause

Bewege sanft deine Hände und Füße, recke und strecke dich oder drehe dich gern noch einmal auf deine Lieblingsseite.

Langsam kommst du mit geschlossenen Augen nach oben zu mir zum Sitzen, sodass wir die Stunde gemeinsam beenden können.

Bedanke dich nun gern bei deinem Körper und deiner Atmung für diese wundervolle und entspannende Reise.

Namasté.

MEDITATION ZUM THEMA

Du möchtest noch tiefer in dieses Thema eintauchen? – Eine passende Meditation mit weiteren wertvollen Impulsen für dich findest du im Meditationspaket (Audioformat) direkt zum Download auf Seite 227.

Deine eigenen Notizen zum Thema

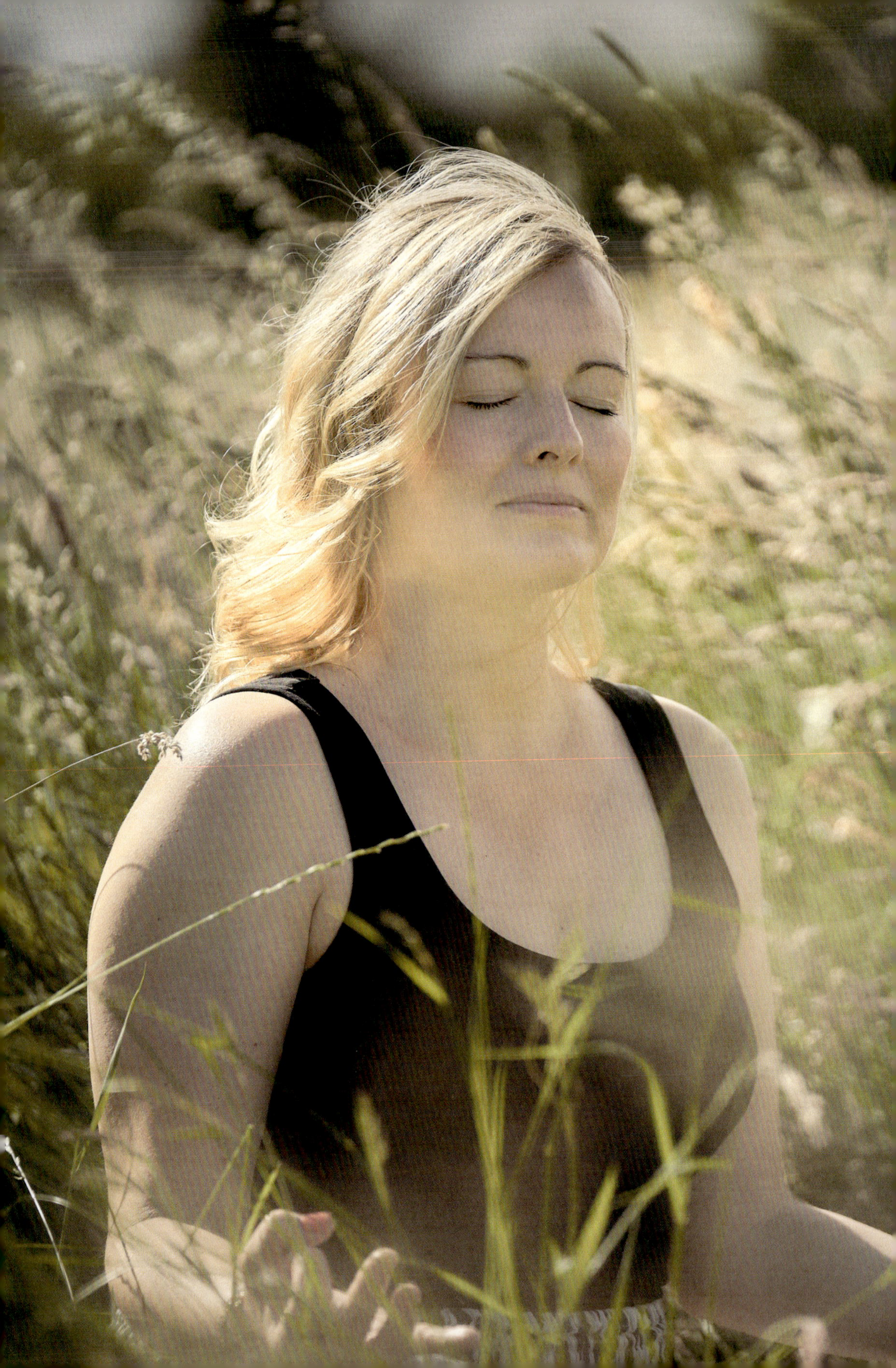

7

GEFÜHLE

Erlaube dir, alles zu fühlen

„Embrace
your emotions.
They are there to teach
you about yourself.
Suppressing your emotions
is suppressing yourself."

Roxana Jones

Einleitung

„Nicht die Gefühle machen krank,
sondern unser Umgang mit ihnen."

Anette Dröge

Wir alle kennen sie, manche davon lieben wir abgöttisch, andere hassen wir und mögen sie am liebsten gar nicht in unserem Leben haben. Sie lassen uns himmelhoch jauchzen und dann wieder zu Tode betrübt weinen oder auch einmal verdammt laut fluchen. Sie begleiten uns Tag für Tag, das ganze Leben lang, ob wir wollen oder nicht. Die Rede ist von unseren Gefühlen.

Ohne unsere **Gefühle** wäre unser Leben langweilig und ziemlich monoton. Sie geben unserem Leben die nötige Würze und Tiefe. Wie ein natürliches Warnsystem oder innerer Kompass zeigen sie uns den Weg und durch sie erkennen wir, was gut für uns ist oder nicht.

- Doch wie entstehen Gefühle eigentlich?
- Und vor allem, wie können wir mit ihnen umgehen?

Ein Gefühl folgt in der Regel auf einen Reiz, der von außen oder innen kommen kann. Dieser Reiz oder diese Sinneswahrnehmung erzeugt bestimmte Gedanken und eine Bewertung in unserem Kopf. Das Gehirn nutzt nun unsere bisherigen Erfahrungen, um zu interpretieren, was wir jetzt gerade erleben, und generiert daraus eine emotionale Reaktion, ein Gefühl. Unsere Gedankenprozesse sind also ganz wesentlich an der Generierung unserer Gefühle beteiligt.

Um die eigene Gefühlswelt besser zu verstehen, ist es wichtig, sich immer wieder bewusst zu machen, dass Gefühle ...

... keinen Grund brauchen.

... nicht zu groß sein können.

... sich nicht unterdrücken lassen.

... Antworten brauchen.

... im Außen und im Innen wirken.

... gleichzeitig existieren können.

... sich oft hinter anderen Gefühlen verstecken.

... sich selbst regulieren lassen.[7]

Wir sprechen dabei in der Regel von den folgenden acht Grundemotionen:

Ärger/Wut,

Liebe,

Angst,

Scham,

Ekel,

Traurigkeit,

Freude und

Überraschung.

Dabei ist keines der Gefühle besser oder schlechter als ein anderes. Wir bewerten die Gefühle nur allzu gern als gut oder schlecht. Jedes Gefühl hat seine Daseinsberechtigung und möchte uns etwas Wichtiges mitteilen.

Zum Beispiel möchte uns der Ekel vor einer Erfahrung beschützen, bei der wir uns schon einmal sehr unwohl und angewidert gefühlt haben. Die Scham möchte uns davor bewahren, dass wir uns erneut unsicher vor einer Gruppe fühlen, die vielleicht schon einmal über unser Aussehen oder Auftreten gelacht hat. Die Angst will uns oft vor Gefahren oder Verletzungen schützen. Ohne die Angst würden wir wohl des Öfteren in Lebensgefahr geraten.

Es lohnt sich also immer, hinzuschauen, dem Gefühl Raum zu geben und es liebevoll anzunehmen. Es hat immer eine Botschaft dabei, welche uns zu mehr Selbsterkenntnis führen kann, wenn wir dies zulassen. Gefühle möchten uns dazu einladen, unserem wahren inneren Selbst näher zu kommen. Die eigenen Gefühle bewusst wahrzunehmen und da sein zu lassen, erfordert jedoch viel Achtsamkeit, Selbstakzeptanz und Selbstmitgefühl.

Jedes Mal, wenn du sagst: „Das will ich nicht spüren", sinkt deine Selbstachtung, weil du dein Gefühl nicht in dich integrierst und annimmst. Dadurch wirst du nicht nur zum Ping-Pong-Ball deiner Gefühle, sondern auch deines Lebens.

7 Vgl. Imlau, N. (2019). *Du bist anders, du bist gut*. München: Kösel-Verlag.

Unterdrückte Gefühle, also solche, die wir lieber ignorieren oder ins Unterbewusstsein zurückdrängen, können unsere Gedanken, unser Verhalten und letztlich auch unsere Gesundheit stark beeinflussen. Immer, wenn wir gegen etwas ankämpfen und Widerstände hegen, kostet dies unheimlich viel Kraft.

So kämpfen manche Menschen ihr Leben lang mit tief sitzender Wut, ohne jemals den Versuch unternommen zu haben, wirklich einmal hinzuschauen, herauszufinden, warum sie da ist, sie anzunehmen und dann aufzulösen. Jedes Mal, wenn du sagst: „Das will ich nicht spüren", dann sinkt auch deine Selbstachtung, weil du einen Teil von dir, in diesem Fall dieses Gefühl, nicht in dich integrierst und annimmst.

Das Integrieren all deiner Gefühle ist also auch ein Akt der (Selbst-)Liebe und Selbstakzeptanz (siehe Kapitel „Selbstliebe").

Wann dieses Stundenbild besonders gut passt

Gerne frage ich am Anfang der Yogastunde in die Runde, wie es meinen Teilnehmern geht. Dabei kommen immer wieder Themen ans Licht, die einen bewussten Umgang mit Gefühlen (Angst, Stress (dessen Ursprung auch immer die Angst ist), Überforderung, ((Selbst-)Mitleid, Scham, Schuld etc.) erfordern. In solchen Situationen kündige ich gerne an, dass ich in der nächsten Stunde für sie das Thema **Gefühle** aufgreifen werden. Und schon habe ich einen Plan für die nächste Woche.

Das Thema passt sehr gut im Schwangerschaftsyogakurs, denn während der Schwangerschaft erleben die Frauen häufig wechselnde und sehr starke Gefühle und auch Gefühlsausbrüche.

Das Thema passt ansonsten natürlich immer, denn: Leben ist Fühlen, Fühlen ist Leben!

„The emotionally intelligent person is skilled in four areas: identifying emotions, using emotions, understanding emotions, and regulating emotions."

John Mayer

Worte für die Einstimmung

In der heutigen Stunde werden wir tiefer in die Welt unserer Gefühle eintauchen. Wir werden erfahren, dass Gefühle nicht gut oder schlecht sind, sondern alle ihre Daseinsberechtigung haben und eine Botschaft für uns bereithalten. Sie sind nicht zu groß oder zu klein, brauchen keinen Grund, dürfen einfach da sein. Sie können sogar gleichzeitig existieren und manchmal verstecken sie sich hinter einem anderen Gefühl.

Oft haben wir weder einen bewussten Umgang mit unseren Gefühlen noch das Selbstregulieren von Gefühlen in der Kindheit und Jugend gelernt. In der heutigen Yogaeinheit möchten wir daher gemeinsam genauer hinschauen und einen positiven und wohlwollenden Blick auf unsere bunte Gefühlswelt richten.

Ich werde dich in der heutigen Einheit immer wieder dazu einladen, alle Gefühle achtsam wahrzunehmen und ihnen liebevoll zu begegnen.

Positive Affirmationen

Ich fühle.

Das Gefühl …
darf da sein.

Leben ist Fühlen,
Fühlen ist Leben.

Ich liebe meine bunte und
lebendige Gefühlswelt.

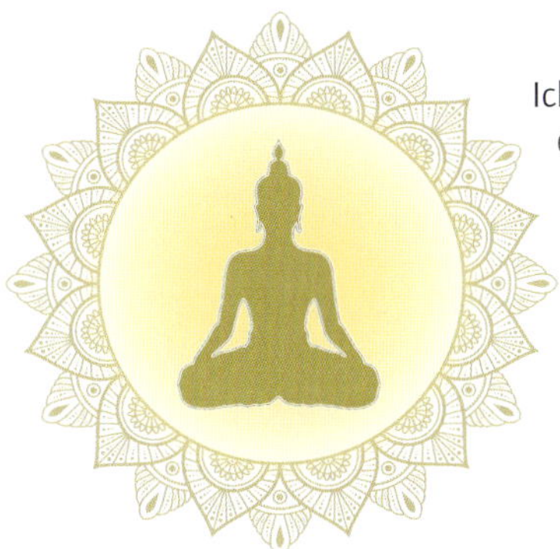

Ich gebe meiner Gefühlswelt
den Raum, den sie braucht.

Ich bin ein
gefühlvoller Mensch.

Ich nehme meine Gefühle
in den Arm und heiße sie
willkommen.

Fragen zur Selbstreflexion

- Welches Gefühl erzeugt Unbehagen in dir?
- Welches Gefühl hast du bis jetzt immer verdrängt und von dir weggeschoben?
- Welche Gefühle schenken dir positive Energie?
- Wie sehr fühlst du dich mit deiner emotionalen Welt verbunden?
- Wie steht es um die Gefühle dir selbst gegenüber?
- Kannst du bedingungslose Liebe empfinden?

- Was macht dich so wütend/ängstlich/traurig etc.?
- Was möchte dir die Wut/Angst/Traurigkeit etc. sagen?
- Wofür schämst du dich?
- Was macht dir große Angst im Leben?

Atemübung Mondatmung

Setze dich bequem und mit entspanntem, aufrechtem Rücken hin. Ziehe das Kinn gern sanft in Richtung Brust, sodass dein Nacken lang wird und lockere deine Schultern.

Nimm dir nun einen Moment Zeit, um dich mit deinem Körper zu verbinden. Vielleicht spürst du jetzt schon, wie sich deine Verspannungen lösen, wie du ruhiger wirst, wie sich deine Atmung vertieft.

Hebe deine rechte Hand und klappe Zeigefinger und Mittelfinger ein, sodass nur noch Daumen, Ringfinger und der kleine Finger gestreckt sind (*Vishnu Mudra*).

Verschließe nun dein rechtes Nasenloch mit dem Daumen deiner rechten Hand.

Atme durch das linke Nasenloch langsam und tief ein und verschließe es dann mit dem Ringfinger und dem kleinen Finger.

Öffne dein rechtes Nasenloch und atme rechts aus.

Verschließe rechts wieder und atme links ein. Rechts wieder aus.

Fahre fort. Atme immer links ein und rechts aus.

Atemübung Gefühle zulassen

Setze dich in einen aufrechten Sitz deiner Wahl.

Dies kann der Schneidersitz, der Lotussitz oder auch der Fersensitz sein.

Richte deine Wirbelsäule gut in der Länge auf und lasse deine Schultern entspannt nach hinten und unten sinken.

Schließe nun sanft deine Augen.

Richte den Blick nach innen. Mache dir bewusst, dass du ein stets fühlender Mensch mit einer großen und bunten Palette an verschiedensten Emotionen bist. Dabei gibt es Gefühle in dir, die häufiger an deine Tür klopfen, und solche, die du eher selten fühlst. Jedes Gefühl kommt mit einer Botschaft zu dir.

Versuche nun, eine innere gelassene Haltung einzunehmen. Entspanne dich in die Vorstellung hinein, dass alle deine Gefühle da sein dürfen. Du nimmst sie liebevoll an. Die Liebe, die Freude, die Dankbarkeit, aber auch deine tiefe Angst, den Ärger, den Ekel und die brennende Wut.

Stelle dir vor, wie du all diese Anteile/Gefühle in dir integrierst. Wie du sie in dir aufnimmst und eins mit ihnen wirst. Atme und werde eins mit allen deinen Gefühlen. Lade sie ein, Teil deines Lebens zu sein, und heiße sie willkommen.

Du bist, du fühlst.

Wenn du magst, dann wiederhole nun innerlich das folgende Mantra einige Male nur für dich: „Ich fühle."

Dabei atmest du langsam und ruhig weiter und erlaubst dir, alles zu fühlen, was gerade da ist. Erkenne und empfange den bunten Strauß deiner Gefühle, den das Leben aktuell für dich bereithält. Sieh es als ein Geschenk des Lebens an.

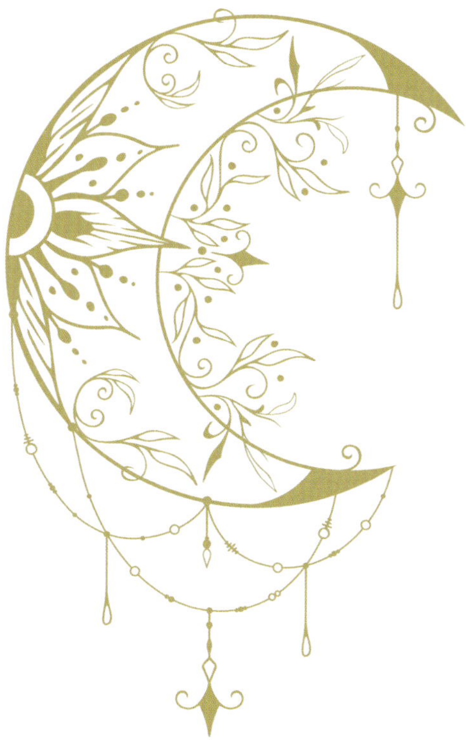

Praxisteil

Allgemeine Hinweise und Tipps

Erinnere die Teilnehmer in dieser Praxis immer wieder daran, dass alle Gefühle und Empfindungen während der Praxis da sein dürfen. Leite sie immer wieder dazu an, achtsam zu spüren, was gerade da ist. Alles darf sein.

Passende Erwärmung: Erwärmung 1, 2 oder 3

Passende Bodensequenz: Bodenteil 1, 2 oder 3

Geeignete Fragen, die du während der Praxis stellen kannst, um den Raum für das Thema zu halten:

- Welche Gefühle kannst du gerade wahrnehmen?
- Welche Asana schenkt dir ein gutes Gefühl?
- Welche Asana erzeugt Unbehagen in dir?
- Kannst du dich spüren/fühlen?
- Bist du mit deiner Gefühlswelt verbunden?

HATHA-YOGA

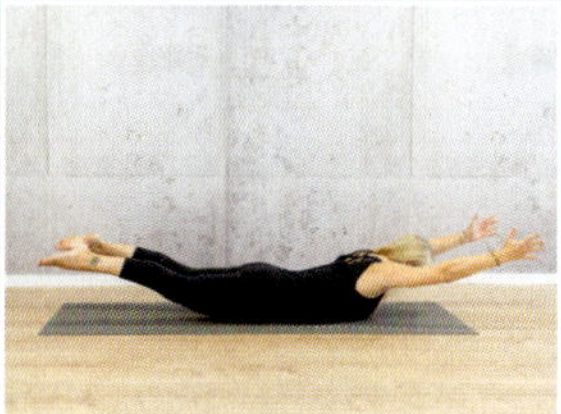
Heuschrecke

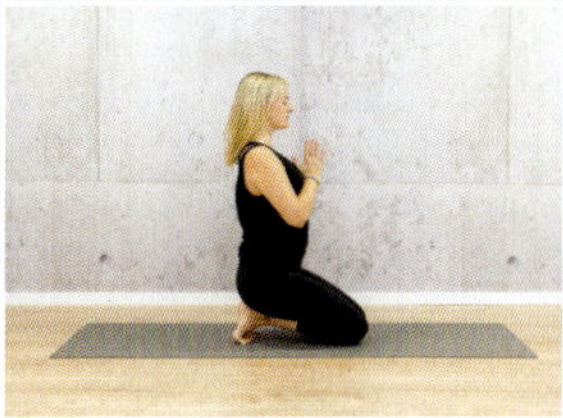
Zehensitz

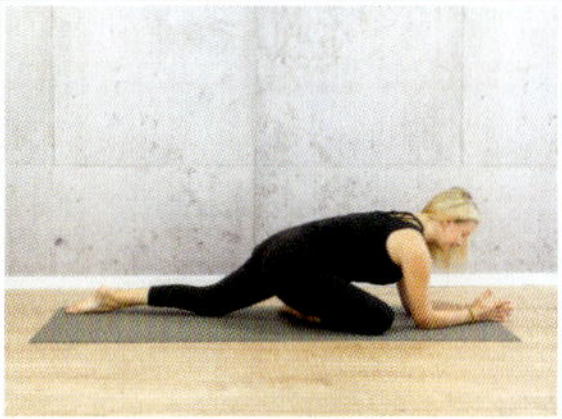
Taube

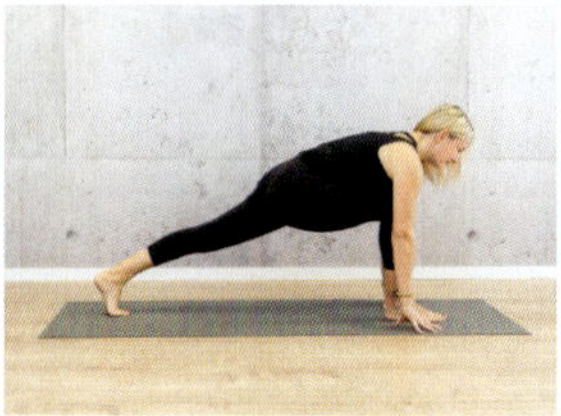
Sprinter

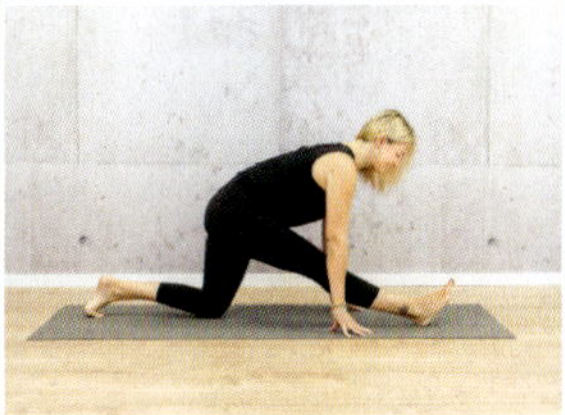
Halber Spagat

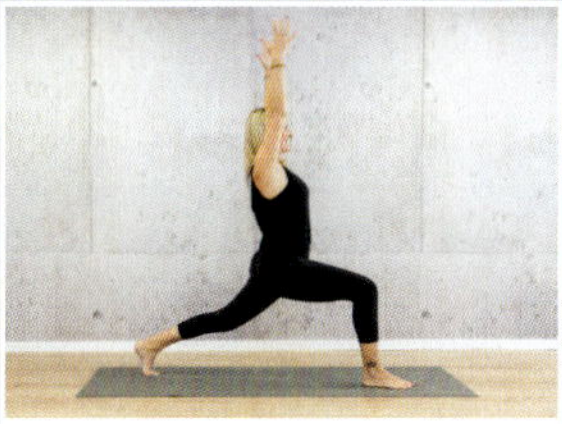
Krieger 1

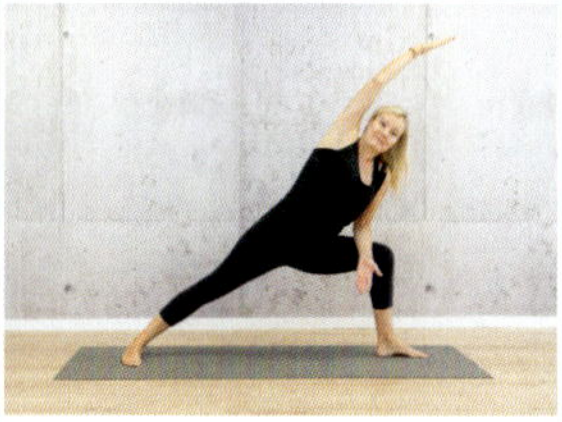
Seitlicher Winkel

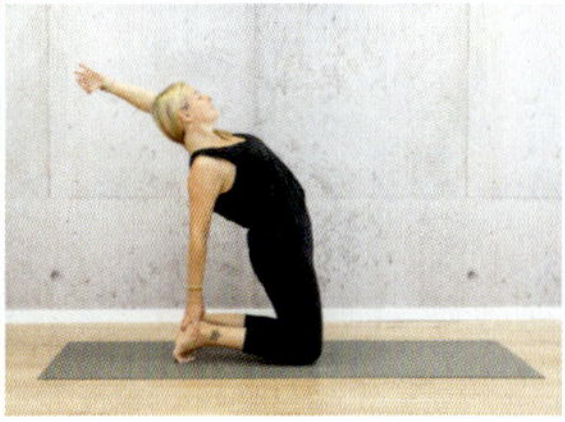
Halbes Kamel

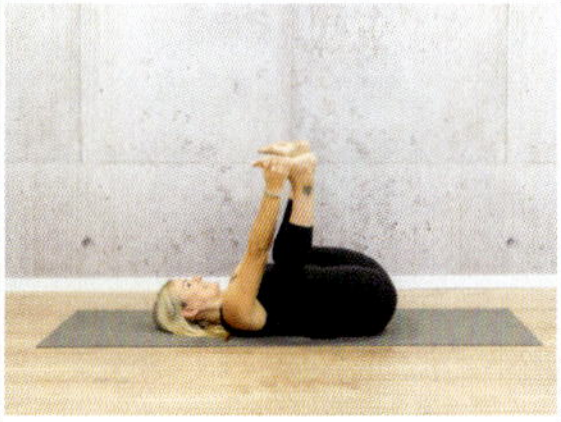
Happy Baby

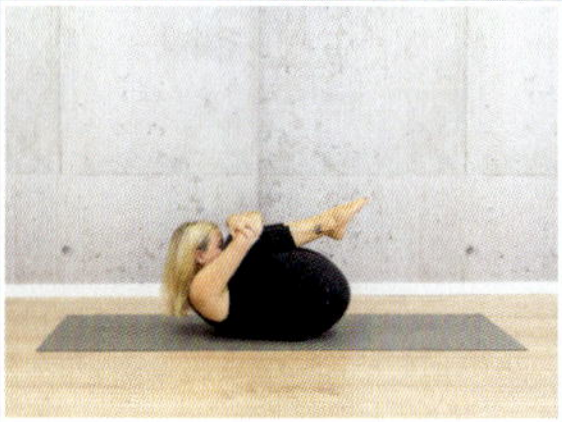
Igel

Start →

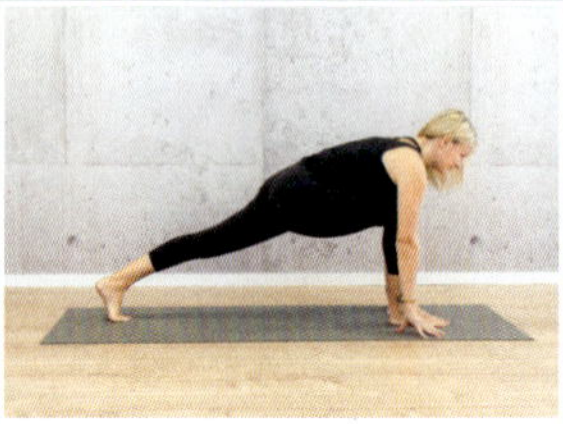

Sprinter

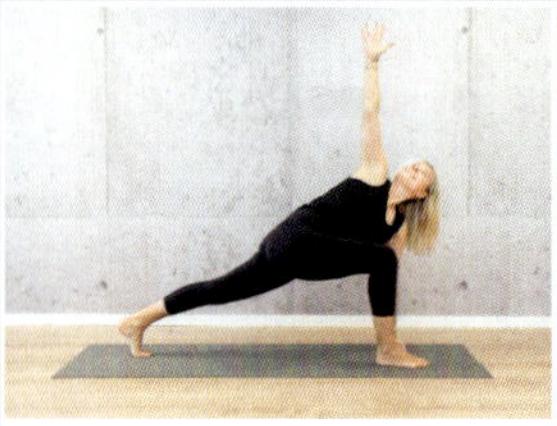

Gedrehter seitlicher Winkel

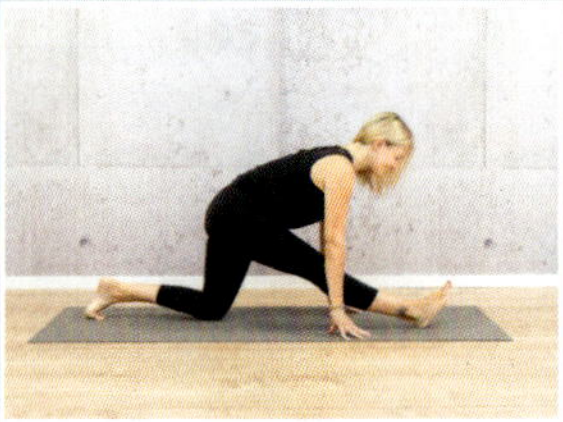

Halber Spagat

VINYASA-YOGA
Flow

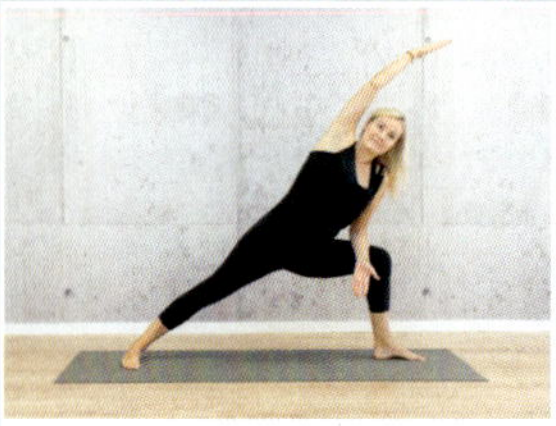

Seitlicher Winkel

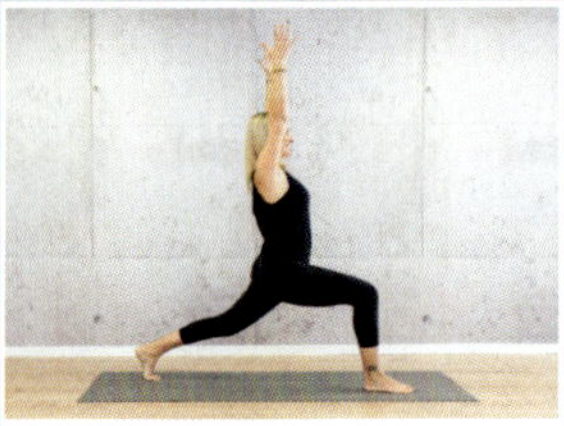

Krieger 1

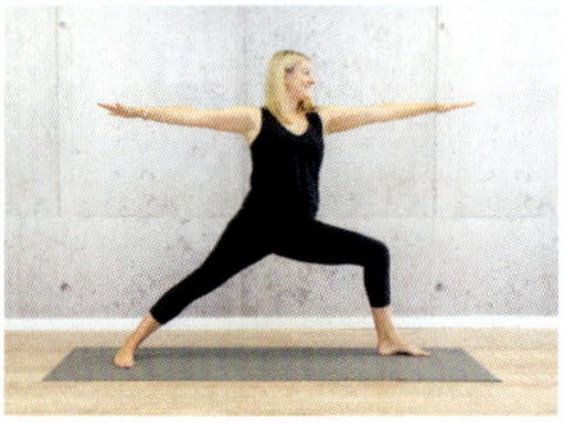

Krieger 2

YIN-YOGA

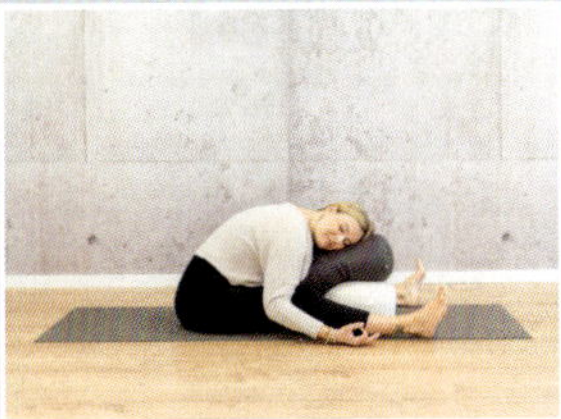
Raupe

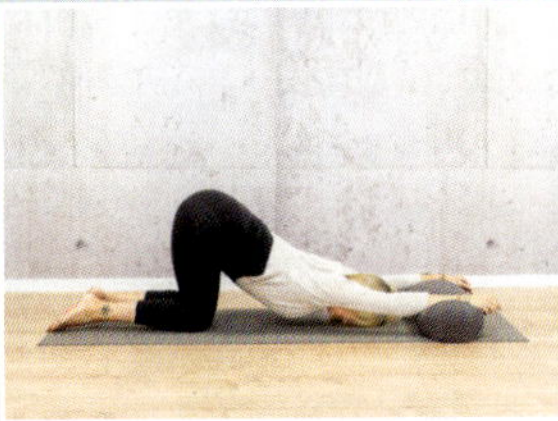
Herz-zu-Boden-Stellung

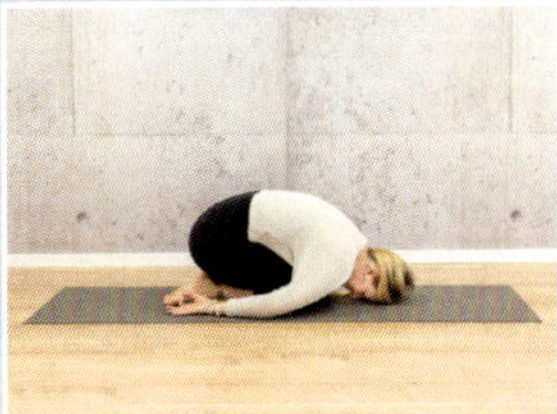
Kind

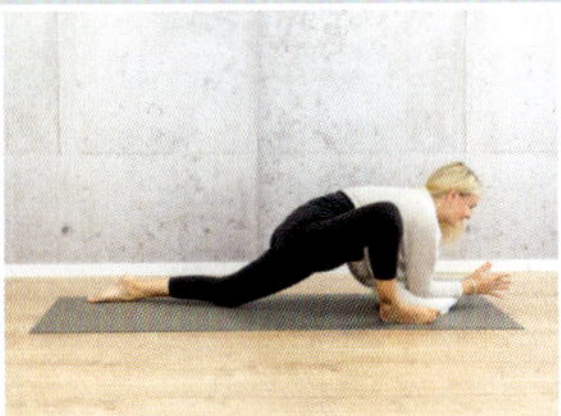
Tief fliegender Drache

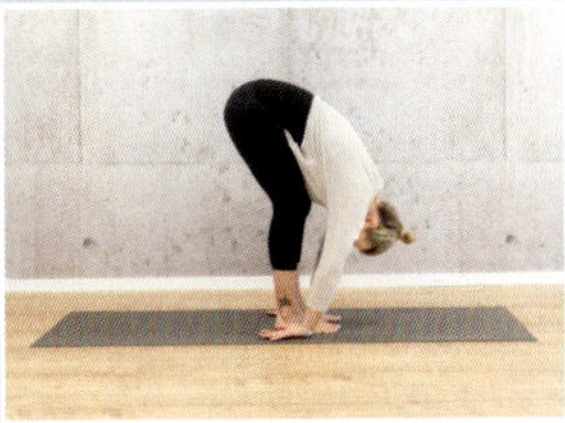
Stehende Vorwärtsbeuge

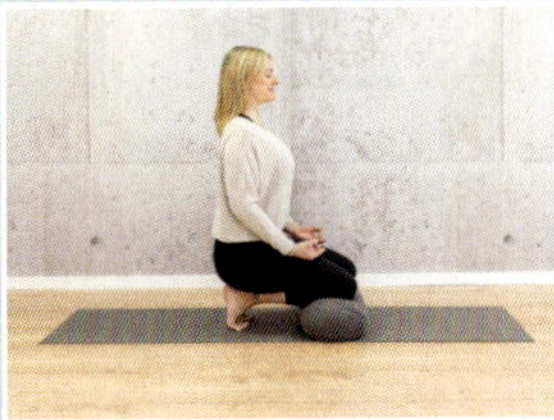
Zehensitz

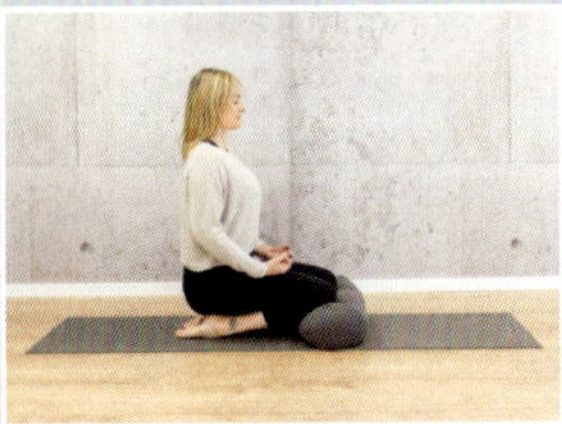
Fersensitz

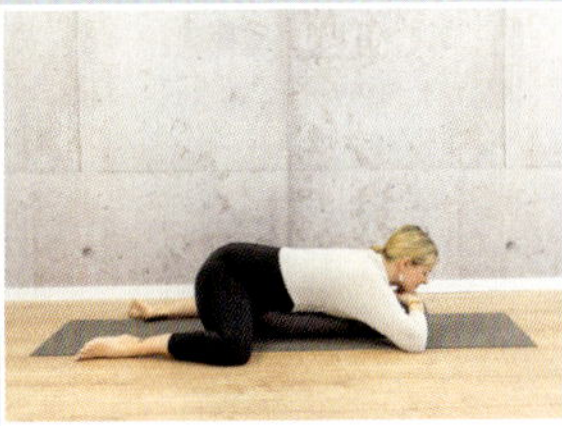
Frosch

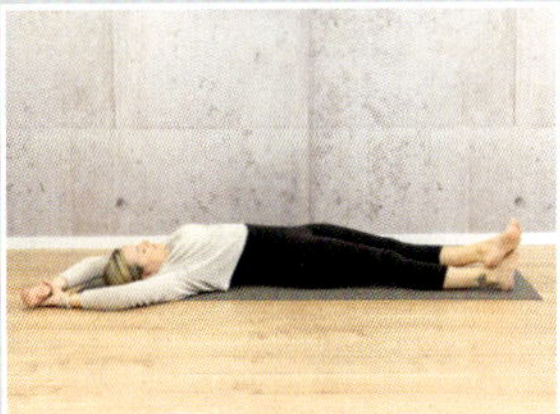
Banane

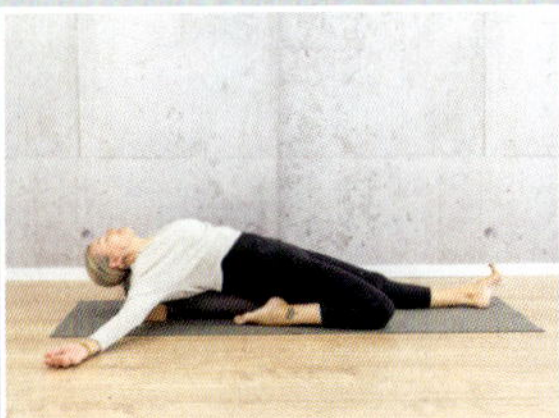
Halber Sattel

Wundervolle Worte für *Shavasana*

Mache es dir nun ganz bequem für dein *Shavasana*.

Lasse deinen Körper schwer in den Boden hineinsinken, schließe sanft beide Augen und spüre deine Atmung.

Wandere nun mit deiner Hand zu deinem Herzen. Verbinde dich mit deinem Herzen. Atme dabei ruhig ein und wieder aus.

Versuche nun, in ein Gefühl der Liebe und Dankbarkeit zu kommen. Liebe zum Leben. Dankbarkeit für die lieben Herzensmenschen in deinem Leben. Liebe zu dir selbst und deinen Mitmenschen. Dankbarkeit für die Fülle in deinem Leben.

Stück für Stück erhöht sich die Schwingung deines Herzens. Bleibe bei diesen positiven Gefühlen und lasse sie noch stärker werden.

Pause

Sende diese hohe Schwingung deines Herzens nun in alle deine Zellen. Dein ganzer Körper wird mit dieser hohen Energie deines Herzens durchflutet. Stelle dir gern bildlich vor, wie die Schwingung von deinem Herzen nun in deinen ganzen Körper fließt und entspanne dich dabei mehr und mehr.

Es fließt die Arme hinunter bis zu den Händen, die Beine hinunter bis zu den Zehenspitzen, in deinen Rücken und hinauf in deinen Kopf. Du entspannst deinen ganzen Körper und genießt die hohe Schwingungsfrequenz, die du aussendest und die zu dir zurückkommen wird.

Sende und empfange. Lasse los. Atme. Genieße.

Langsam ist es Zeit, wieder zurückzukommen.

Pause

Bewege sanft deine Hände und Füße, recke und strecke dich oder drehe dich gern noch einmal auf deine Lieblingsseite.

Langsam kommst du mit geschlossenen Augen nach oben zu mir zum Sitzen, sodass wir die Stunde gemeinsam beenden können.

Spüre noch einmal die Schwingung, die nun hier im Raum ist. So viele wundervolle Yogis, die auf dieser hohen Frequenz senden und empfangen. Spüre die Verbundenheit mit der Gruppe.

Bedanke dich bei deinem Körper, deinem Geist und deiner Atmung für die heutige Yogapraxis.

Namasté.

MEDITATION ZUM THEMA

Du möchtest noch tiefer in dieses Thema eintauchen? – Eine passende Meditation mit weiteren wertvollen Impulsen für dich findest du im Meditationspaket (Audioformat) direkt zum Download auf Seite 227.

Deine eigenen Notizen zum Thema

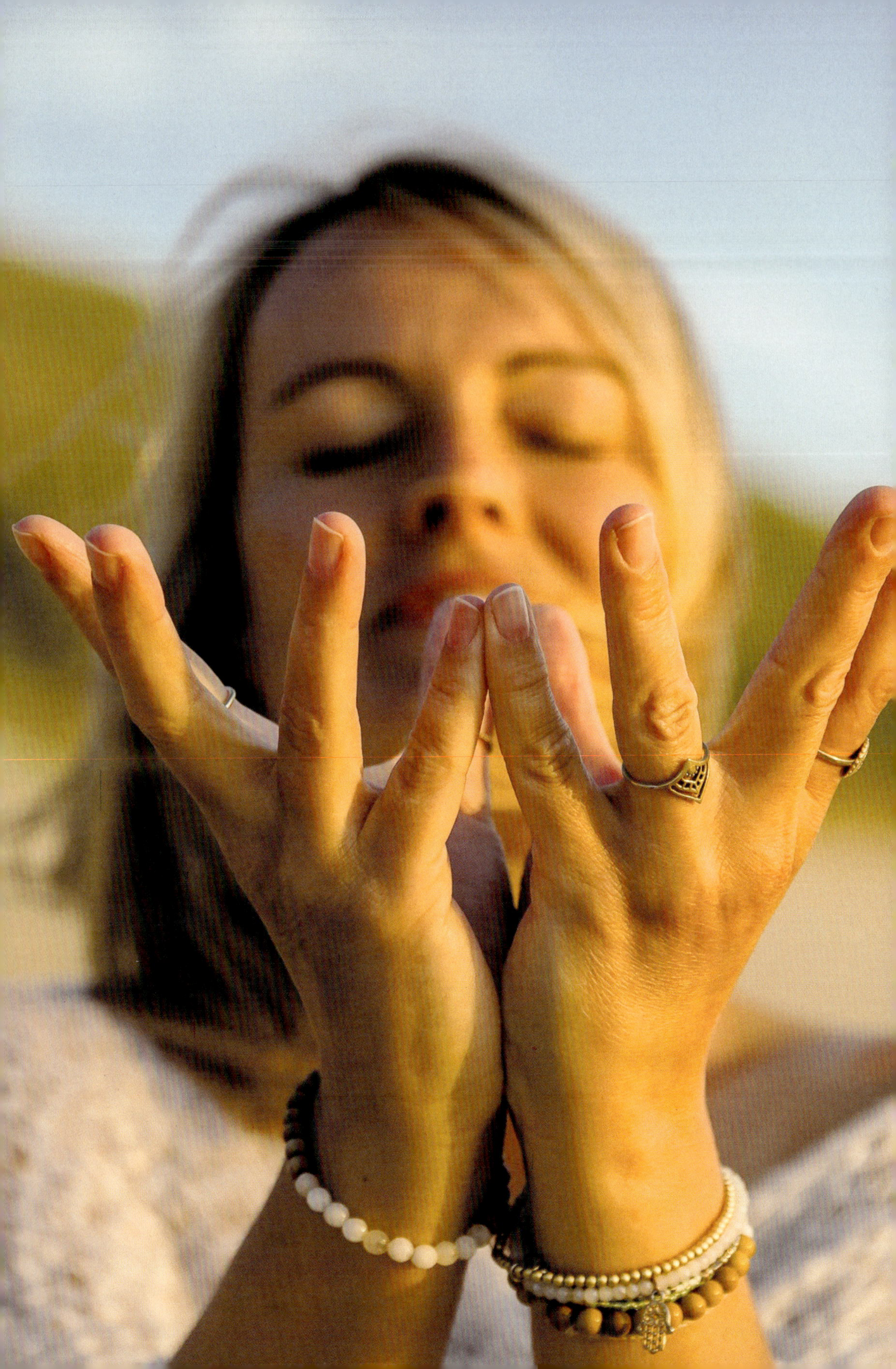

8

JA ZUM LEBEN

Dein lautes JA zum Leben

„Der Welt hinterherzujagen, bringt Chaos. Alles zu mir kommen zu lassen, bringt Frieden."

Zen Gatha

Einleitung

*„Life isn't about waiting for the storm to pass...
It's about learning to dance in the rain."*

Vivian Greene

- Bist du bereit, dein Leben so anzunehmen, wie es wirklich ist?
- Laut JA zu sagen?
- Es anzunehmen mit all seinen Höhen und Tiefen, all den lichtvollen und dunklen Phasen, all dem Stress und dem Glück?

Die Werbung und die sozialen Medien suggerieren uns, dass unser Leben immer glücklich und zufrieden ablaufen soll, dass Gefühle wie Wut und Ärger nicht erlaubt sind und immer alles „Friede, Freude, Eierkuchen" sein sollte. Das ist absoluter Bullshit und weit entfernt von dem, was wirkliches Leben bedeutet.

Schon immer war die Welt und unser Leben voll von Polaritäten. Sonne und Mond. Ebbe und Flut. Tag und Nacht. Männlichkeit und Weiblichkeit. Stabilität und Leichtigkeit. Anstrengung und Erholung. Yin und Yang. Aktivität und Passivität. Es gibt unzählige Paare, die hier noch erwähnt werden könnten.

- Doch ist es nicht meist eine Seite, die wir irgendwie verachten oder die uns ganz besonders herausfordert, die wir nicht so gern nicht in unserem Leben haben wollen?

Häufig ist genau das der Grund, aus dem wir beginnen, zu kämpfen, in den Widerstand zu gehen oder zu flüchten. Wir möchten bestimmte unangenehme Anteile nicht fühlen, spüren, bearbeiten, ja einfach nicht in unserem Leben haben. Es fällt uns enorm schwer, diese zu integrieren und zu akzeptieren.

Denken wir einmal um:

- Was wäre, wenn du all die Energie, die du sonst für Widerstand, Kampf, Flucht oder Kontrolle aufwendest, neu gewinnen würdest, indem du laut JA zum Leben sagst?
- Bist du schon einmal gegen eine Welle im Meer oder den Strom eines Flusses angeschwommen?
- Wie hat sich das angefühlt?

Wahrscheinlich wenig befriedigend, weil du nicht von der Stelle gekommen bist. Außerdem wahrscheinlich echt starr und verbissen, weil es enorm viel Kraft gekostet hat, überhaupt dieser Naturgewalt irgendwie standzuhalten. Wenn du aber beginnst, die Wellen des Lebens zu reiten und dich entspannt im Strom des Flusses treiben zu lassen, dann belohnt dich das Leben mit einer Extraportion Freiheit und Energie, die du für deine Visionen und Träume verwenden kannst.

Was, wenn du einfach JA sagst zu all deinem Licht, deinem Mut, deinem Erfolg, deinen wunderbaren Beziehungen und all deinen Gefühlen? Aber genauso sagst du auch JA zu deiner Dunkelheit, deinen Schwächen, deiner Angst, schwierigen Beziehungen, Scheitern, deiner Wut und deiner Energielosigkeit. Dies waren nur ein paar Beispiele. Dein Leben ist wahrscheinlich von noch so vielen weiteren Qualitäten geprägt.

- Kannst und magst du sie annehmen?

Das folgende Zitat bringt es wunderbar auf den Punkt. Wir dürfen kraftlose und echt blöde Tage haben. Und vor allem dürfen wir sie in Ruhe und Gelassenheit annehmen.

„Du kannst auch einfach mal
in Ruhe einen Scheißtag haben."

Veit Lindau

Nach einem schattigen Tag folgt ein lichtvoller Tag. Nach einer herausfordernden Lebensphase wird es irgendwann wieder leichter. Nach einem Wutanfall ist die negative angestaute Energie raus und es wird wieder friedlich in uns. Nach einer dunklen Nacht folgt ein strahlend neuer Tag. Nach dem Gewitter klart der Himmel wieder auf und die Sonne scheint wieder. Nach Ebbe kommt Flut. Nach einer Krankheitsphase werden wir wieder gesund. Alles darf von einer Phase in die nächste Phase fließen.

„Go with the flow."

Unbekannt

Wann dieses Stundenbild besonders gut passt

Das Thema kann immer zum Einsatz kommen. Ganz besonders eignet es sich aber beim Wechsel der Jahreszeiten oder in stürmischen Zeiten, in denen das Weltgeschehen Unruhe ins Leben der Menschen bringt.

Worte für die Einstimmung

In der heutigen Stunde möchte ich dir ein lautes JA zum Leben entlocken. Ich möchte dich einladen, dein Leben in seiner absoluten Ganzheit anzunehmen. Das Leben verläuft in Wellen, Phasen des Lichts und der Dunkelheit wechseln sich ab. Auch in der Yogapraxis können wir diese Wellen gemeinsam erkunden.

Manchmal benötigen wir viel Kraft und Stabilität, um eine Asana zu halten, und in der nächsten Übung wird es dann wieder leichter und wir können uns entspannen. Viele verschiedene Qualitäten, die uns auch im Leben begegnen, lassen sich auf der Yogamatte achtsam erspüren. Stabilität und Leichtigkeit, Anspannung und Entspannung, Einatmung und Ausatmung etc.

Ich werde dich in der heutigen Einheit immer wieder dazu einladen, einfach JA zu sagen zu allem, was dir auf und abseits deiner Yogamatte begegnet.

Positive Affirmationen

JA.

Ich sage JA zu mir.

Ich sage JA zu allen
Phasen meines Lebens.

Ich vertraue mich
dem Fluss
des Lebens an.

Alles darf fließen.

Ich sage JA zu
meiner Vergangenheit.

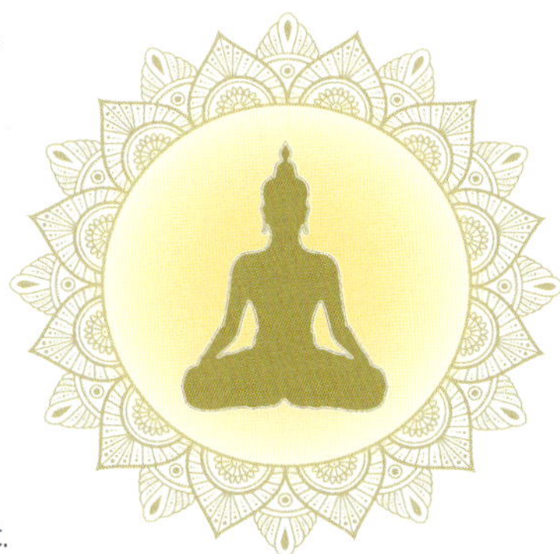

Ich sage JA
zum Leben.

Ich reite die Wellen
des Lebens.

Ich gebe mich
den Wellen hin.

Ich sage JA zu all
meinen Gefühlen.

Ich sage JA zu allem,
was zu mir gehört.

Fragen zur Selbstreflexion

- Was lässt dich immer wieder in die negative Gedankenspirale abrutschen?
- Wie kannst du deinen inneren Kritiker ausschalten?
- Wann fällt es dir besonders schwer, JA zu deinen Phasen und zu deinem Leben zu sagen?
- Welche Menschen tun dir gut, weil sie schon JA zum Leben sagen und voller positiver Energie stecken?
- Welche Hobbys lassen dein Leben total lebenswert erscheinen?
- Was erfüllt dich und lenkt deinen Fokus auf das Gute?

Atemübung Wechselatmung

Hebe deine rechte Hand und klappe Zeigefinger und Mittelfinger ein, sodass nur noch Daumen, Ringfinger und der kleine Finger gestreckt sind (*Vishnu Mudra*).

Verschließe nun mit dem Daumen das rechte Nasenloch.

Atme langsam durch das linke Nasenloch ein. Verschließe mit Ringfinger und kleinem Finger das linke Nasenloch und öffne gleichzeitig das rechte Nasenloch.

Atme durch rechts aus.

Verschließe rechts, öffne links.

Atme durch links aus.

Verschließe links, öffne rechts.

Atme durch rechts aus.

Verfahre genauso weiter für 3-4 Minuten.

Atemübung mit Affirmation

Setze dich in einen aufrechten Sitz deiner Wahl.

Dies kann der Schneidersitz, der Lotussitz oder auch der Fersensitz sein.

Richte deine Wirbelsäule gut in der Länge auf und lasse deine Schultern entspannt nach hinten und unten sinken.

Schließe nun sanft deine Augen, entspanne dein Gesicht und komme im Hier und Jetzt an.

Du atmest ein und atmest aus.

Spüre deinen Körper und sage innerlich JA zu diesem wundervollen Begleiter, der mit dir durch Leben geht.

Spüre deine Atmung und lasse sie immer ruhiger und tiefer werden.

Beginne nun, das Mantra „JA" in deinen Atemfluss einzubinden.

Du atmest ein und genießt es, dich mich frischer Luft und Energie (Prana) zu füllen.

Du atmest aus und sprichst oder hauchst innerlich ein entspanntes „JA" im Geist.

Du atmest ein und atmest aus. JA.

JA.

Führe die Übung in deinem Atemrhythmus fort.

Praxisteil

Allgemeine Hinweise und Tipps

Auch der Praxisteil zu diesem Thema soll ein lautes JA zu allem sein. Ein JA zu Kräftigung, Bewegung, Mobilisation, aber auch zu Entspannung, Ruhe und Regeneration. Erinnere die Teilnehmer daran, dass hier alles dazugehört: ein zitternder Muskel genauso wie absolute Müdigkeit und Erschöpfung, ein Krampf in der Wade genauso wie „völlig außer Atem zu sein", Energielosigkeit oder grenzenlose Power. In dieser Stunde sagen wir JA zu allem, was uns die Yogapraxis bringt.

Passende Erwärmung: Erwärmung 2

Passende Bodensequenz: Bodenteil 2

Geeignete Fragen, die du während der Praxis stellen kannst, um den Raum für das Thema zu halten:

- Kannst du in dieser Asana JA zu dir und deinem Körper sagen?
- Bist du noch in der vollkommenen Akzeptanz?
- Wie fühlt es sich an, wenn alles sein darf?
- Kannst du laut JA sagen zu dir, zu deinem Körper, deinem Atem, ja zu allem, was deine Yogapraxis für dich ausmacht?

HATHA-YOGA

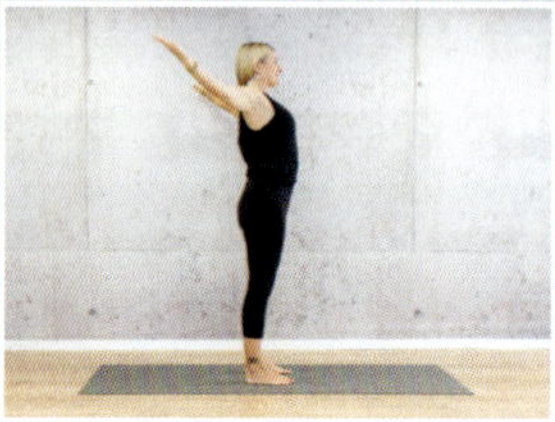

Gestreckte Berghaltung (Arme weit öffnen)

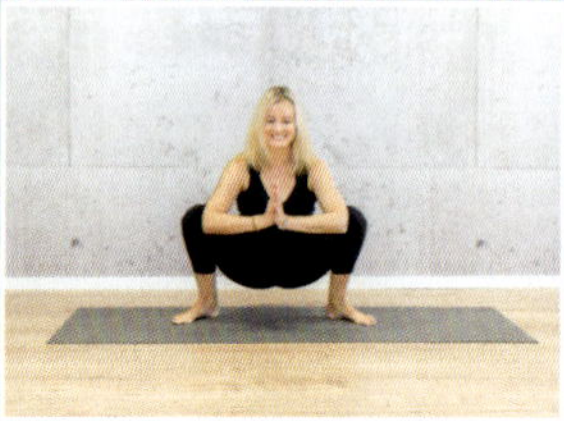

Tiefe Hocke

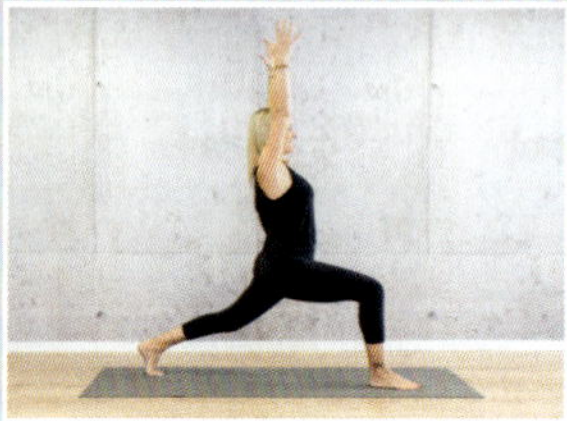

Krieger 1

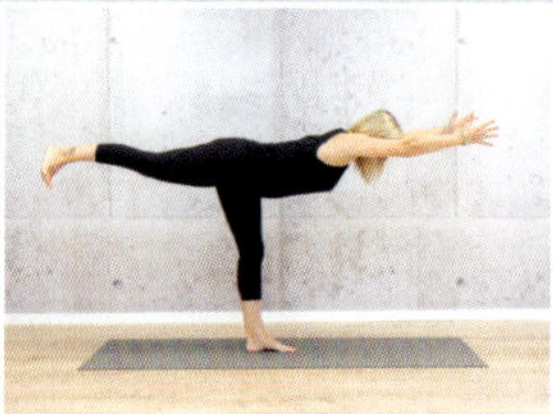

Krieger 3

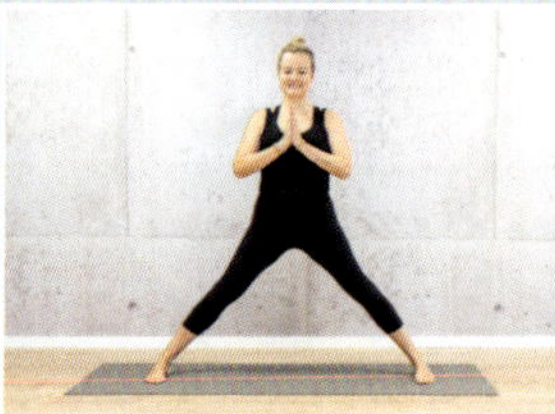

Grätsche

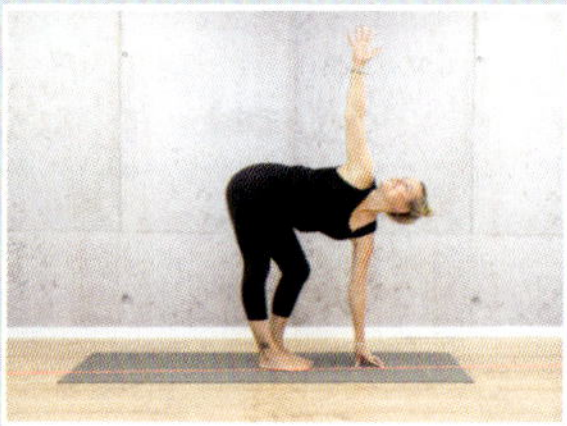

Windmühle

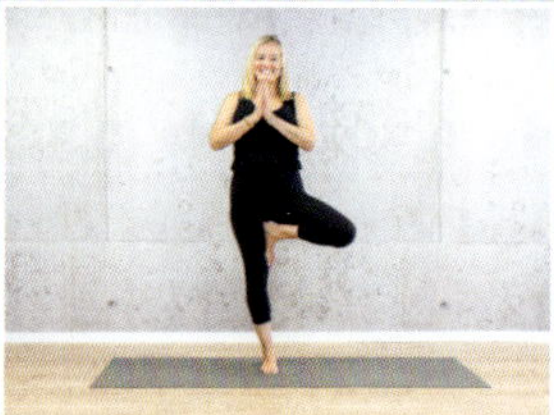

Baum

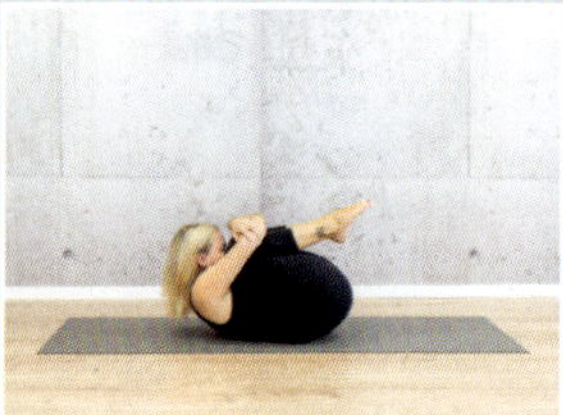

Igel

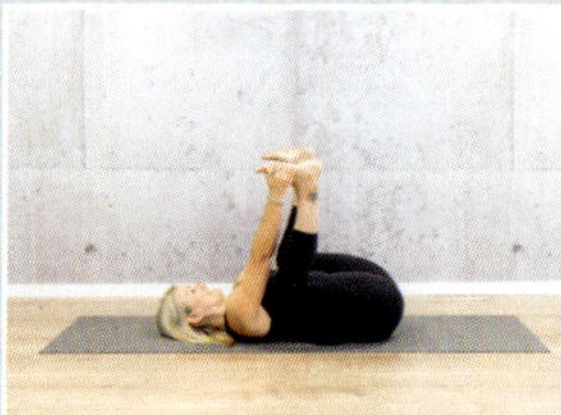

Happy Baby

Start

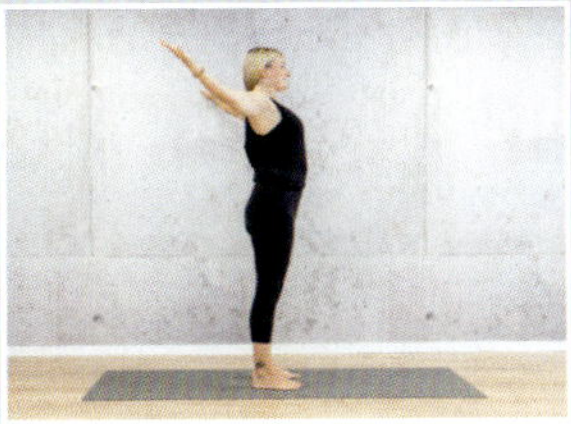

Gestreckte Berghaltung (Arme weit öffnen)

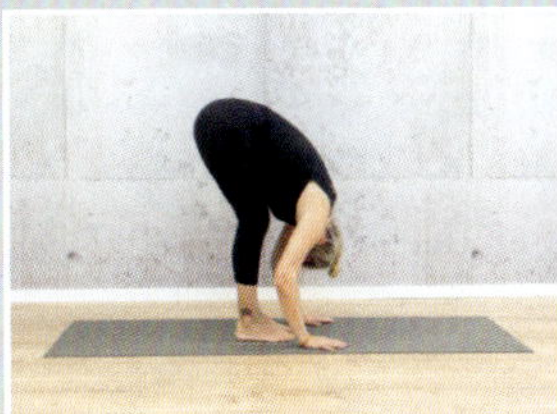

Stehende Vorwärtsbeuge

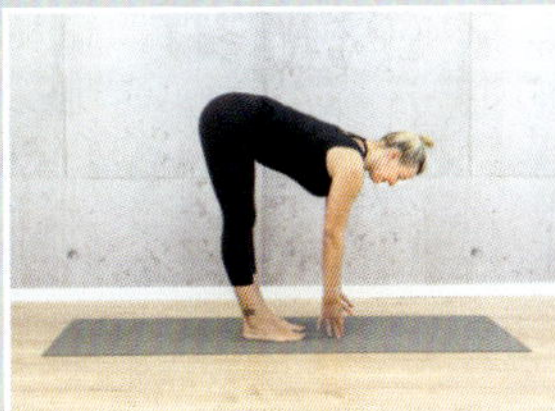

Halbe stehende Vorwärtsbeuge

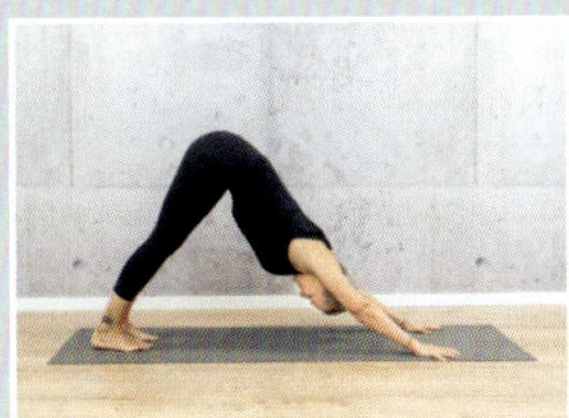

Herabschauender Hund

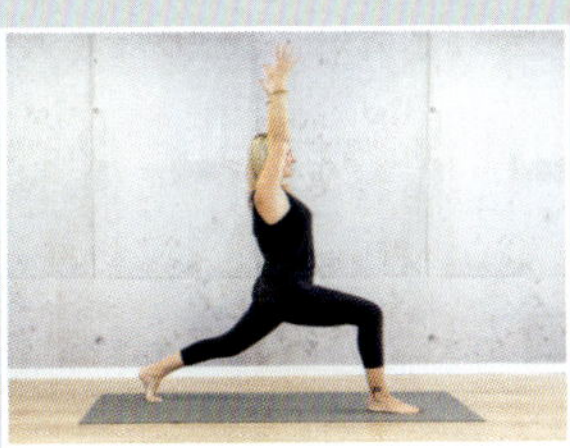

Krieger 1

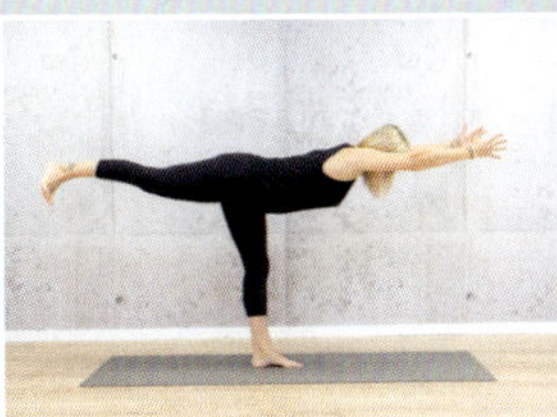

Krieger 3

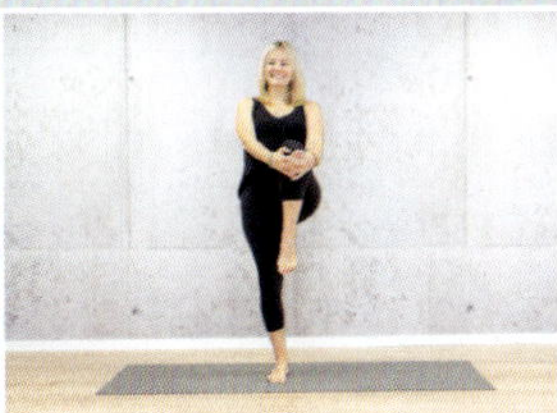

Leg Lift

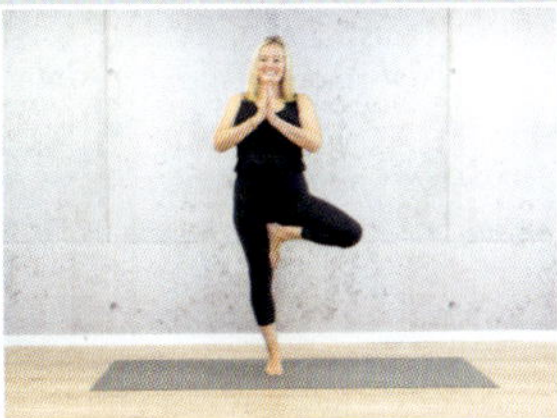

Baum

VINYASA-YOGA Flow

YIN-YOGA

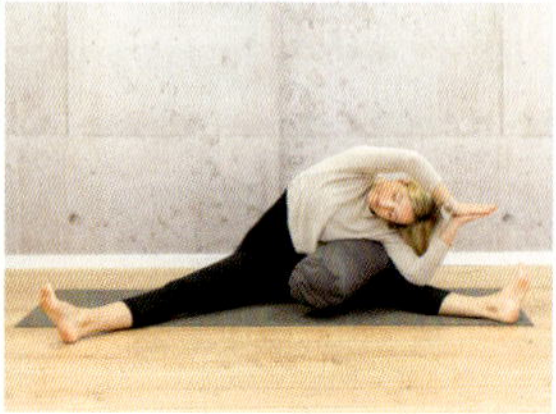

Libelle mit Seitbeugung

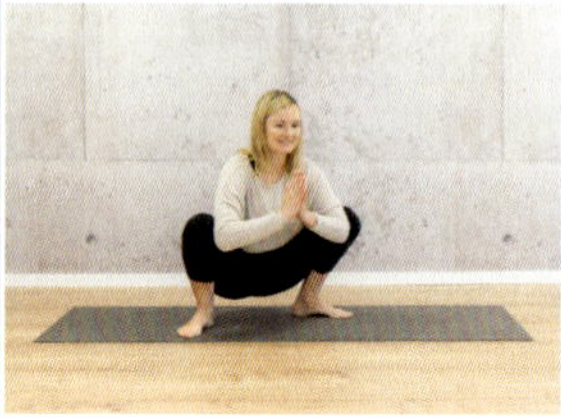

Tiefe Hocke

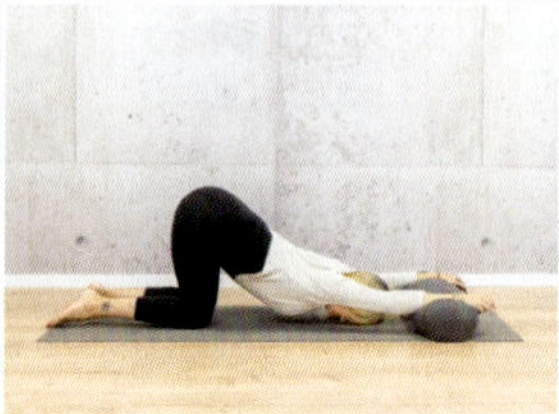

Herz-zu-Boden-Stellung

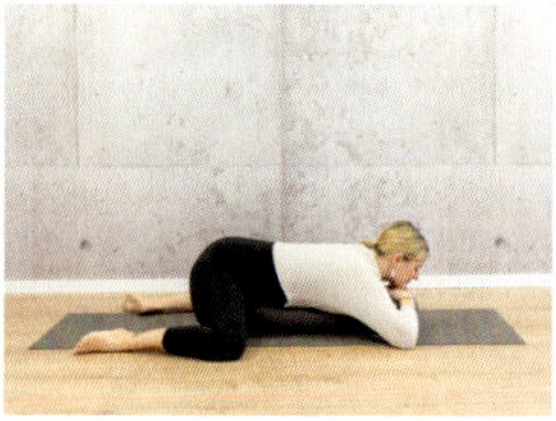

Frosch

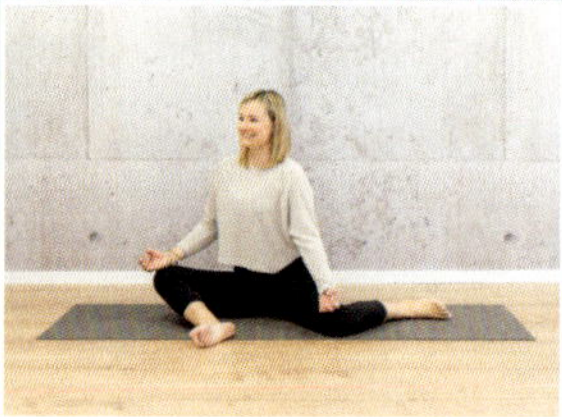

Reh

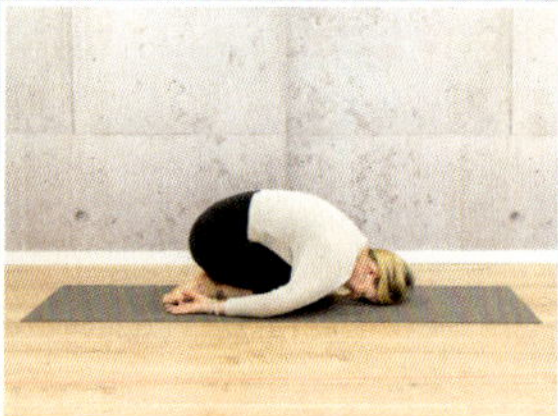

Kind

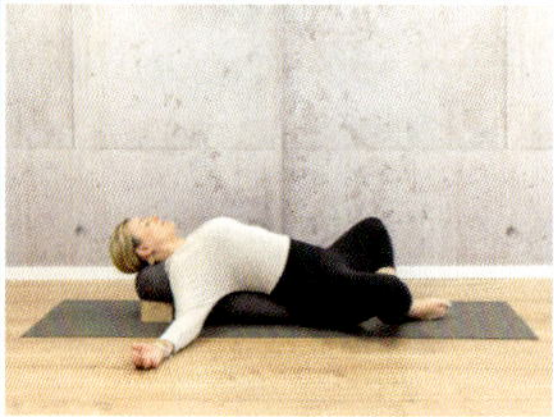

Sattel

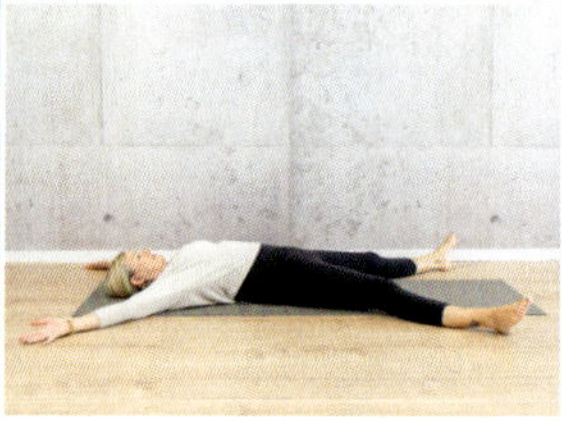

Pentagramm

Wundervolle Worte für *Shavasana*

Spüre deine Atmung: Jeder Atemzug kommt und geht dann auch wieder. Du atmest ein und wieder aus. Dein Atem fließt. Der Brustkorb hebt und senkt sich wieder.

Gib dich nun mehr und mehr den Wellen deines Atems vollkommen hin. Lasse es fließen.

Der Atem zeigt dir, dass alles in Wellen verläuft.

Jeder Atemzug kommt, bleibt einen Moment, und dann geht er auch wieder. So, wie auch die Phasen in unserem Leben.

Entspanne dich vollkommen in diesen Gedanken hinein, dass dein Leben aus Höhen und Tiefen besteht. Gib dich dem Wandel, der Veränderung und den Wellen einfach hin. Lasse los.

Lasse alle die Widerstände und Versuche, zu kontrollieren, los.

Pause

Spüre nun, wie sich auch dein ganzer Körper entspannt.

Von Kopf bis Fuß, der ganze Körper wird ruhig und vollkommen entspannt.

Pause

JA, du darfst dich entspannen.

JA, es darf still werden.

JA, du darfst die Ruhe in dir genießen.

JA zu deinem wundervollen Körper.

JA zu deinem Leben.

JA zu DIR.

Langsam ist es Zeit, wieder zurückzukommen.

Pause

Bewege sanft deine Hände und Füße, recke und strecke dich oder drehe dich gern noch einmal auf deine Lieblingsseite.

Langsam kommst du mit geschlossenen Augen nach oben zu mir zum Sitzen, sodass wir die Stunde gemeinsam beenden können.

TIPP:

Wenn alle zum Sitzen gekommen sind, kannst du die Teilnehmer dazu animieren, gemeinsam mit dir ein lautes, kraftvolles JA zu tönen. Dazu bitte sie, erst einmal tief ein- und dann wieder auszuatmen. Dann atmet gemeinsam für das JA ein und schickt dann gemeinsam ein kraftvolles „JA" in den Raum. Dies ist ein berührender und kraftvoller Abschluss und ein wunderschöner Moment der Verbundenheit.

Bedanke dich bei deinem Körper, deinem Geist und deiner Atmung für die heutige Yogapraxis.

Namasté.

MEDITATION ZUM THEMA

Du möchtest noch tiefer in dieses Thema eintauchen? – Eine passende Meditation mit weiteren wertvollen Impulsen für dich findest du im Meditationspaket (Audioformat) direkt zum Download auf Seite 227.

Deine eigenen Notizen zum Thema

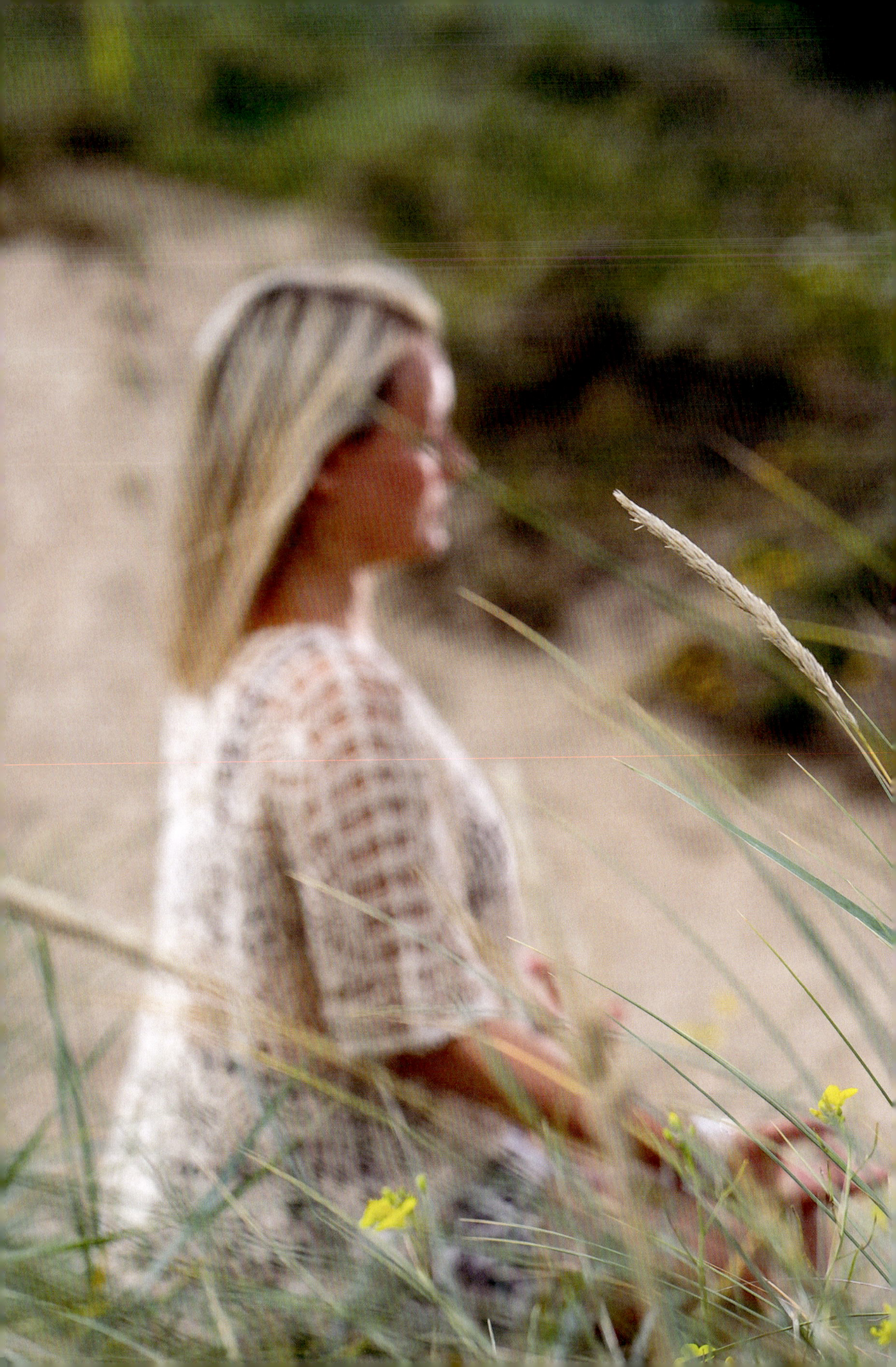

GEDANKEN

Deine Gedanken formen deine Welt

„Der Geist ist alles.
Was du denkst,
das wirst du."

Buddha

Einleitung

„Alles beginnt damit, wie wir mit uns selbst sprechen. Jeder Erfolg beginnt mit dem Glauben an dich selbst. Es geht darum, was du dir selbst täglich erzählst."

Laura Malina Seiler

- Hast du schon einmal beobachtet, was du den ganzen Tag so vor dich hin denkst?

Viele verschiedene Worte, Sätze und Aussagen huschen uns an einem Tag durch den Kopf. Wir denken an einem Tag circa 60.000 Gedanken. Man hat herausgefunden, dass davon circa 75 Prozent negativ, 20 Prozent neutral und nur (!) circa fünf Prozent positiv sind.[8] Es ist also Zeit, dem Thema einmal auf den Grund zu gehen.

Unsere tägliche Flut an **Gedanken** wird gern mit dem sogenannten *Monkeymind* beschrieben. Wie ein kleiner wilder Affe, der von einem Ast zum nächsten schwingt und zunächst unbezähmbar erscheint, so springt auch unser Geist ununterbrochen von einem Gedanken zum nächsten. Er scheint zunächst sehr wild und unbezähmbar zu sein.

Häufig läuft dieses ununterbrochene Denken unbewusst ab, wir merken also gar nicht so richtig, was wir uns da gerade wieder über uns selbst und unser Leben erzählen. Hier lohnt es sich, einmal ganz achtsam und bewusst zu lauschen, was dein Geist da überhaupt so treibt. Denn nur ein einziger Gedanke kann dich ins Paradies oder direkt in die Hölle führen. Deine Gedanken sind so viel machtvoller, als du vielleicht jetzt gerade noch denkst. Wenn du es schaffst, sie positiv für dich zu nutzen, wird sich dein Leben in einer Weise verändern, die du dir jetzt noch nicht vorstellen kannst.

Das oben genannte Zitat von Buddha ist vielen Menschen zwar bekannt, doch wirklich verinnerlicht und verstanden haben es die meisten Menschen noch nicht.

---

8 Vgl. Wollschläger, F. (2019). *Manifestieren ist (k)eine Kunst – Mit der energetischen Metamorphose das Gesetz der Anziehung richtig nutzen*. Selfpublished.

Dieses Zitat würde ja, wenn man es wirklich anwendet, bedeuten, dass wir keinen negativen Gedanken mehr fassen dürfen.

Wir dürften uns nicht mehr über den Kassierer an der Kasse aufregen, uns morgens nicht mehr über unser Aussehen beschweren, wenn wir zerzaust vor dem Spiegel stehen oder uns kleinmachen, wenn wir mal wieder gescheitert sind. Denn jeder Gedanke würde dann zu deiner Wirklichkeit werden.

Stelle dir vor, mit jedem Gedanken kreierst du einen Teil deines Lebens. Wenn du denkst, du bist hässlich, wirst du es auch. Wenn du sorgenvoll eine schreckliche Zukunft ausmalst, wird sie es auch. Wenn du denkst, dass du nicht liebenswert bist, wirst du ab jetzt von niemandem mehr geliebt. Ich weiß, das klingt schrecklich. Das soll es hier auch, denn das ist die wahre Bedeutung des Zitates.

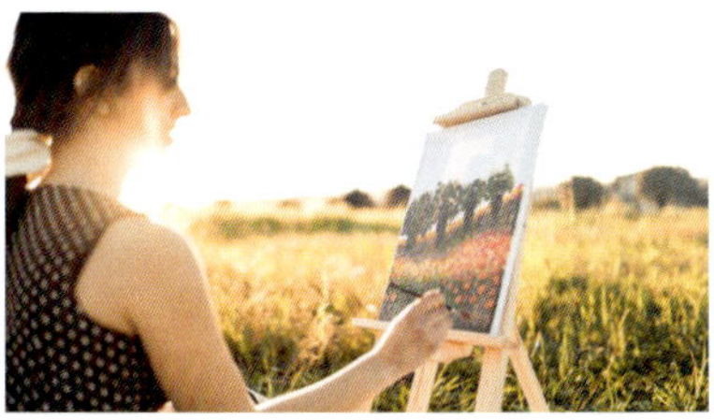

Ein anderes Beispiel: Stelle dir vor, du malst ein Bild. Jeder Gedanke ist ein Pinselstrich, den du malst und der sich nicht mehr wegwischen lässt. Jeder Strich kreiert hier dein Kunstwerk. Jeder Gedanke, also Pinselstrich, ist gesetzt, wenn du ihn einmal gemacht bzw. gemalt hast. So malst du hier mit deinen Gedanken dein Leben. Du zeichnest dein Leben und so bleibt es dann auch. Wird dir so langsam bewusst, wie bedeutsam jeder einzelne Gedanke ist?

Unsere Gedanken beeinflussen also unser ganzes Leben und somit auch, wie wir uns im nächsten Moment fühlen. Gerade geht es dir noch ganz wunderbar, dann kommt plötzlich ein Gedanke, der dich total herunterzieht. Mir passiert dies ganz häufig, wenn ich Medien konsumiere. Ich war gerade noch glücklich und zufrieden und ganz bei mir, dann sehe oder höre ich etwas, was meine Gedanken und damit auch meine Stimmung stark beeinflusst und sofort herunterzieht.

Das geht zum Glück auch in die andere Richtung. Stelle dir vor, du bist total deprimiert oder es wird dir vielleicht gerade alles zu viel. Dann kommt ein Herzensmensch vorbei und „bringt dich wieder auf andere Gedanken". Es hat sich nichts an deiner ursprünglichen Situation verändert, doch plötzlich geht es dir viel besser. Und das alles nur, weil du andere Gedanken im Kopf hast.

Deine Gedanken entscheiden also darüber, wie du dich im nächsten Moment oder am nächsten Morgen fühlst, ob du erfolgreich bist und liebevolle Beziehungen hegst. Sie können dich blockieren oder frei und wild machen. Sie entscheiden auch, wie du morgen handelst und deine Handlungen wiederum entscheiden darüber, wie sich die Umstände deines Lebens entwickeln.

Du kannst dich unbewusst deinen negativen Gedanken hingeben, ja, dich ihnen ausliefern, oder du kannst achtsam, bewusst und selbstwirksam deine Gedanken verändern. Es macht einen riesigen Unterschied, ob du denkst:

„Mein Leben ist eine einzige Katastrophe, nie gelingt mir etwas", oder ob du denkst:

„Das Leben meint es gut mit mir" oder:

„Alles ist gut."

Es liegt nun an dir.

- Magst du dich deiner Gedankenwelt bewusst annähern und aktiv und selbstwirksam deine Welt erschaffen?

„Kreiere, forme und gestaltet, hier und jetzt.
Es ist dein Leben, was darauf wartet,
neu von dir gedacht und erschaffen zu werden."

Kerstin Huber-Steinhorst

Wann dieses Stundenbild besonders gut passt

Das Thema kannst du in den Jahreszeiten verwenden, in denen gedrückte Stimmungen, Sorgen und Ängste stärker sind und die Menschen eher zu negativen Gedanken neigen als sonst. Das sind zum Beispiel die dunklen Wintermonate (November bis Februar) und hier ganz besonders der November. Auch in Zeiten, in denen uns das Weltgeschehen beunruhigt, z. B. mit Kriegen oder Pandemien, passt dieses Thema sehr gut, um die Gedanken wieder bewusst zum Positiven hin zu steuern.

Ansonsten passt dieses Thema natürlich auch sonst immer, denn Gedanken hat jeder von uns genug im Kopf.

Worte für die Einstimmung

In der heutigen Stunde geht es um die Macht unserer Gedanken. Wir werden gemeinsam die Gedankenströme im Geist beruhigen und genauer erkunden. Dabei werden wir auch erfahren, wie kraftvoll unsere eigenen Gedanken eigentlich sind und wie sie unser Leben beeinflussen. Ich werde in der heutigen Praxis immer wieder auf das Beobachten der Gedanken hinweisen, sodass wir tiefer in unsere mentale Welt abtauchen können.

Positive Affirmationen

Ich denke.

Meine Gedanken formen meine Welt.

Ich denke, ich fühle, ich bin.

Meine Gedanken sind ruhig und klar.

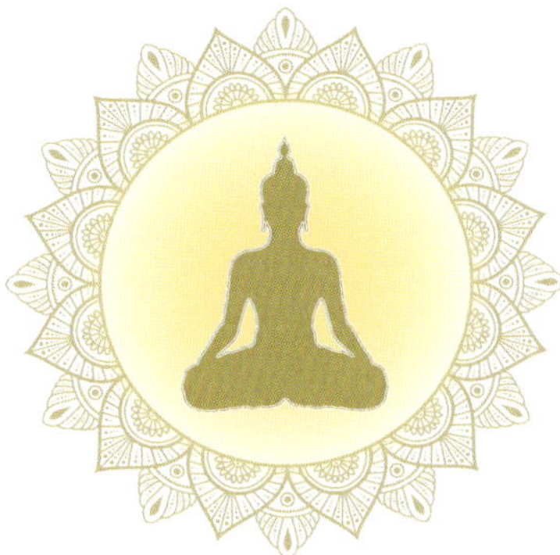

Ich erkenne die Macht meiner Gedanken.

Mit meinen Gedanken erschaffe ich meine Welt.

Ich bin ruhig und entspannt.

Ich denke positiv.

Fragen zur Selbstreflexion

- Welche negativen Gedanken über dich denkst du häufig?
- Kannst du deine Gedanken bewusst steuern oder steuern sie eher dich?
- Welche Gedanken bereiten dir Freude und Fülle?
- An welche Menschen, Orte oder Dinge denkst du besonders gern?
- Hast du häufig das Gefühl, dein Gedankenkarussell nicht stoppen zu können?

Atemübung ruhiger Affengeist

Setze dich in einen aufrechten Sitz deiner Wahl.

Dies kann der Schneidersitz, der Lotussitz oder auch der Fersensitz sein.

Richte deine Wirbelsäule gut in der Länge auf und lasse deine Schultern entspannt nach hinten und unten sinken. Entspanne dein Gesicht, den Punkt zwischen den Augenbrauen und deinen Kiefer.

Schließe nun sanft die Augen und komme bei dir an.

Du atmest ein und atmest aus.

Erlaube deinem Geist nun, alle deine Gedanken zur Ruhe zu bringen.

Vielleicht kannst du sogar wahrnehmen, wie dein kleiner wilder Affe gerade noch im Kopf von einem Gedanken zum nächsten springt.

Stell dir nun vor, wie das Äffchen langsamer springt, ruhiger wird und sich dann irgendwann auf einem Ast ganz gemütlich hinlegt.

Pause

Das Äffchen schläft nun friedlich auf seinem Ast.

Es wird ganz ruhig in deinem Kopf.

Deine Gedanken machen Pause.

Dein Geist kann sich erholen.

Atme ganz entspannt weiter ein und aus und genieße dabei die angenehme Ruhe und Stille in deinem Kopf.

Atemübung S-Laut

Setze dich in einen aufrechten Sitz deiner Wahl.

Dies kann der Schneidersitz, der Lotussitz oder auch der Fersensitz sein.

Richte deine Wirbelsäule gut in der Länge auf und lasse deine Schultern entspannt nach hinten und unten sinken.

Schließe nun sanft deine Augen.

Atme langsam durch die Nase ein. Dann atme durch den Mund aus und lasse ein langes, zischendes Ssss entstehen. (Durch den Widerstand deiner Zunge wird so deine Ausatmung verlängert.)

Wiederhole dies einige Male.

Stelle dir dabei vor, wie du deinen Geist von all deinen Gedanken befreist und mit dem Ssss aus dir herausströmen lässt.

Lasse mit der Ausatmung alle deine negativen und belastenden Gedanken los.

Pause

Beginne nun, das Ssss immer leiser werden zu lassen und so deine Ausatmung noch mehr in der Länge auszudehnen.

Wiederhole auch dies einige Male.

Praxisteil

Allgemeine Hinweise und Tipps

Um klar im Geist zu bleiben und einen Raum zu bieten, in dem die Schüler ihre Gedanken bewusst beobachten können, empfiehlt sich hier eine langsame und softe Yogapraxis. Diese Praxis soll uns die Ruhe und Stille schenken, die wir benötigen, um unseren Gedanken zu lauschen. Frage die Teilnehmer gerne immer wieder, wo ihre Gedanken gerade hingewandert sind und was sie gerade über sich selbst denken. Ermutige sie dazu, positiv über sich, ihren Körper und ihre Yogapraxis zu denken.

Passende Erwärmung: Erwärmung 1, 2 oder 3

Passende Bodensequenz: Bodenteil 1, 2 oder 3

Geeignete Fragen, die du während der Praxis stellen kannst, um den Raum für das Thema zu halten:

- Welche Gedanken sind gerade da?
- Kannst du deine Gedanken bewusst beobachten und vorbeiziehen lassen?
- Was treibt dein Monkeymind jetzt gerade, während du Yoga praktizierst?
- Welchen liebevollen Gedanken über dich kannst du jetzt gerade ins Leben rufen?

HATHA-YOGA

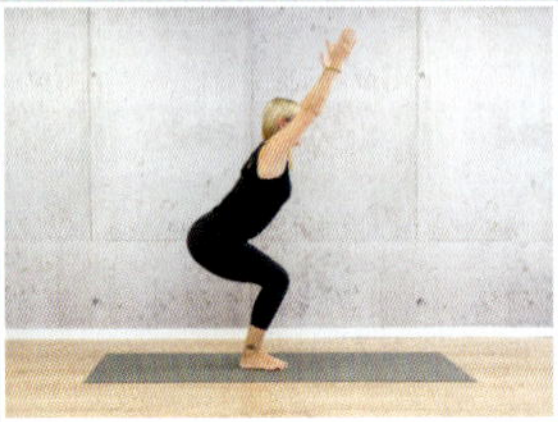

Blitz

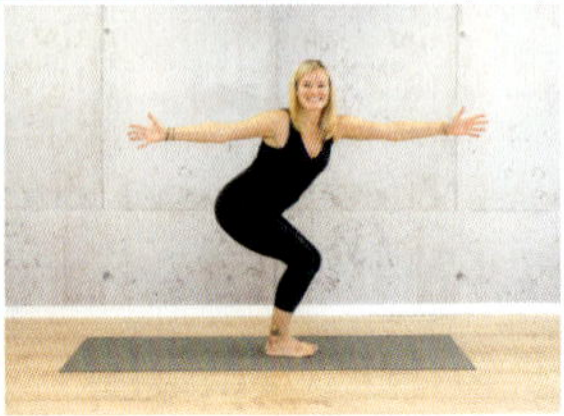

Blitz mit Rotation (Arme geöffnet)

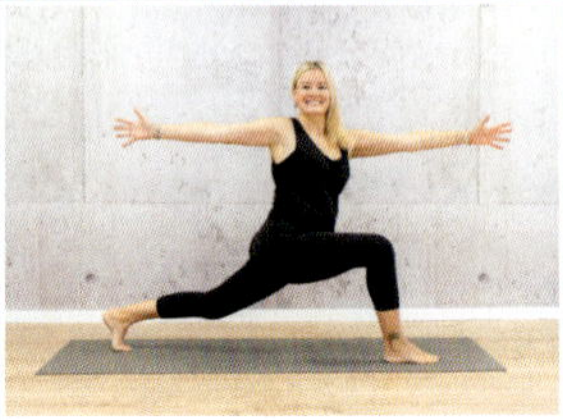

Krieger 1 mit Rotation (Arme geöffnet)

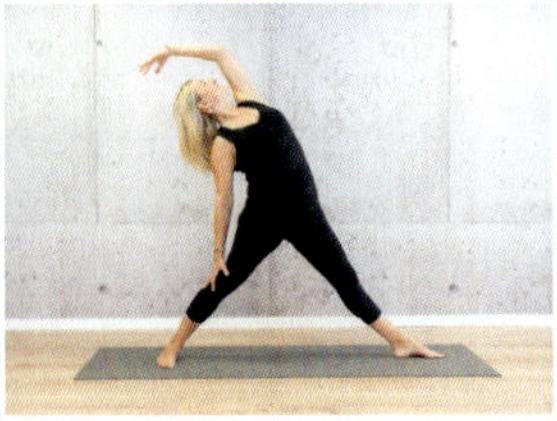

Friedlicher Krieger

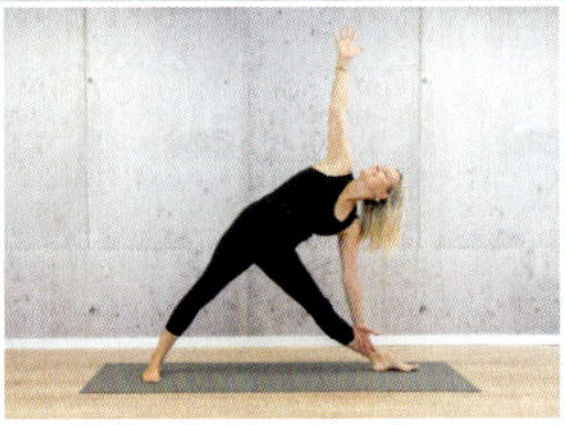

Dreieck

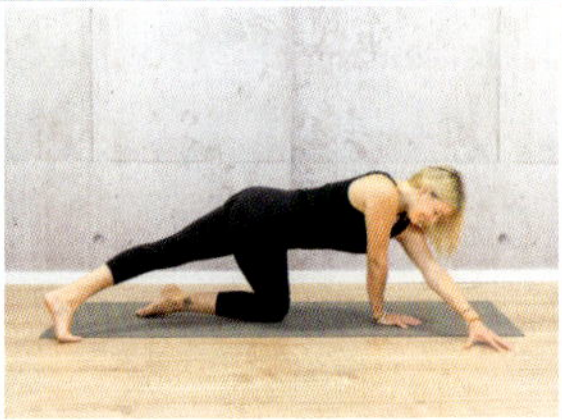

Flankendehnung im Vierfüßlerstand

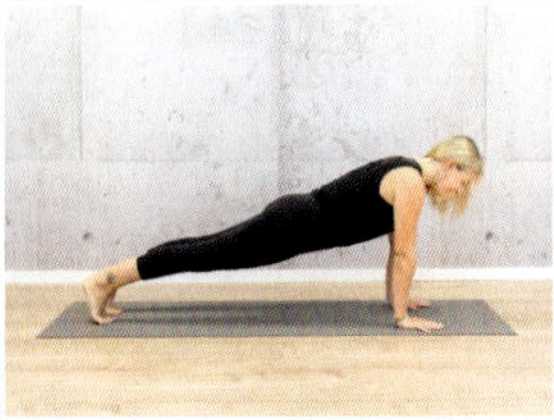

Brett

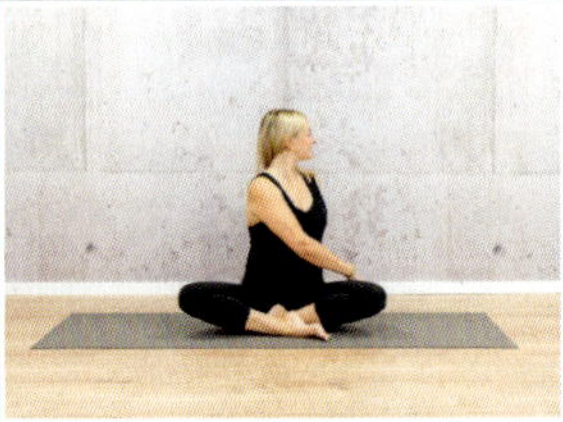

Drehsitz

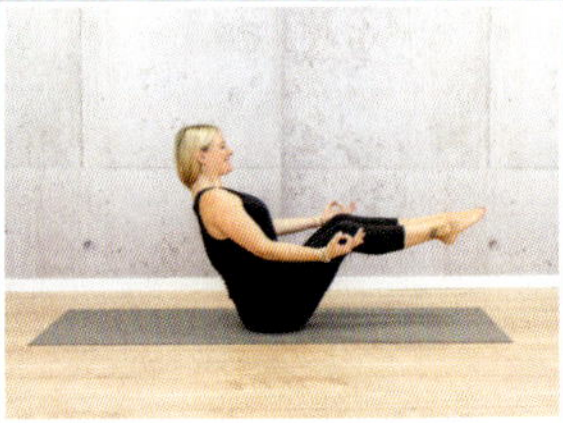

Boot

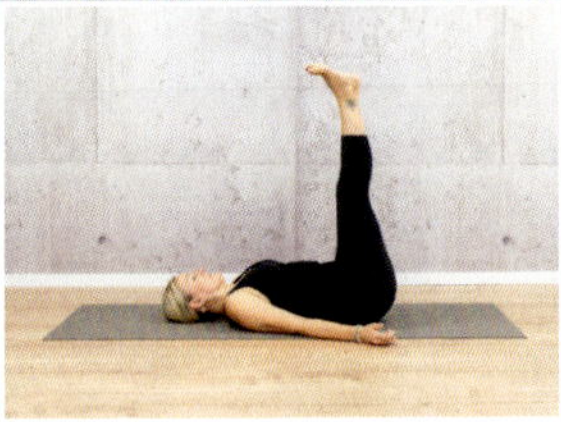

Becken heben und senken (Beine nach oben)

VINYASA-YOGA
Flow

Start

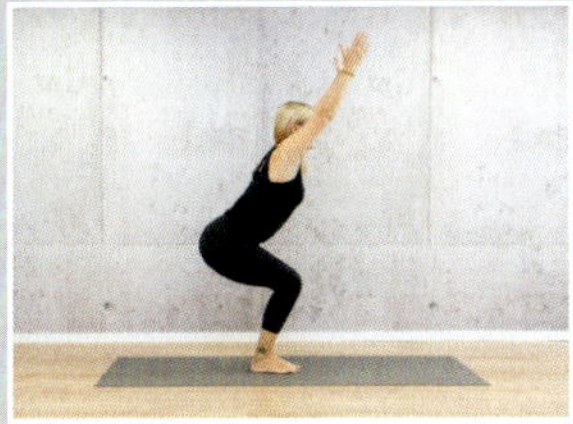

Blitz

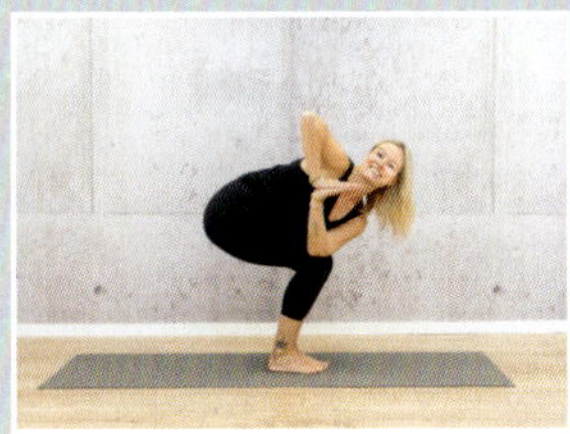

Gedrehter Blitz (Hände in Gebetshaltung)

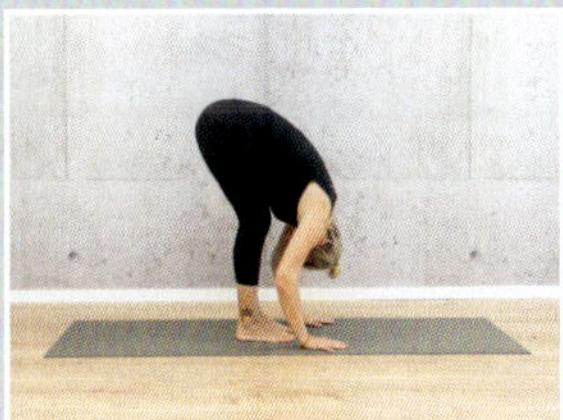

Stehende Vorwärtsbeuge

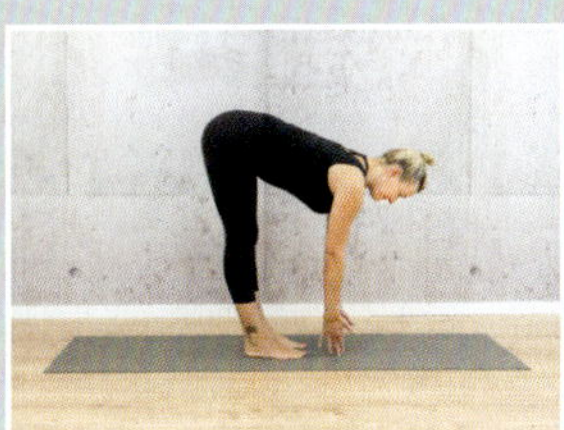

Halbe stehende Vorwärtsbeuge

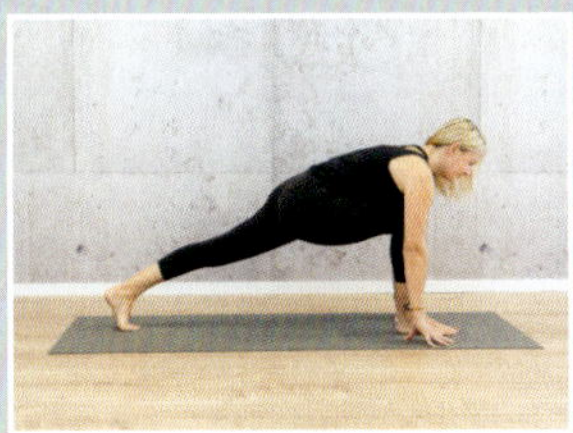

Sprinter

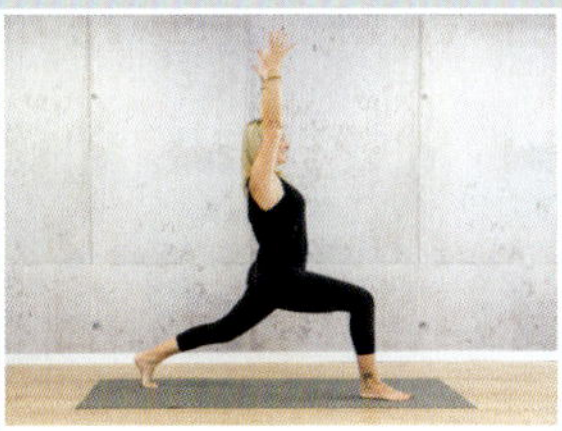

Krieger 1

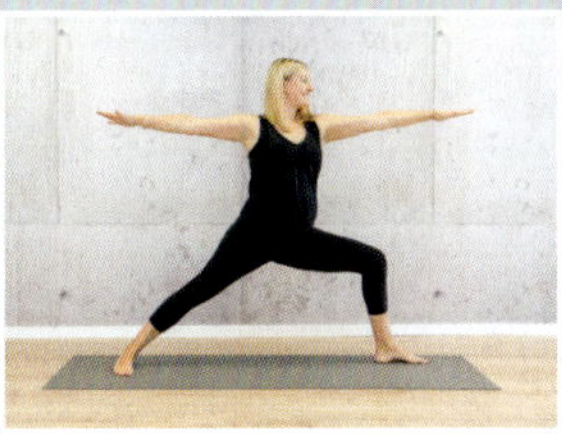

Krieger 2

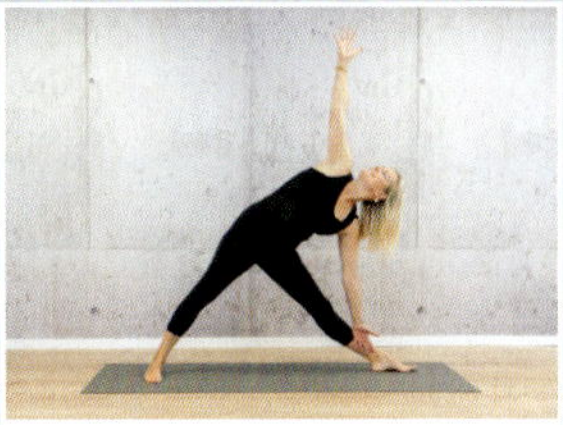

Dreieck

YIN-YOGA

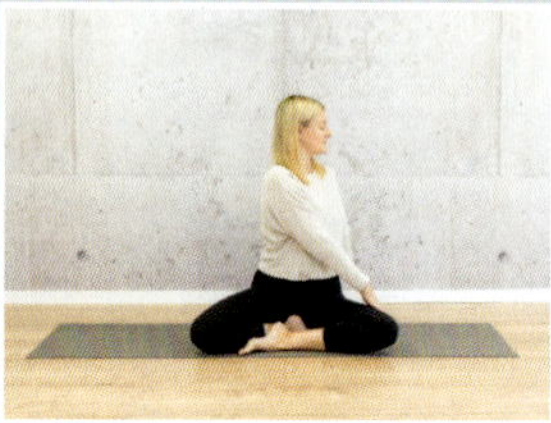

Drehsitz

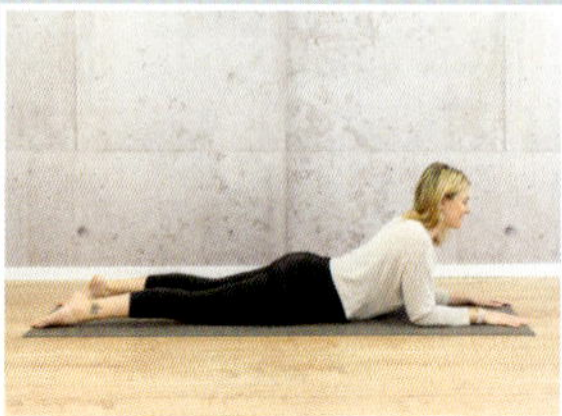

Sphinx

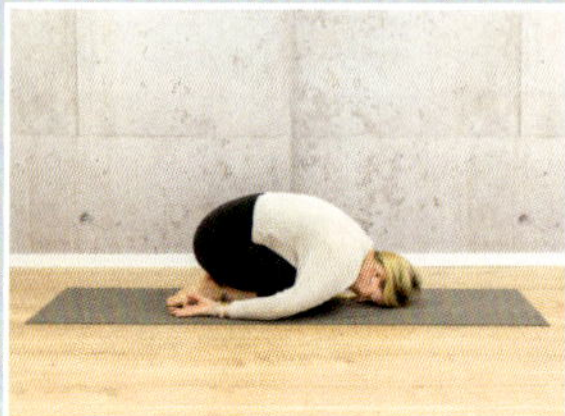

Kind

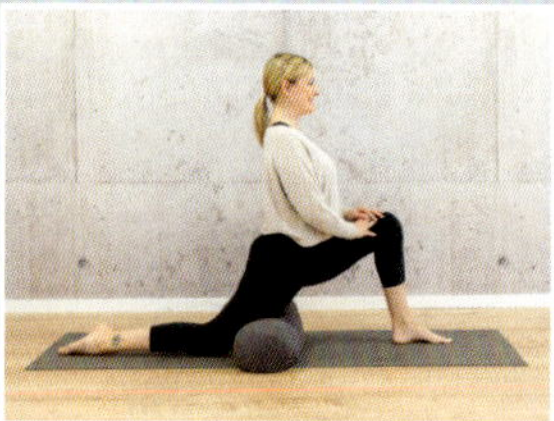

Drache

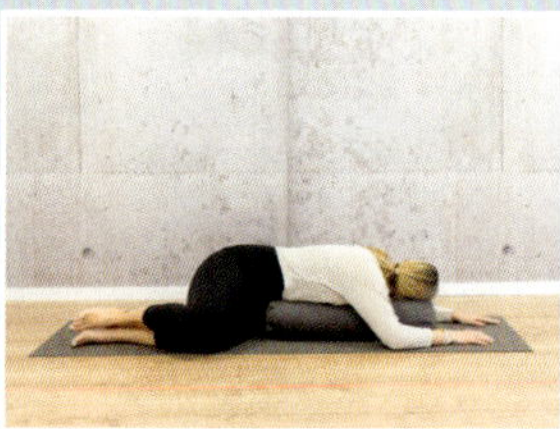

Gedrehte gedrehte Wurzel

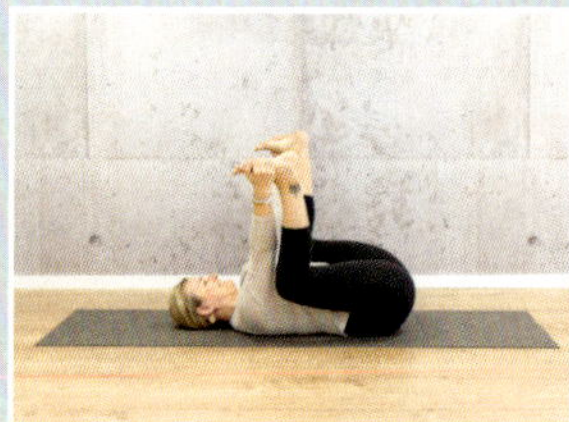

Happy Baby

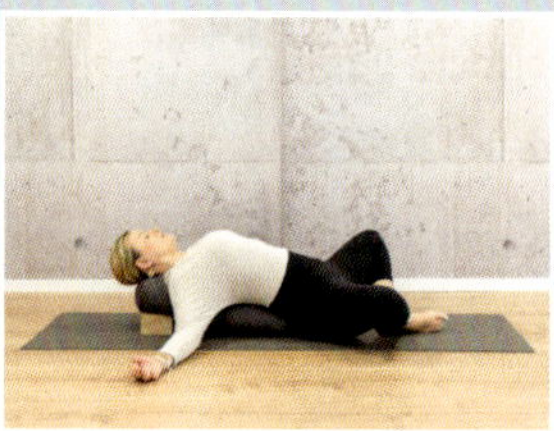

Sattel

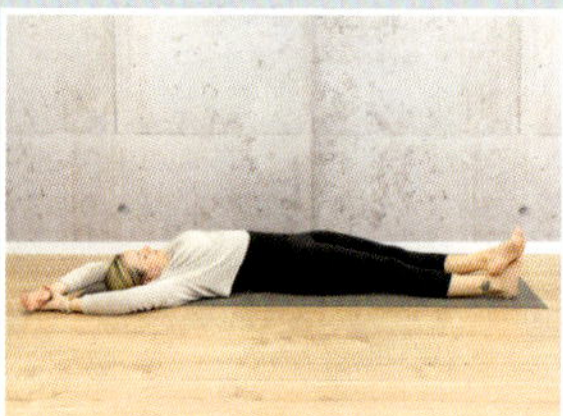

Banane

Wundervolle Worte für *Shavasana*

„Free yourself from your own thoughts."

Rumi

Mache es dir nun ganz bequem für dein *Shavasana*.

Lasse deinen Körper schwer in den Boden hineinsinken, schließe sanft beide Augen und spüre deine Atmung.

Gehe nun mit der Aufmerksamkeit in deinen Kopf hinein. Stelle dir vor, wie deine Gedanken hier, besonders im stressigen Alltag, kreisen. Stelle dir für einen Moment dieses Hamsterrad mit den vielen wirren Gedanken vor. Beginne nun, dich von deinen eigenen Gedanken zu befreien, sage dazu innerlich laut: „STOPP!" Beobachte bildlich, wie das Karussell langsam zum Stehen kommt. Sonst sage erneut innerlich: „STOPP!"

Deine Gedanken kommen nun zur Ruhe. Du kommst zur Ruhe. Dein Körper kommt zur Ruhe.

Spüre, wie sich die Ruhe in dir ausbreitet. Spüre die Freiheit in dir, die durch das Stoppen deiner Gedanken entsteht.

Pause

Du spürst die Ruhe in deinen Beinen und deinen Füßen.

Die Ruhe wandert auch durch deinen ganzen Oberkörper. Dabei entspannt sich dein Rücken mehr und mehr. Die Schultern lassen los.

Du spürst, wie die Ruhe deine beiden Arme hinunterwandert bis in die Fingerspitzen.

Ruhe in deinem ganzen Körper. Auch Dein Kopf und dein Gesicht entspannen sich und werden ganz ruhig.

Ruhe in deinem Geist.

Ruhe.

Ruhe.

Pause

Genieße noch für einige ruhige und tiefe Atemzüge den Besuch dieses wundervollen Gastes, der Ruhe.

Pause

Langsam ist es Zeit, wieder zurückzukommen.

Bewege sanft deine Hände und Füße, recke und strecke dich oder drehe dich gern noch einmal auf deine Lieblingsseite.

Langsam kommst du mit geschlossenen Augen nach oben zu mir zum Sitzen, sodass wir die Stunde gemeinsam beenden können.

Bedanke dich bei deinem Körper, deinem Geist und deiner Atmung für die heutige Yogapraxis.

Namasté.

MEDITATION ZUM THEMA

Du möchtest noch tiefer in dieses Thema eintauchen? – Eine passende Meditation mit weiteren wertvollen Impulsen für dich findest du im Meditationspaket (Audioformat) direkt zum Download auf Seite 227.

Deine eigenen Notizen zum Thema

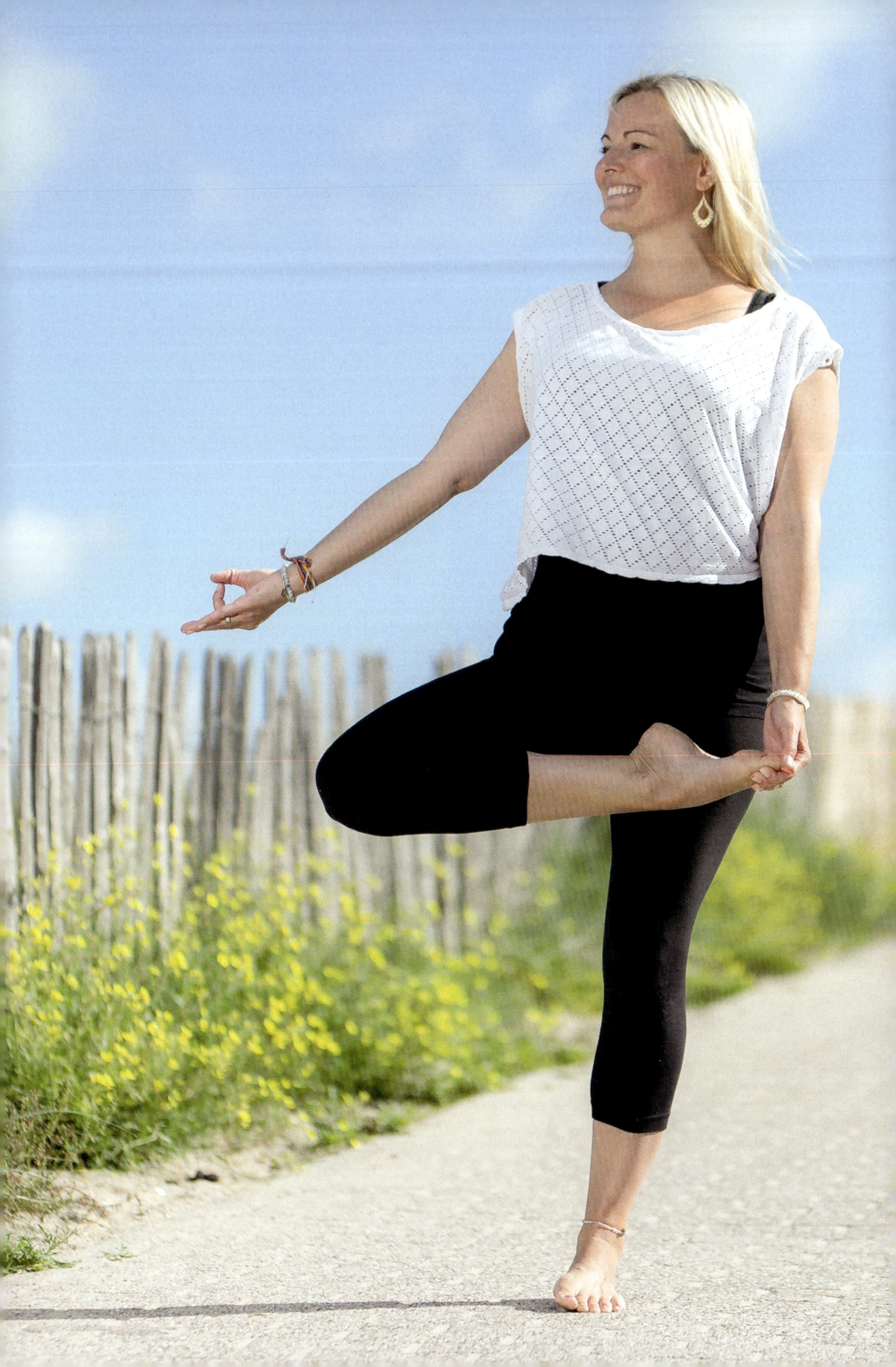

10

WAHRE GRÖSSE

Zeige deine wahre Größe

„Der Körper ist der Spiegel der Seele."

Unbekannt

Einleitung

*„Unsere wahre Größe finden wir dann,
wenn wir uns erlauben, uns in Gänze und
absoluter Vollkommenheit zu zeigen,
in unserer wahren Essenz und ganz authentisch."*

Kerstin Huber-Steinhorst

In diesem Kapitel geht es um deine **innere und äußere Aufrichtung**.

Fühlen wir uns innerlich kraftvoll, mutig und selbstbewusst, so zeigt sich dies auch in unserer Körperhaltung. Wir stehen dann mit beiden Beinen fest auf dem Boden, der Körper ist aufgerichtet, vielleicht sogar stolz.

Trauern wir hingegen, sind von Sorgen geplagt oder es liegt eine schwere seelische Last auf uns, so gehen wir meist klein und kraftlos durch die Welt und unser Oberkörper ist leicht nach vorne und unten geneigt. Häufig spüren wir diese „Last" auf Rücken und Schultern. Diese Haltung verrät, dass es uns gerade gar nicht gut geht und wir wenig Kraft und Energie haben.

Hier ist die Rede von **Embodiment**, was übersetzt „Verkörperung" bedeutet. Es geht also um den Zusammenhang zwischen unserem Körper (unserer Haltung) und unserem geistigen und seelischen Zustand. Der Körper spiegelt unser Inneres und unser innerer Zustand zeigt sich in unserer Körperhaltung. Hier entsteht eine Wechselwirkung, beide Seiten können sich also gegenseitig beeinflussen.

Nicht nur der Körper beeinflusst unsere Gedanken und Gefühle, auch unser mentaler und emotionaler innerer Zustand beeinflusst unser körperliches Auftreten. Jedes Gefühl und jede Stimmung, aber ebenso Erfahrungen und Erlebnisse werden im Körper gespeichert und spiegeln sich in unserem äußeren Erscheinungsbild. Auf der anderen Seite können wir durch unsere Körperhaltung oder auch durch unsere Mimik eine Reaktion in unserer inneren Gefühlswelt hervorrufen.

Die Wirkung von Embodiment können wir im Yoga wunderbar für uns nutzen, indem wir uns bewusst aufrichten. In diesem Fall werden wir auch innerlich stolzer und erkennen sowohl unseren Selbstwert als auch unser Potenzial, welches in uns schlummert. In einer solchen Yogapraxis kannst du deine absolute Vollkommenheit und wahre Essenz spüren und so zu deiner Authentizität finden.

Die Vorteile sind auch im Alltag wunderbar anzuwenden, indem du dich beispielsweise vor einem Vortrag, einem wichtigen Gespräch mit dem Chef oder einem anderen wichtigen Event erst einmal aufrichtest und groß machst, ein paar Mal tief durchatmest und dich in deine Kraft bringst. Ein aufrechter Körper strahlt Stärke und Stabilität aus.

„Ändert sich der Zustand der Seele, so ändert dies auch das Aussehen des Körpers und umgekehrt; ändert sich das Aussehen des Körpers, so ändert dies zugleich auch den Zustand der Seele."

Aristoteles

Wann dieses Stundenbild besonders gut passt

Immer, wenn ein Schüler eine schwere Phase durchgemacht hat oder längere Zeit aufgrund von Krankheit aussetzen musste, bietet sich diese Stundenbild an, um ihn wieder zurück in seine Kraft zu bringen. Das Thema eignet sich weiterhin sehr gut für Personal-Yoga-Einheiten und Yoga bei Depression.

Das Stundenbild ist auch gut für den Sommer und an sonnigen Tagen geeignet. Hier kannst du den Bezug zum Solarplexus-Chakra (Sonnengeflecht), das wenige Zentimeter über dem Bauchnabel liegt, herstellen. Das Solarplexus-Chakra steht für Sonne, Licht, Mut, Kraft und positive Energie.

Worte für die Einstimmung

Um dich auf das Thema einzustimmen, setze dich bitte einmal in einen bequemen Sitz und richte deine Wirbelsäule gut in der Länge auf. Spüre hier einmal ganz bewusst, dass du immer noch ein paar Millimeter mehr nach oben wachsen kannst, sehr zur Freude deiner Bandscheiben, die sich über das Mehr an Platz und Raum riesig freuen.

Aus dieser Yogastunde wirst du groß und stolz herausgehen. Heute darfst du wachsen, dich in deiner wahren Größe zeigen und leuchten. Es geht um unsere innere und äußere Aufrichtung. Dabei werden wir unseren Bauch und Rücken kräftigen, um stabiler und aufrechter durchs Leben zu gehen.

Etwa zwei Zentimeter über deinem Bauchnabel sitzt dein Solarplexus-Chakra. Es steht für Sonne, Licht, Stärke, Mut und positive Energie. Diese Qualitäten wollen wir heute in uns wecken, um in unsere wahre Größe zu kommen und eine stolze Aufrichtung des Körpers zu finden.

Positive Affirmationen

Ich wachse mit jedem Tag.

Ich darf mich in meiner wahren Größe zeigen.

Ich bin ich.

Ich glaube an mich.

Meine innere Stärke zeigt sich in meiner Haltung.

Ich stehe mit beiden Beinen fest im Leben.

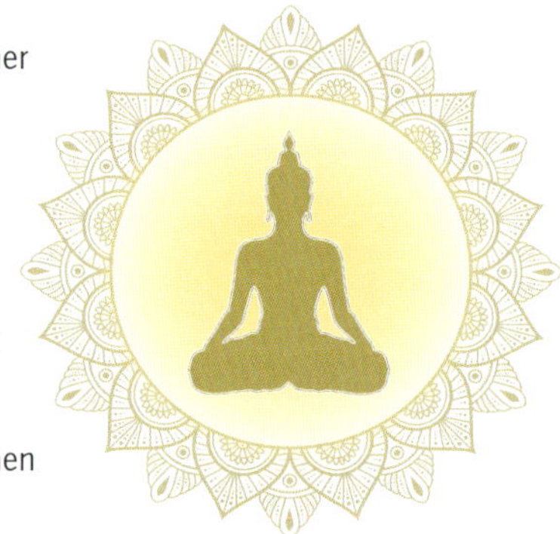

Ich bin stark.

Ich bin ein kraftvoller Mensch.

Ich bin voller positiver Energie.

Ich bin einzigartig.

Ich träume groß.

Ich bin eine starke Persönlichkeit.

Fragen zur Selbstreflexion

- Was hindert dich noch daran, deine wahre Größe zu leben und zu zeigen?
- Welche Dinge oder Menschen machen dich klein?
- Wer oder was bringt dich in deine Kraft?
- Wann fühlst du dich stabil und zentriert?
- Was bringt dich in, was bringt dich „aus deiner Mitte"?
- Wo im Leben gehst du schon mutig deinen Weg?
- Wo darfst du noch mutiger dein wahres Selbst zeigen?

Atemübung Wachsen

Setze dich in einen aufrechten Sitz deiner Wahl. Wachse und richte dich noch mehr in der Länge auf. Dein Scheitel strebt zur Decke, deine Schultern und dein Gesicht sind ganz entspannt.

Schließe nun sanft deine Augen und komme hier an.

Beginne nun mit der Einatmung bis 4 zu zählen und wachse dabei nach oben in die Länge. Stelle dir vor, an deinem Scheitel ist ein dünner Faden befestigt, der dich sanft nach oben in die Länge zieht.

Zähle erneut bis 4 und halte deine Aufrichtung, während du ausatmest.

Zähle wieder bis 4 und wachse noch ein bisschen mehr, der Scheitel strebt weiter in Richtung Decke. 4 Zeiten lang halten.

Mit der Einatmung 4 Zeiten lang wachsen, mit der Ausatmung 4 Zeiten lang halten. Fahre in deinem Atemtempo fort und wachse über dich hinaus. Du bist so viel größer, als du denkst.

Atemübung Ausdehnung des Brustkorbs

Setze dich in einen aufrechten Sitz deiner Wahl. Wachse und richte dich noch mehr in der Länge auf. Dein Scheitel strebt zur Decke, deine Schultern und dein Gesicht sind ganz entspannt.

Schließe nun sanft deine Augen und komme hier an.

Nimm wahr, wie die Luft durch deine Nase und den Rachen in deine Lunge fließt und wieder zurück. Spüre, wie sich dein Brustkorb dabei sanft bewegt.

Richte nun deine Aufmerksamkeit auf die Vorderseite deines Brustkorbs. Spüre, wie sich dein Brustbein hebt und sich die Rippen nach vorne ausdehnen.

Pause

Wandere mit der Aufmerksamkeit nun zu den beiden Seiten deines Brustkorbs. Spüre auch hier, wie sich die Rippen in beide Richtungen ausdehnen und weiten.

Pause

Spüre nun auch in den hinteren Bereich deines Brustkorbs hinein. Spüre, wie sich der hintere obere Teil deines Brustkorbs ausdehnt. Nimm auch wahr, wie sich der Bereich zwischen deinen Schulterblättern bewegt und weitet.

Pause

Nun nimm deinen Brustkorb als Ganzes wahr. Spüre, wie er mit jedem Atemzug größer und weiter wird, wie du dich noch mehr ausdehnst und weit wirst. Wachse und dehne dich aus.

Atemübung mit Affirmation

Setze dich in einen aufrechten Sitz deiner Wahl. Wachse und richte dich noch mehr in der Länge auf. Dein Scheitel strebt zur Decke, deine Schultern und dein Gesicht sind ganz entspannt.

Schließe nun sanft deine Augen und komme hier an.

Atme ein paar Mal tief ein und aus und lasse die Atmung mehr und mehr in den Bauchraum fließen.

Lange Pause

Beginne nun, die **Affirmation**: „Ich gehe los für meine Träume" in die Atmung mit einfließen zu lassen. Mit jeder Einatmung sagst du in Gedanken für dich: „Ich gehe los" und mit jeder Ausatmung: „für meine Träume".

Wiederhole die **Affirmation** im Rhythmus deiner Atmung.

Stelle dir dabei vor, wie du dich fühlst, wenn du deine Träume verwirklichst. Fühle dich in dein leuchtendes Zukunfts-Ich hinein und spüre deine enorme Stärke. Spüre deinen Wert, deinen Mut und deine Energie.

Du atmest ein und atmest aus. „Ich gehe los für meine Träume!"

Führe diese Übung in deinem Atemrhythmus fort und wachse mit jeder Einatmung ein bisschen nach oben.

Praxisteil

Allgemeine Hinweise und Tipps

Erinnere die Teilnehmer gerne während der Praxis immer wieder daran, noch mehr in die Aufrichtung zu kommen, indem sie das Brustbein mehr heben, die Wirbelsäule lang machen und den Kopf (die Scheitelkrone) zur Decke streben lassen. Rufe ihnen das Bild des dünnen Fadens, der am Scheitel befestigt ist und den Kopf sanft nach oben zieht, zurück ins Gedächtnis. Lade sie auch dazu ein, ihre Aufrichtung auch von innen heraus zu spüren und sich zu entfalten. Erinnere sie immer wieder an ihre wahre Größe und dass so viel Potenzial in ihnen schlummert. Alle Krieger-Varianten passen hier besonders gut.

Passende Erwärmung: Erwärmung 3

Passende Bodensequenz: Bodenteil 2

Geeignete Fragen, die du während der Praxis stellen kannst, um den Raum für das Thema zu halten:

- Kannst du hier noch mehr nach oben wachsen?
- Kannst du diese Quelle der inneren Aufrichtung in dir spüren?
- Mache dich ganz groß und weite deinen Körper. Zeige deine Größe und was wirklich in dir steckt.
- Wie fühlst du dich, wenn du dich groß machst und dich in deiner absoluten Vollkommenheit zeigst?

HATHA-YOGA

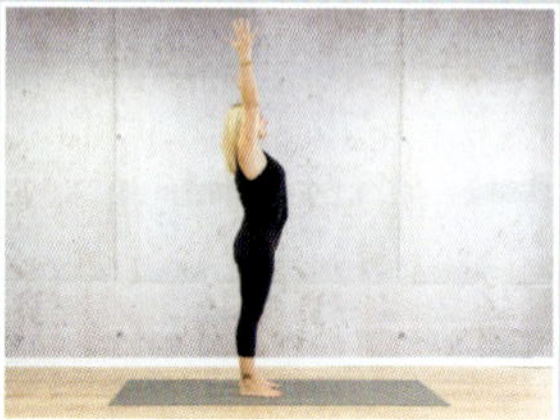

Gestreckte Berghaltung

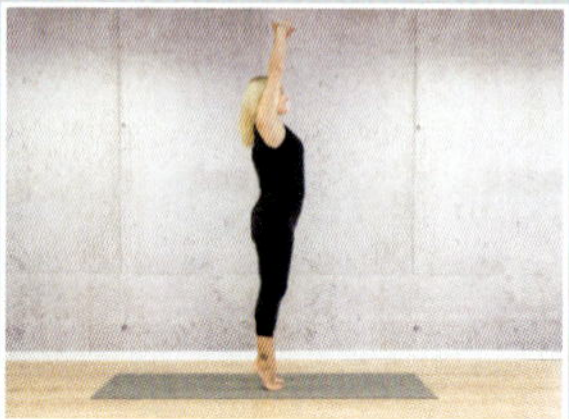

Gestreckte Berghaltung auf den Zehenspitzen

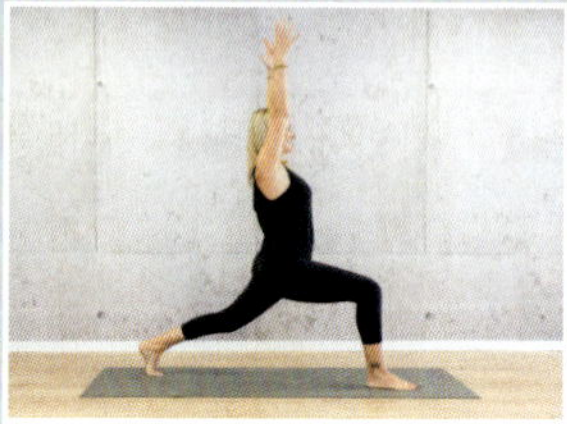

Krieger 1

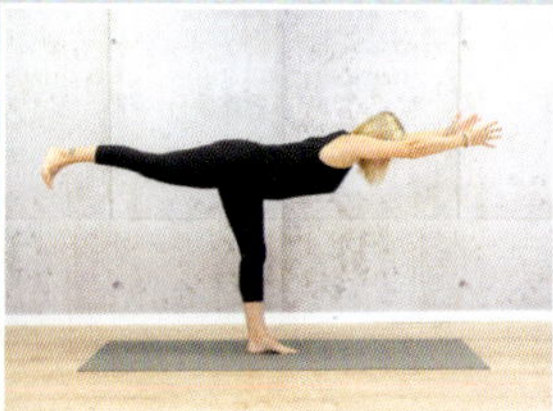

Krieger 3

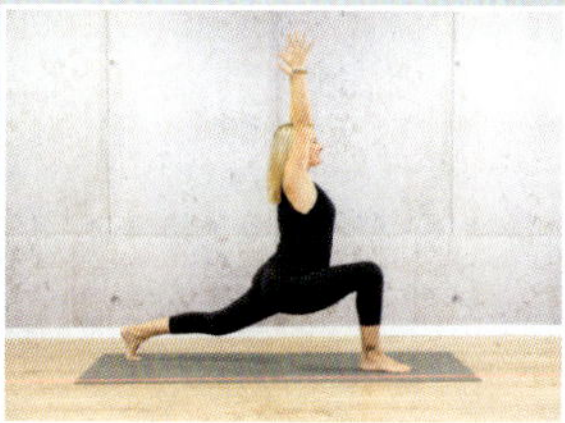

Low Lunge mit gehobenen Armen

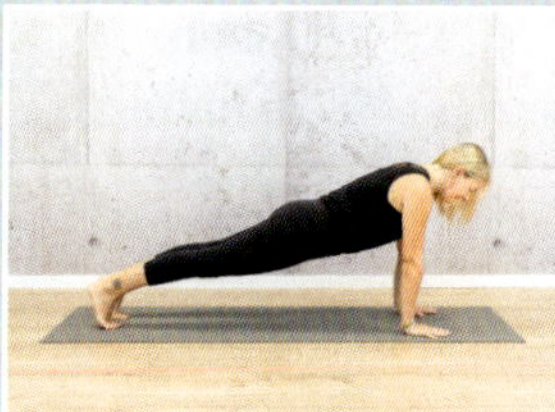

Brett

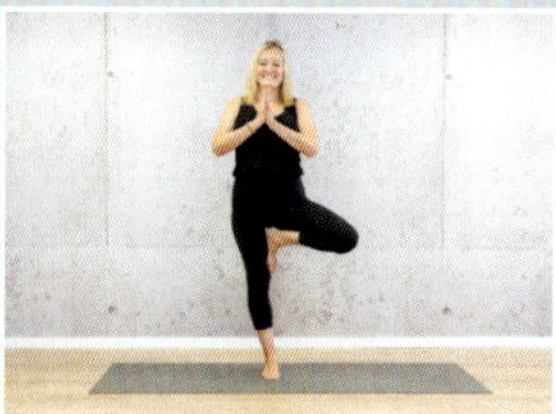

Baum

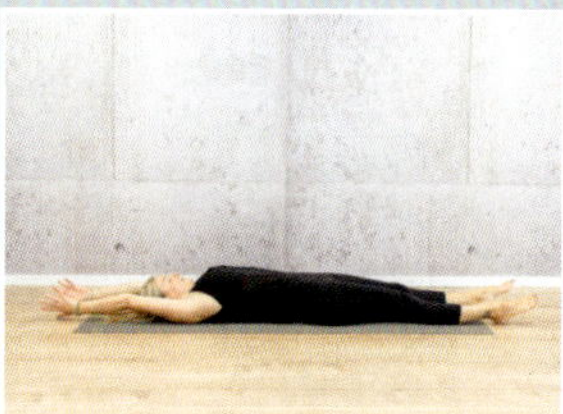

Ganzkörperstretch

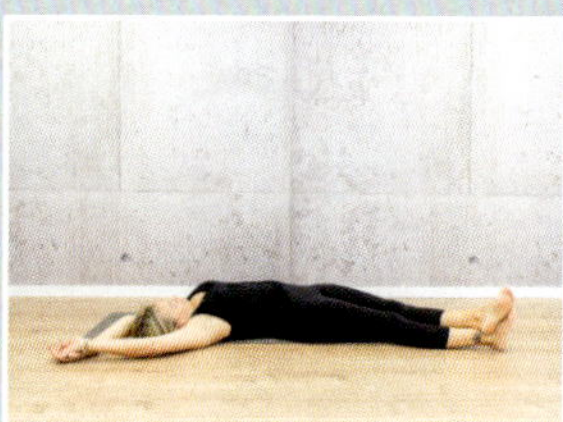

Banane

VINYASA-YOGA
Flow

Start →

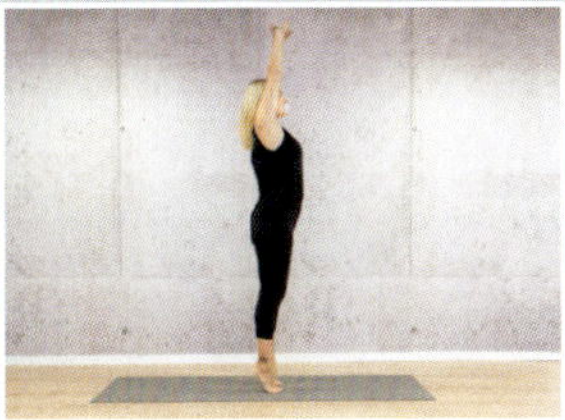
Gestreckte Berghaltung auf den Zehenspitzen

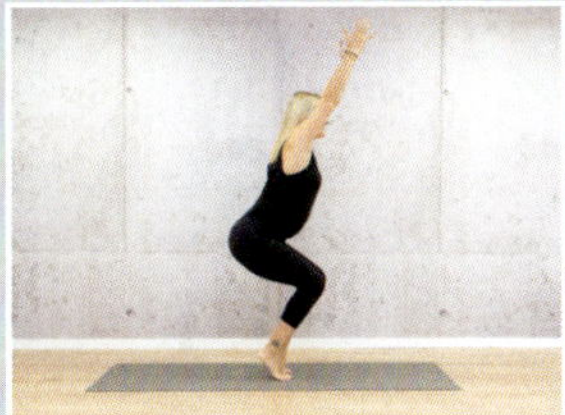
Blitz auf den Zehenspitzen

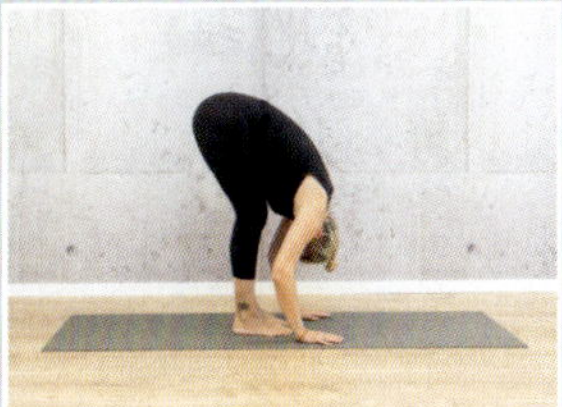
Stehende Vorwärtsbeuge

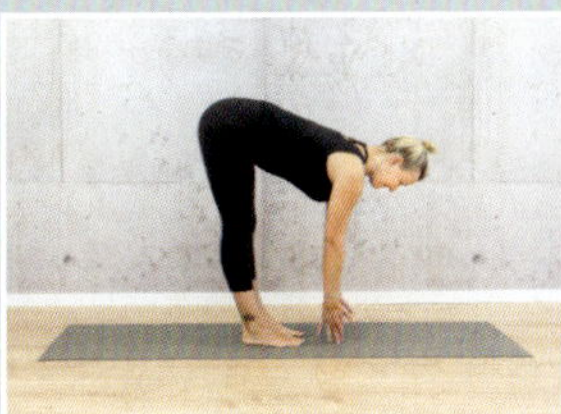
Halbe stehende Vorwärtsbeuge

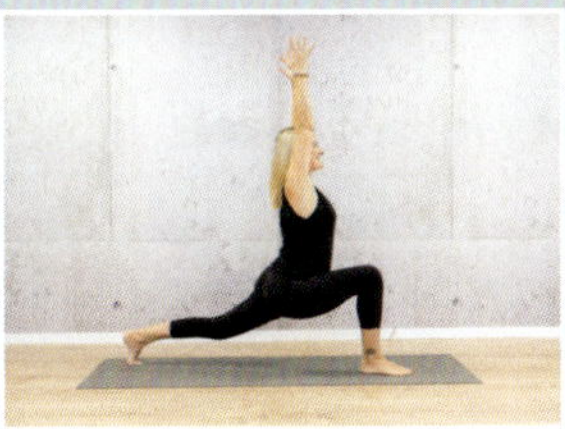
Low Lunge mit gehobenen Armen

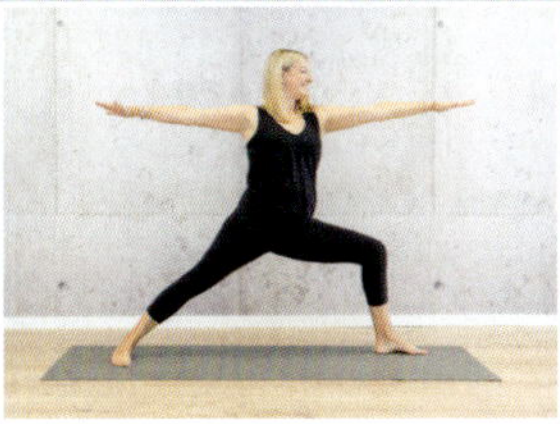
Krieger 2

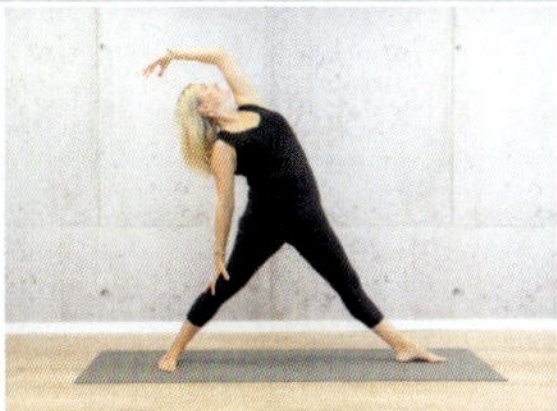
Friedlicher Krieger

YIN-YOGA

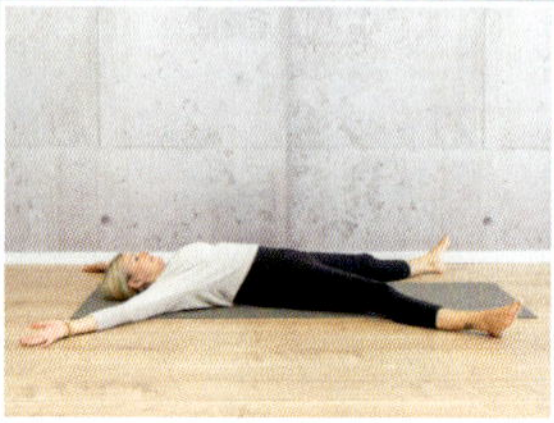

Pentagramm

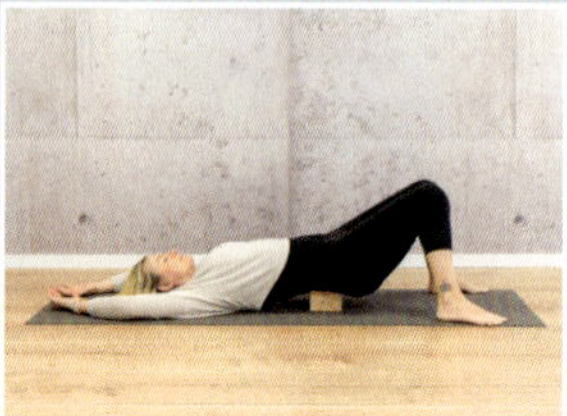

Brücke

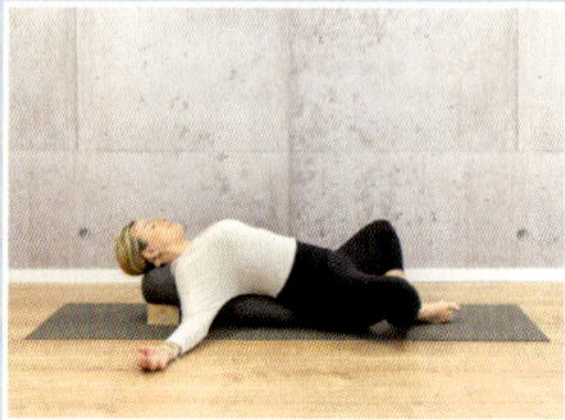

Sattel

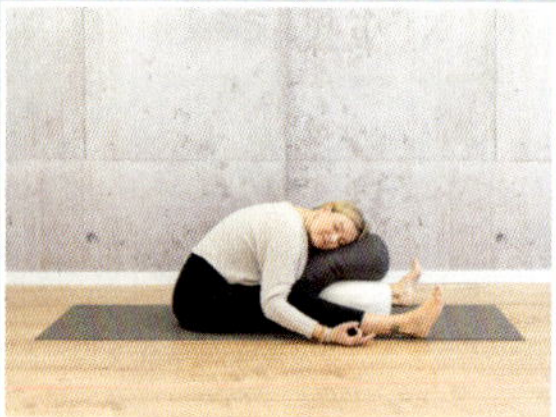

Raupe

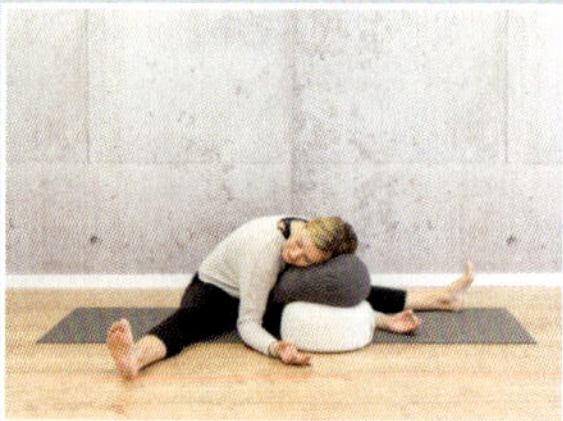

Libelle

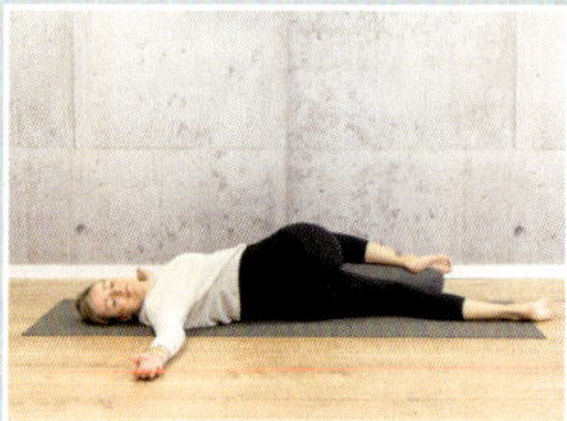

Gedrehte Wurzel

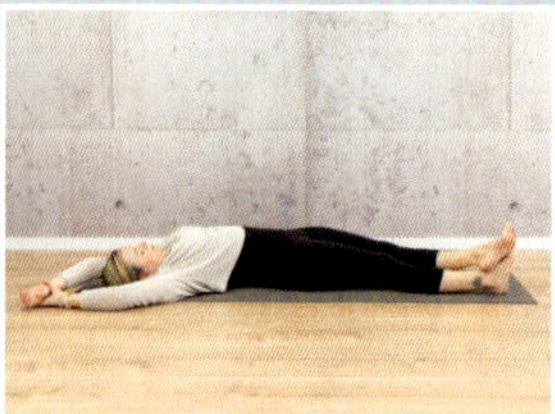

Banane

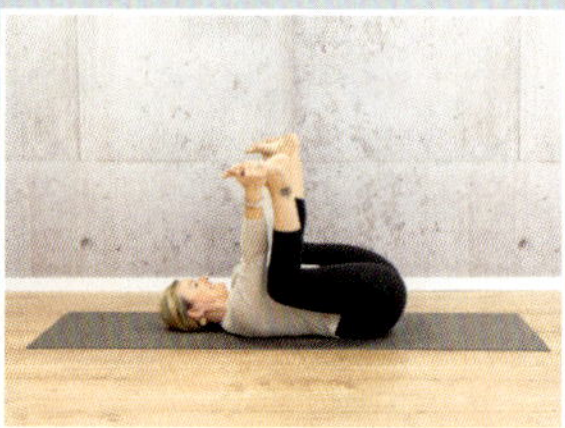

Happy Baby

Wundervolle Worte für *Shavasana*

Mache es dir nun ganz bequem für dein *Shavasana*.

Lasse deinen Körper schwer in den Boden hineinsinken, schließe sanft beide Augen und spüre deine Atmung.

Wandere nun mit deiner Aufmerksamkeit zu deinem Bauchnabel und spüre, wie sich dein Bauch auf- und abbewegt. Lege gern deine beiden Hände auf deinen Bauch, um dich noch intensiver mit deiner kraftvollen Körpermitte zu verbinden.

Komme in Verbindung zu deiner inneren Stärke, zu deinem Mut und deiner positiven Energie.

Pause

Schaue nun einmal von oben und außen auf dich herab. Betrachte dich, wie du hier liegst.

Werde dir bewusst, wie weit du schon gekommen bist.

Werde dir auch bewusst, wie stolz dein früheres Ich wäre, wenn es wüsste, was du alles im Leben erreicht und gemeistert hast.

Erlaube dir in diesem Moment, einfach ganz du selbst zu sein. Denn nur dann bist du in deiner wahren Kraft und Größe. Alle deine Zweifel und Ängste, nicht gut genug zu sein, machen dich nur klein. Heute bist du groß, weit, frei, mutig und stark.

Pause

Langsam ist es Zeit, wieder zurückzukommen.

Spüre diesen Moment des Aufwachens aus deinem *Shavasana* noch einmal ganz achtsam und bewusst:

- Wie geht es dir jetzt?
- Was kannst du wahrnehmen?
- Wie fließt der Atem?

Pause

Bewege sanft deine Hände und Füße, recke und strecke dich oder drehe dich gern noch einmal auf deine Lieblingsseite.

Langsam kommst du mit geschlossenen Augen nach oben zu mir zum Sitzen, sodass wir die Stunde gemeinsam beenden können.

Spüre noch einmal deinen aufrechten Sitz und bedanke dich bei deinem Körper, deinem Geist und deiner Atmung für die heutige Yogapraxis.

Namasté.

MEDITATION ZUM THEMA

Du möchtest noch tiefer in dieses Thema eintauchen? – Eine passende Meditation mit weiteren wertvollen Impulsen für dich findest du im Meditationspaket (Audioformat) direkt zum Download auf Seite 227.

Deine eigenen Notizen zum Thema

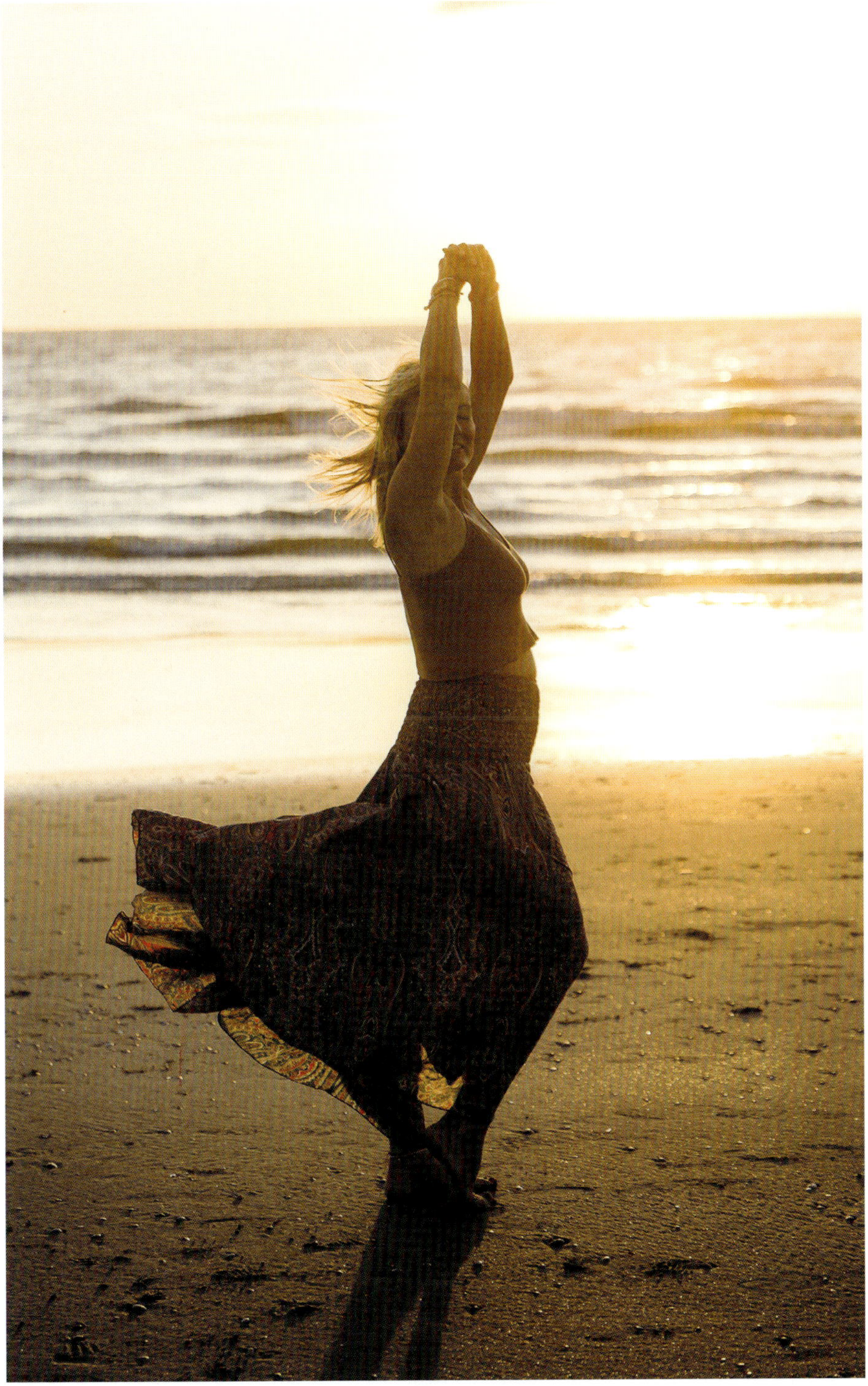

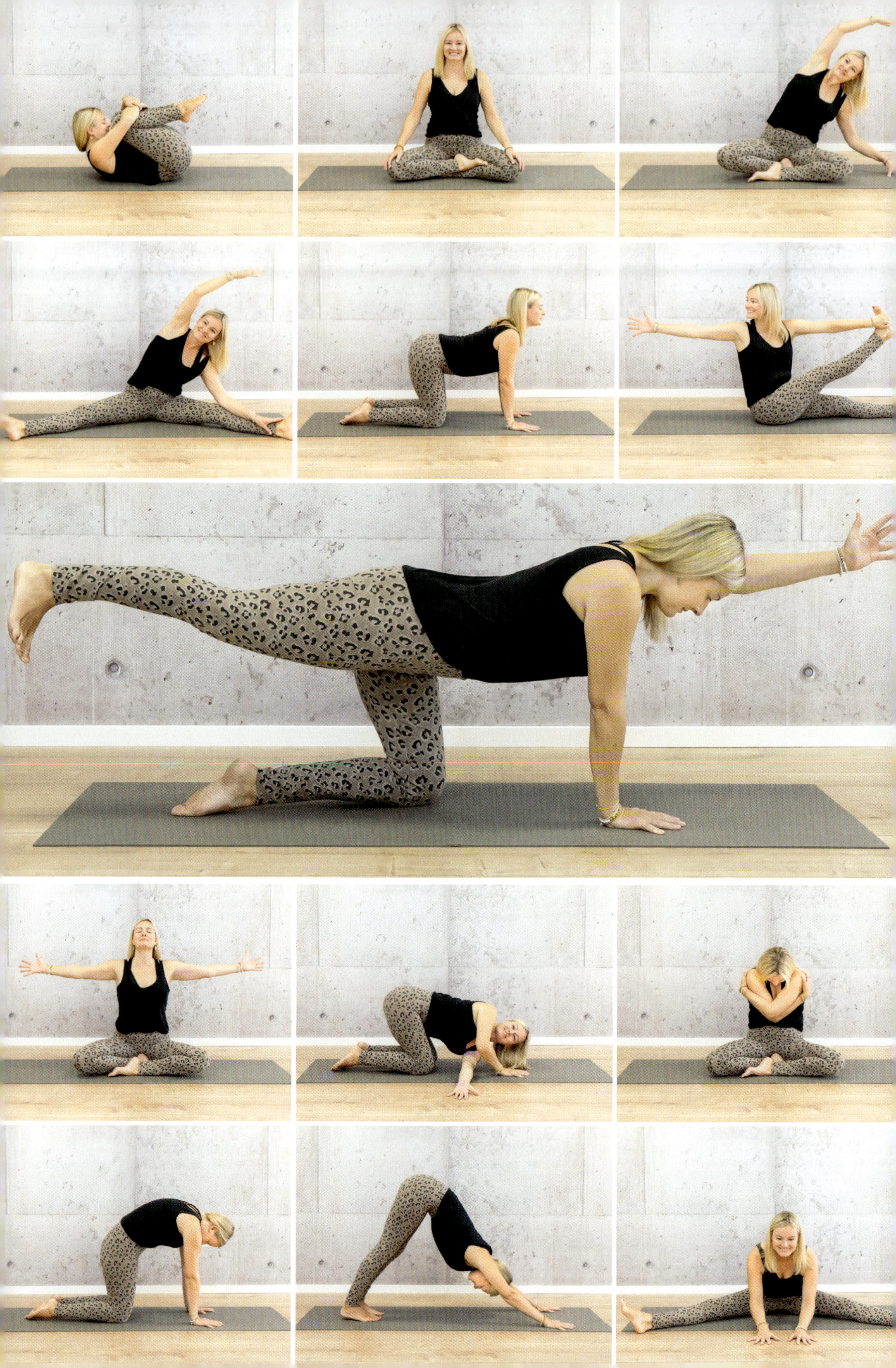

ÜBERGREIFENDE PRAXISELEMENTE

In diesem Kapitel findest du Erwärmungen und Bodensequenzen, die du mit den jeweiligen Hauptteilen aus den Themenkapiteln kombinieren kannst. Sie sind vor allem beim Unterrichten von Hatha- und Vinyasa-Yoga sinnvoll. Natürlich kannst du auch deine eigenen Erwärmungen/Mobilisationen und Bodensequenzen verwenden.

Siehe auch Unterkapitel „Stundenaufbau".

Beispiel für den Stundenaufbau einer Vinyasa-Yoga-Stunde zum Thema „Gefühle"

Einstimmung und Atemübung aus dem Kapitel „Gefühle"

Erwärmung 3

Hauptteil Flow aus dem Kapitel „Gefühle"

Bodenteil 2

Shavasana aus dem Kapitel „Gefühle"

Erwärmung und Mobilisation

Erwärmung 1

Hier liegt der Fokus auf der Öffnung, Dehnung und Mobilisation des Brustkorbs und des Nacken-Schulter-Bereichs.

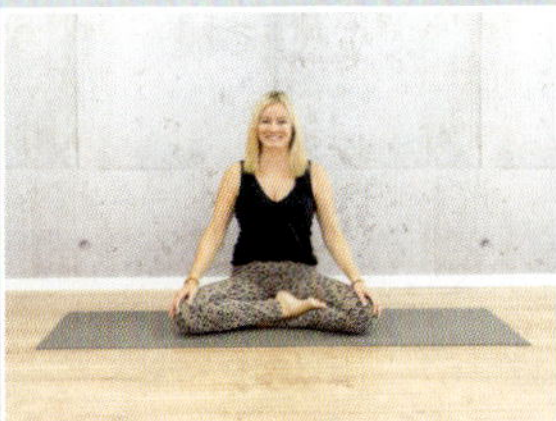

Schneidersitz/ Lotussitz/halber Lotussitz

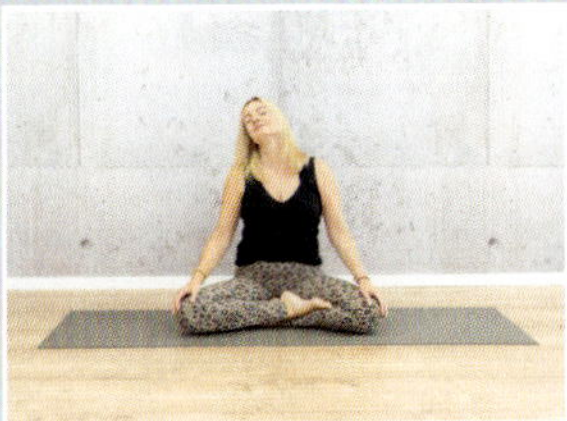

Nackenkreisen

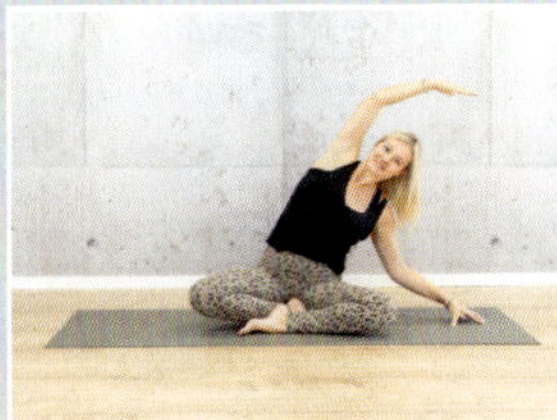

Flankendehnung im Sitzen

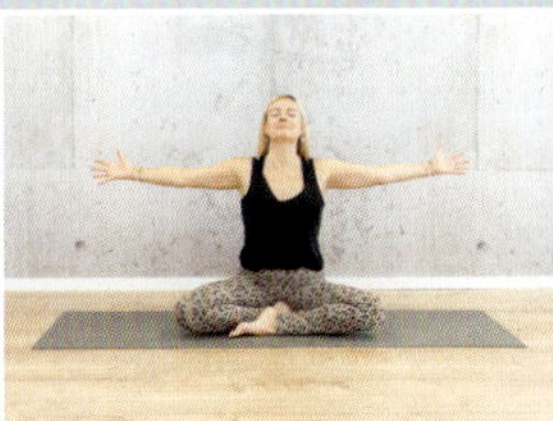

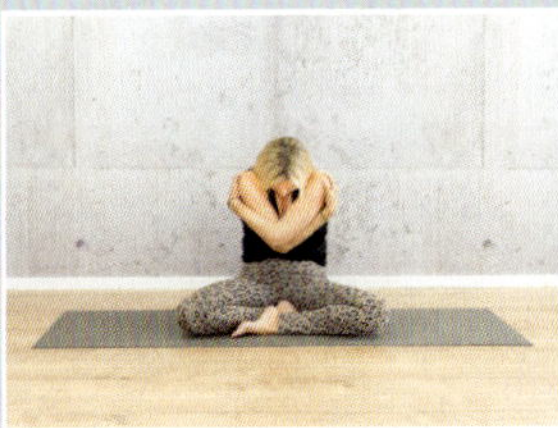

Atemfenster (öffnen und schließen)

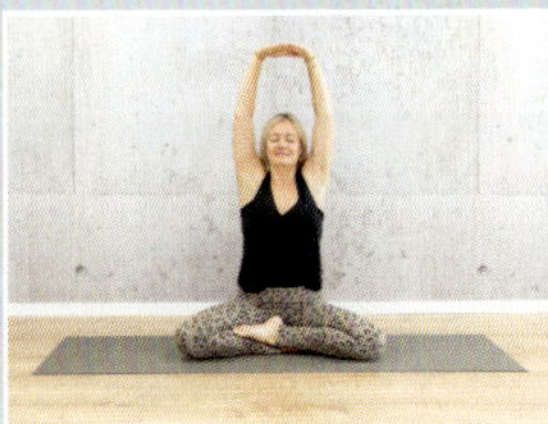

Armheben (Hände im Flechtgriff)

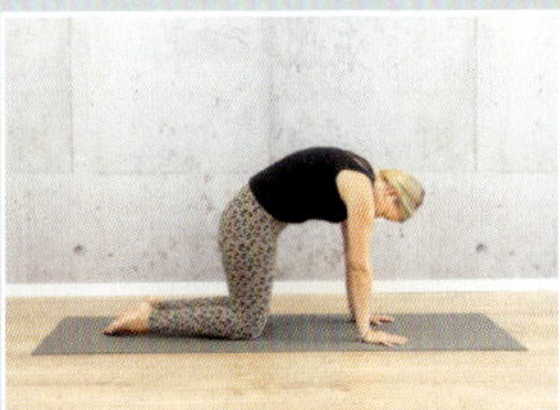

Katze

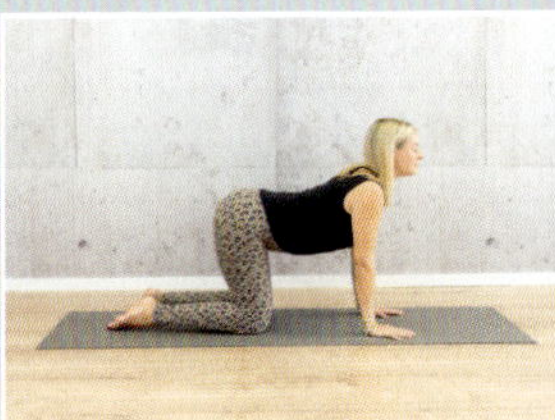

Kuh

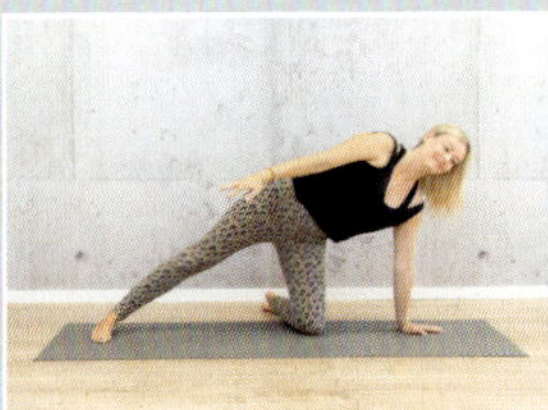

Balkenhaltung mit Armkreisen

Erwärmung 2

Hier liegt der Fokus auf der Mobilisation des unteren Rückens, der Hüfte, des Kreuzbein-Darmbein-Gelenks (ISG) und des Beckenraums.

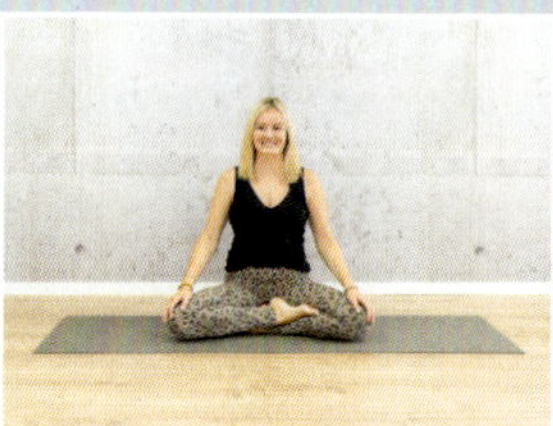

Schneidersitz/ Lotussitz/halber Lotussitz

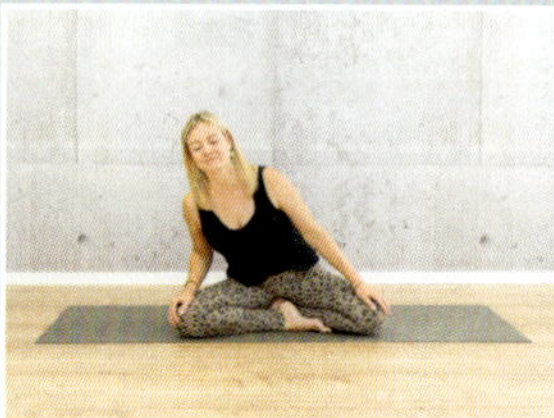

Beckenkreisen

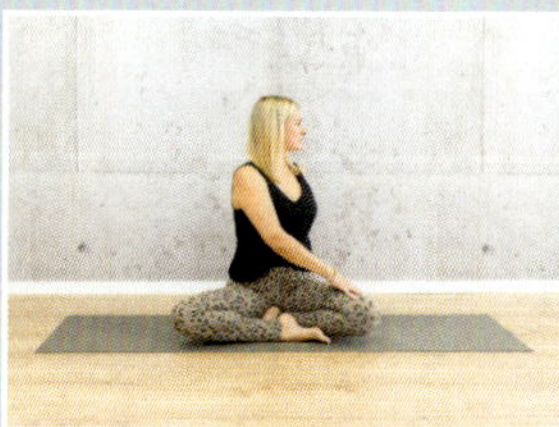

Drehsitz

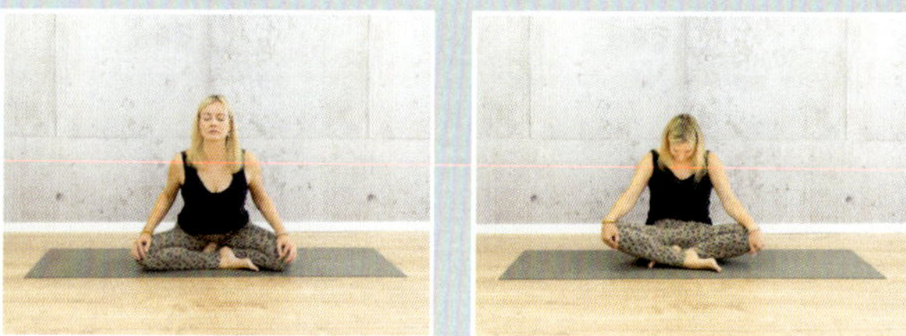

Katze-Kuh im Sitzen (vor und zurück)

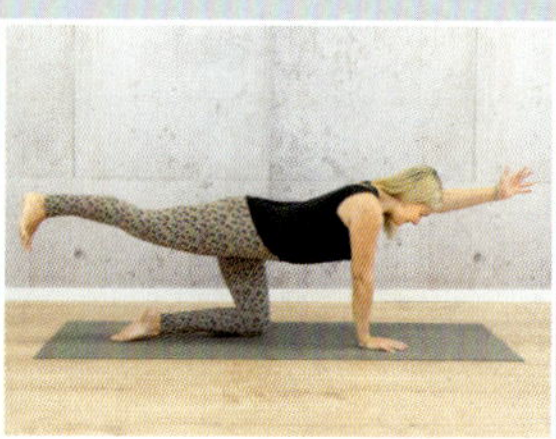

Tiger

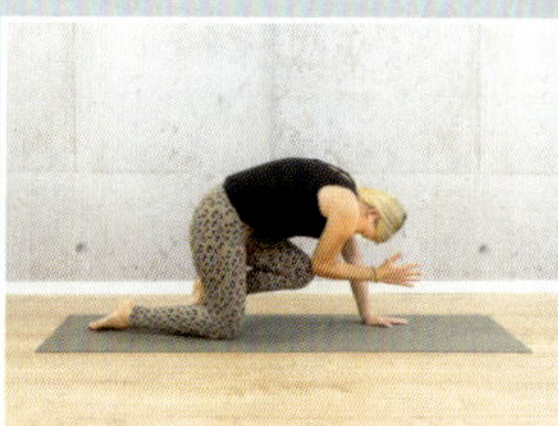

Tiger (Ellbogen und Knie zueinander führen)

Erwärmung 3

Eine Erwärmung, die den ganzen Körper mobilisiert und lockert.

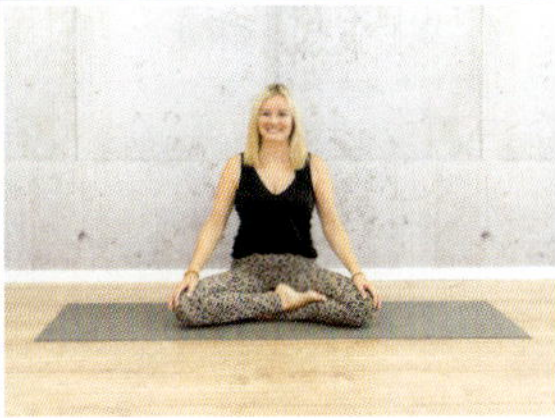

Schneidersitz/ Lotussitz/halber Lotussitz

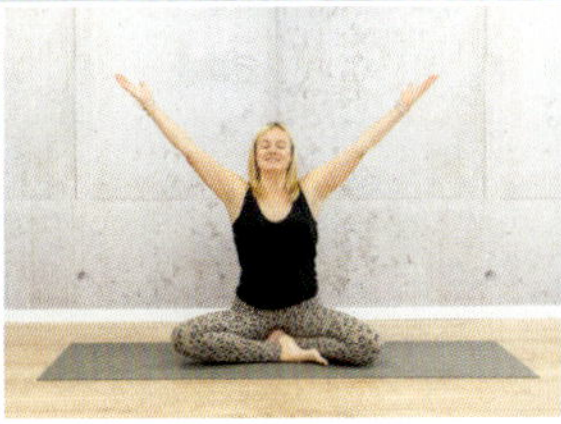

Kreisatmung

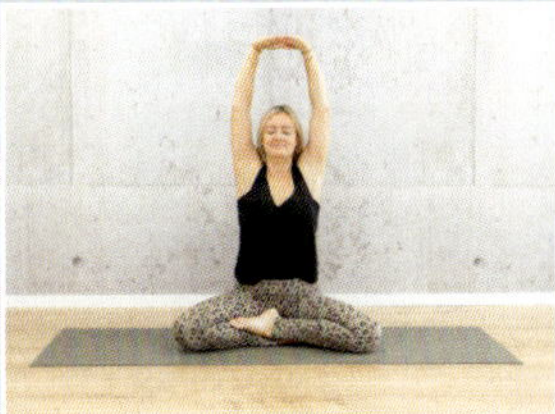

Oberkörperstretch (Hände im Flechtgriff)

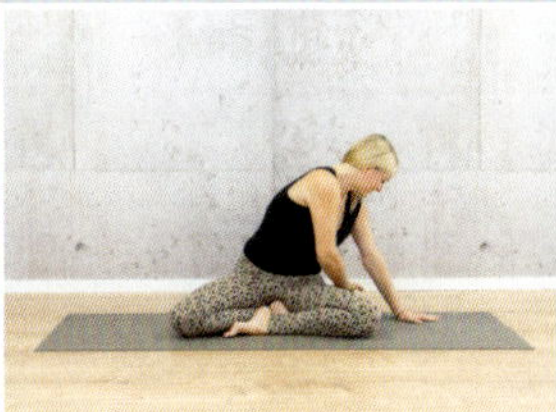

Nadelöhr im Schneidersitz

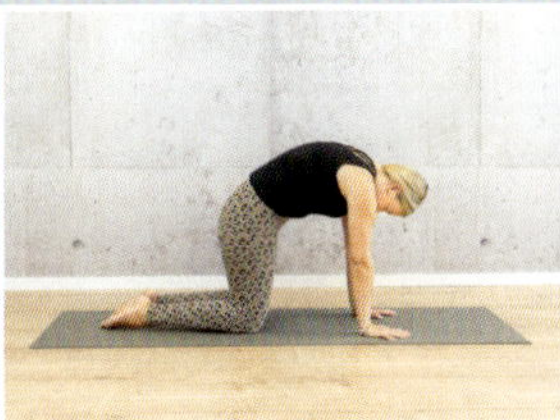

Katze

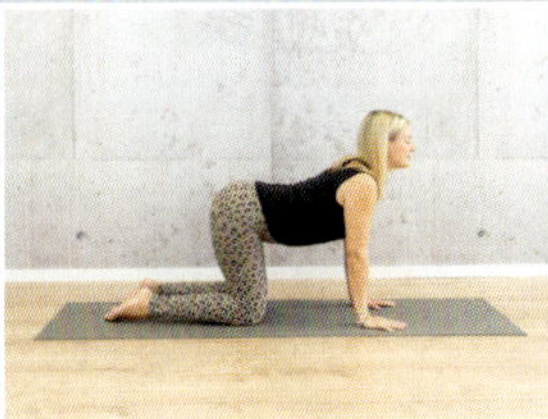

Kuh

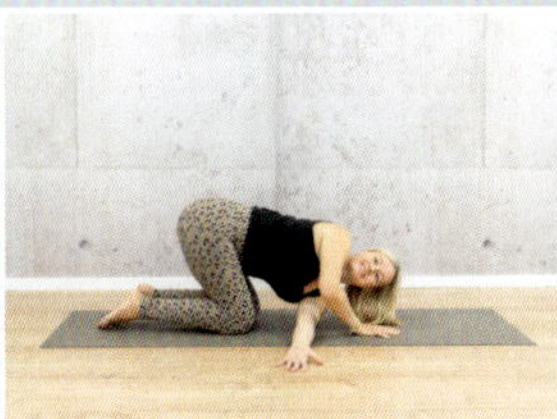

Nadelöhr im Vierfüßlerstand

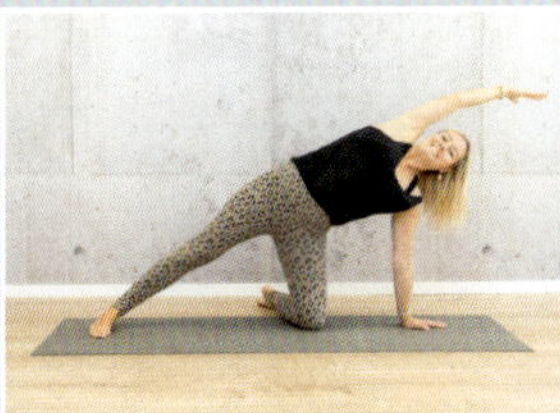

Balkenhaltung

Bodensequenzen

Bodenteil 1

Eine Bodensequenz, die den Brustkorb öffnet und den gesamten Oberkörper mobilisiert.

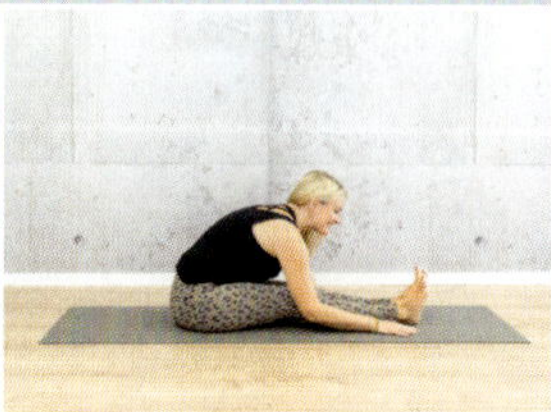

Sitzende Vorbeuge

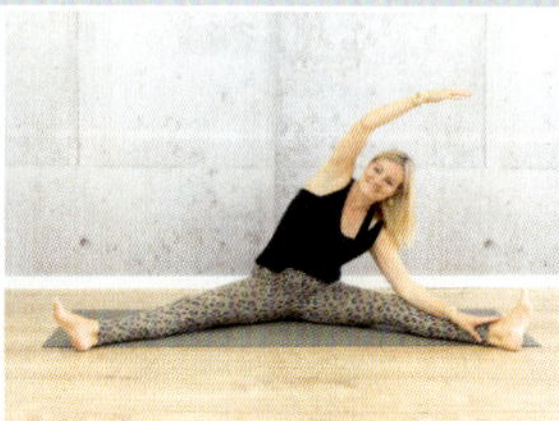

Sitzende Grätsche mit Seitbeugung

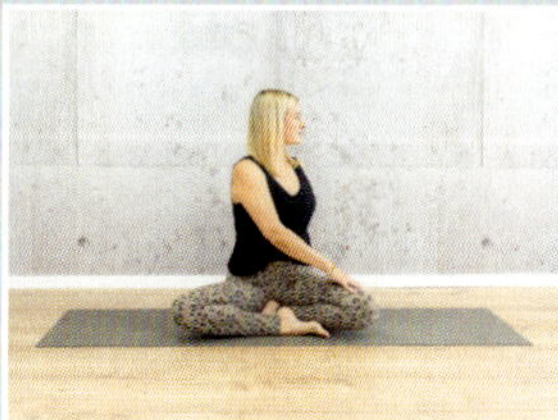

Drehsitz

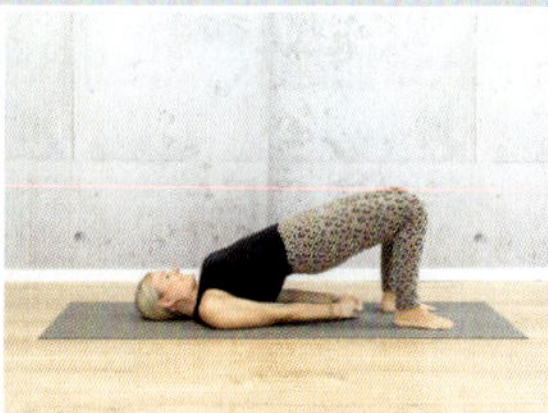

Schulterbrücke

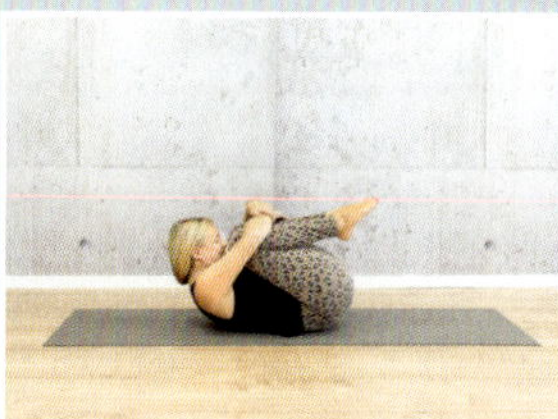

Igel

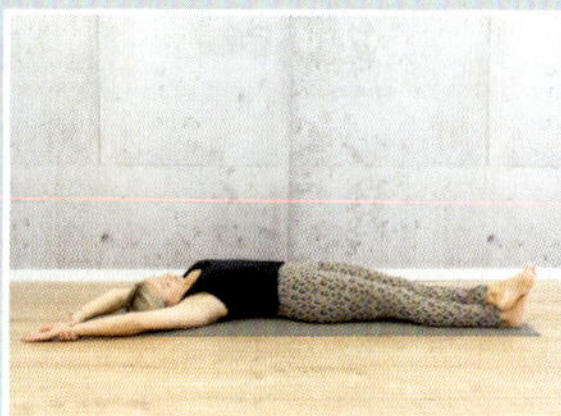

Banane

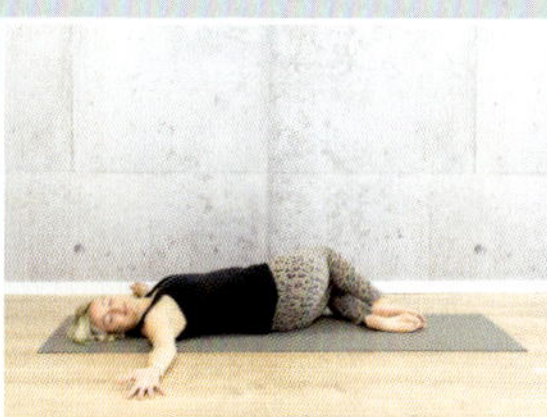

Krokodil

Bodenteil 2

Eine Bodensequenz, die den Fokus auf Beine, Hüfte und Bauch legt.

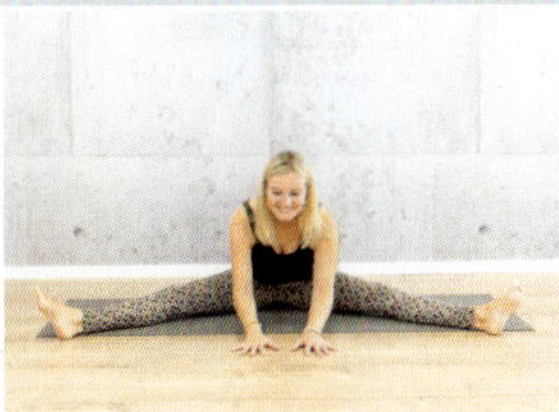

Sitzende Grätsche mit Vorbeuge

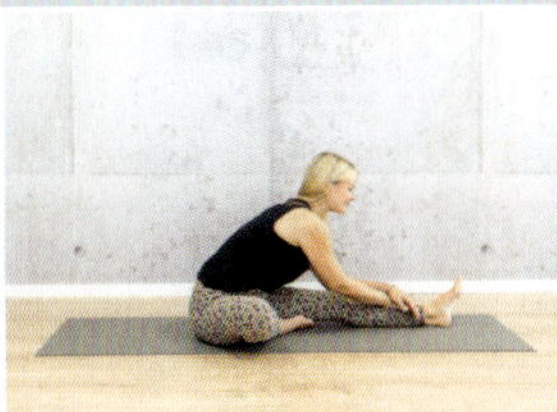

Einbeinige Vorbeuge

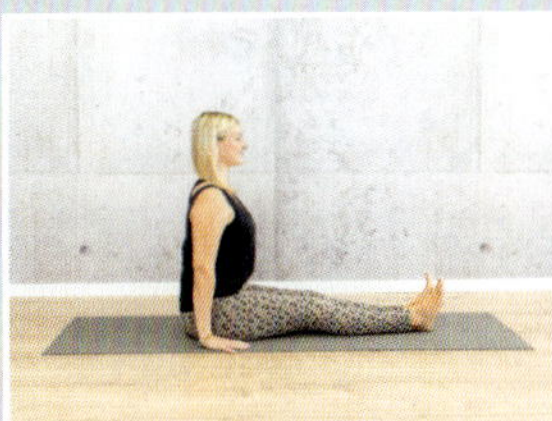

Stabsitz

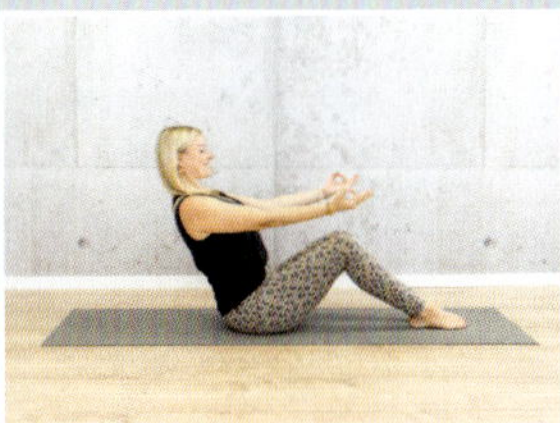

Halbes Boot

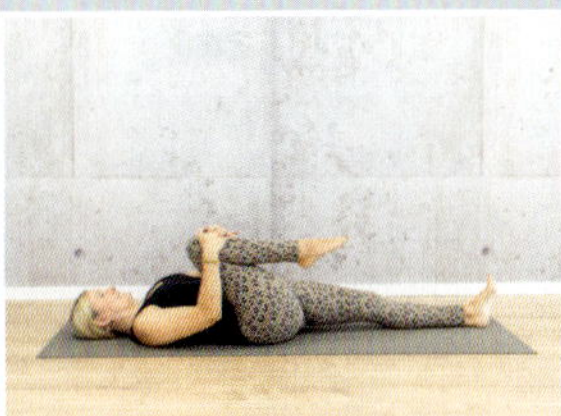

Knie ranziehen

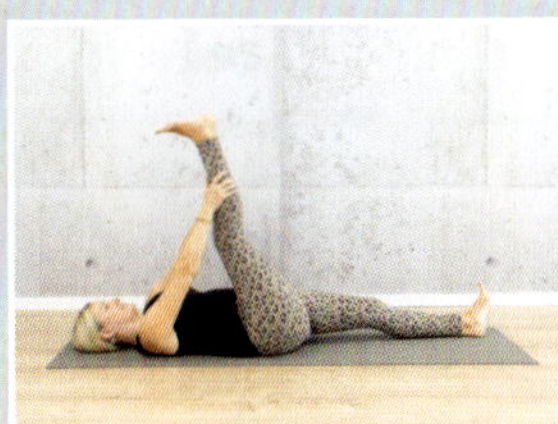

Gestrecktes Bein ranziehen

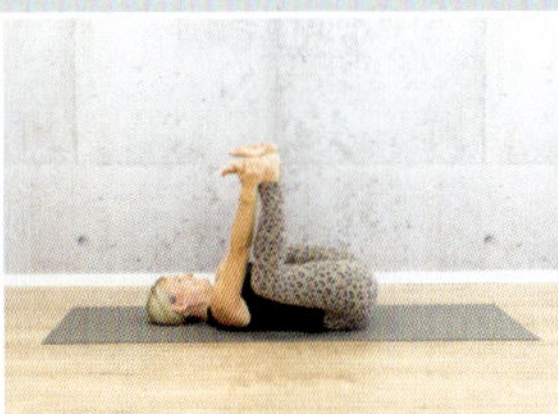

Happy Baby

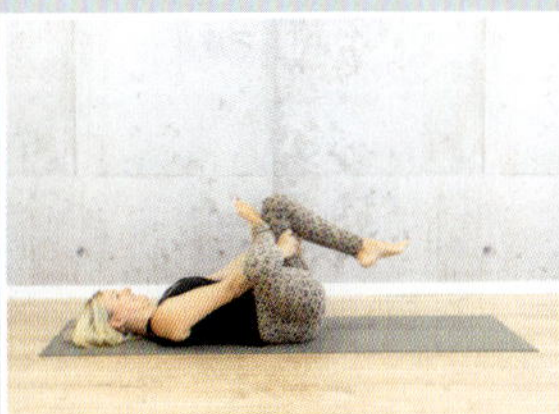

Nadelöhr

Bodenteil 3

Eine Bodensequenz, die den Fokus auf Rotationen und den Rücken legt.

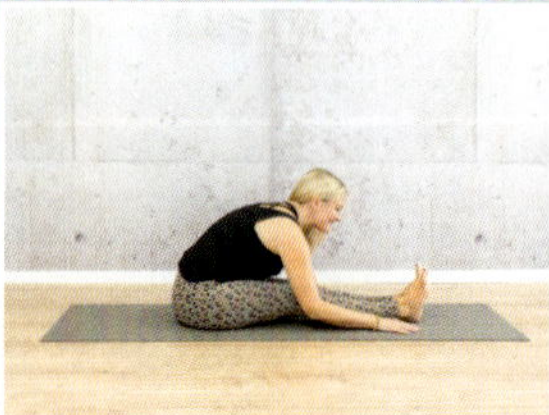

Sitzende Vorbeuge

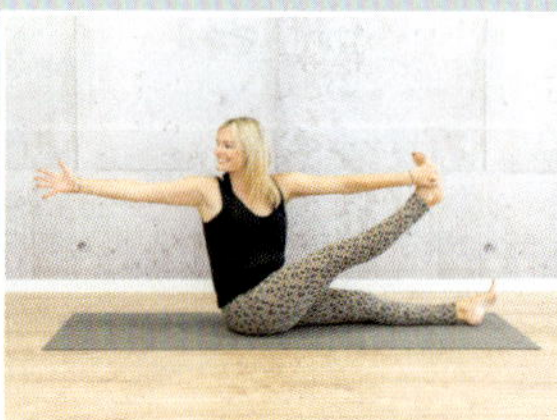

Stabsitz mit Rotation und gehobenem Bein

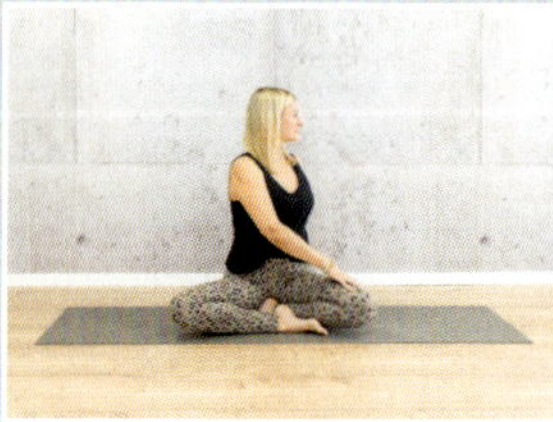

Drehsitz

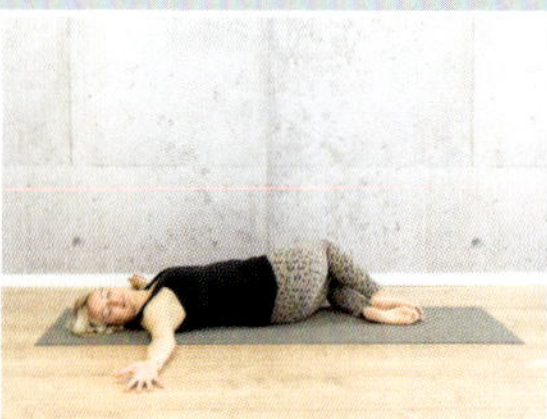

Krokodil

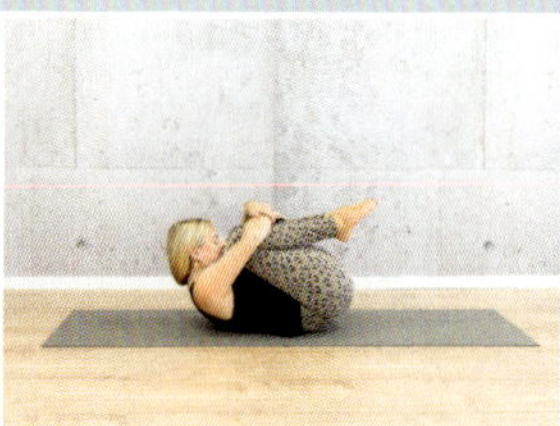

Igel

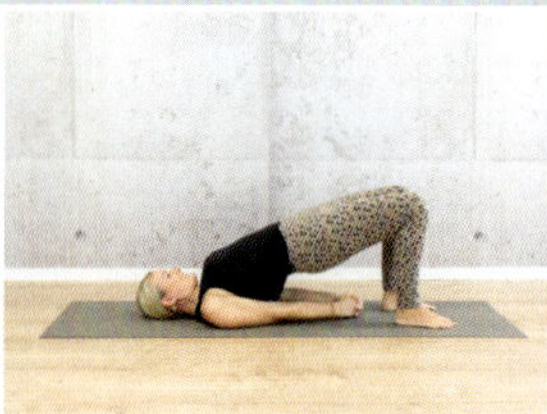

Schulterbrücke

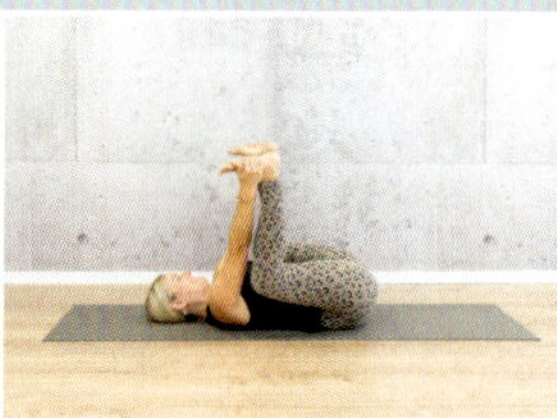

Happy Baby

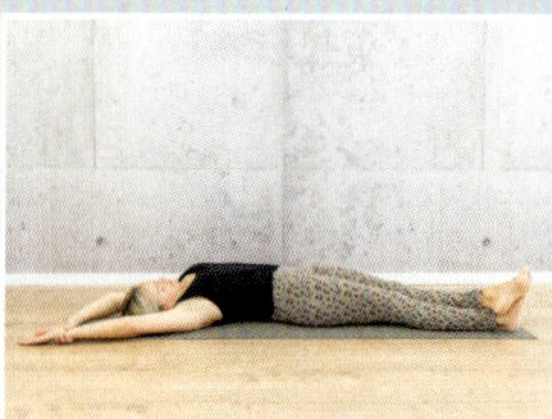

Banane

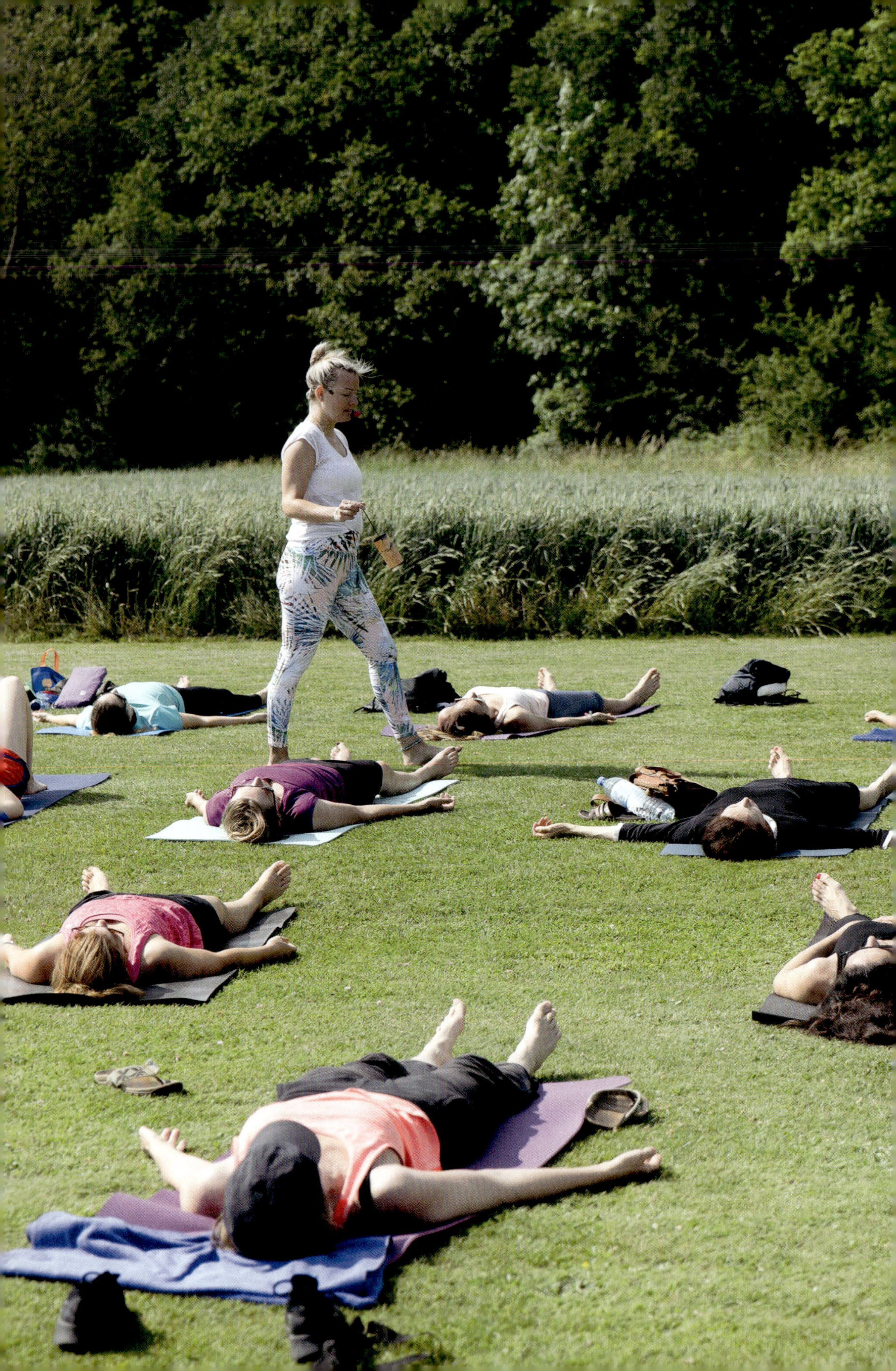

HINDERNISSE ÜBERWINDEN

„Wenn du dich umschaust und es ist dunkel, schaue noch einmal, vielleicht bist du das Licht."

Rumi

In diesem Kapitel beleuchten wir ein wenig die **Hindernisse**, die uns auf unserem Weg von Zeit zu Zeit begegnen und uns manchmal davon abhalten, unser Licht als Yogalehrer wirklich hell und klar scheinen zu lassen.

Richten wir zunächst einen Blick auf unsere Gewohnheiten und Bequemlichkeiten. Menschen lieben ja klare und geregelte Strukturen und gewohnte Abläufe. Ich auch. Denn diese erleichtern uns den Alltag enorm und schenken uns das Gefühl von Sicherheit. Wir wissen, dass es so schon häufig funktioniert hat und somit bestimmt wieder klappen wird. So entsteht Vertrauen in die Situation.

Gerne schlagen wir also immer wieder den gleichen gewohnten Pfad ein. Wie ein Elefant treten wir uns diese Pfade schön platt und breit. Diese Wege laufen sich leicht und problemlos, ganz ohne Hindernisse. Ja, es ist auf diesen Wegen so richtig gemütlich und bequem.

Den gewohnten Pfad zu verlassen und neue Wege zu gehen, erfordert hingegen Mut, kindliche Neugier und die Bereitschaft zur Veränderung. Auf neuen, ungewohnten Wegen müssen wir dann manchmal Brücken bauen, Ängste und Zweifel aus dem Weg schlagen und uns häufig auch mit anderen unangenehmen und neuen Herausforderungen und Gefühlen auseinandersetzen.

Das kann zum Beispiel ein negatives Körpergefühl oder ein energieloser Tag sein, an dem wir uns einfach nicht wohl in unserer Haut fühlen und uns lieber verkriechen würden, anstatt vorne vor den Teilnehmern im Rampenlicht zu stehen. Gerne greifen wir dann natürlich auf gewohnte und erprobte Stundenbilder zurück und das darf auch sein.

Es gibt so viele verschiedenen Themen, die uns daran hindern können, uns wirklich authentisch zu zeigen und unser wahres Potenzial als Lehrer zu entfalten. Unser Selbstbild, der innere Kritiker, Perfektionismus, Ängste, Zweifel und vieles mehr können uns davon abhalten.

Was ich dir hier gern mit auf den Weg geben möchte: Es ist anfangs oft nicht leicht, diese Hindernisse zu überwinden, aber es lohnt sich umso mehr, sie zu überwinden, denn am Ende werden wir ganz sicher für unseren Mut belohnt und mit ganz viel Fülle, Dankbarkeit und Glückseligkeit (*Ananda*) belohnt. Es macht also wirklich Sinn, hier für sich selbst einmal genauer hinzuschauen!

Wer bin ich als Lehrer und was macht mich aus?

Bevor ich dir verschiedene Impulse mitgebe, die dir dabei helfen können, deine Blockaden aufzulösen, lasse uns aber noch einmal einen Blick auf das Thema Authentizität und Herzensstimme richten.

Es ist nämlich enorm wichtig, dass du als Lehrer weißt, was dich ausmacht und wo dein Fokus liegt. Oft verschwinden Hindernisse ganz automatisch, wenn wir uns erlauben, ganz authentisch und einfach wir selbst zu sein.

Kläre daher in einer ruhigen Minute folgende Fragen für dich selbst:

- Wo liegt mein Fokus als Lehrer?
- Was möchte ich in die Welt bringen?
- Was sind meine Herzensthemen?
- Womit fühle ich mich wohl? (ganz wichtig!)
- Welche Yogastile erfüllen mich und möchte ich lehren?
- Was macht mich als Person besonders?
- Wie und wann bin ich besonders authentisch?
- Was möchte ich den Menschen mitgeben und zeigen?
- Welche Botschaft möchte ich in die Yogawelt senden?

Es ist ein großer Unterschied, ob mein Fokus darin liegt, andere Menschen an ihr eigenes Licht zu führen und ihnen immer wieder Inspirationen für ihr Leben an die Hand zu geben, oder ob ich den Menschen zum Beispiel verstärkt Atemtechniken und Entspannungsübungen mitgeben möchten. Es ist ein Fokus, wenn ich mich auf Kraft in Bauch und Beckenboden konzentriere, oder ein ganz anderer, wenn ich den

Menschen zeigen möchte, wie wichtig und nährend Berührungen sind und ihnen zum Beispiel Thai-Yoga und Massageübungen näherbringe.

Es geht überhaupt nicht darum, die perfekte Yoga-(Lehrer-)Figur zu haben, alle Asanas fehlerfrei ausüben zu können oder im Handstand durch den Raum zu laufen. Es geht vielmehr um das große Ganze, um die Intention und Herzensmission, die du verfolgst.

„Sei einfach authentisch, mutig und wunderbar und leuchte in all deinen Farben und Nuancen. Die Yogawelt braucht dich, genauso so wie du bist!"

Kerstin Huber-Steinhorst

Folgende Übungen und Impulse sollen dir dabei helfen, dich in die eigene Kraft zu bringen, damit auch du mutig und voller Vertrauen neue, kreative Stundenbilder in deinen Unterricht einbauen kannst und deine Hindernisse von oben einfach nur Schnee von gestern sind.

Mentale Arbeit mit Kraftsätzen

„Believe you can and you're halfway there."

Theodore Roosevelt

Du hast dich super auf deinen Unterricht vorbereitet und kurz vorher überkommt dich das Lampenfieber und du beginnst an dir und deinem Konzept zu zweifeln? Es gibt solche Tage. Wir haben oben über die verschiedenen Hindernisse gesprochen. In solchen Situationen hast du am besten immer ein paar Affirmationen für dich selbst bereit, die dir guttun und dir helfen, dich wieder an deine innere Kraft und dein Licht zu erinnern.

Arbeite kontinuierlich an deinem positiven Mindset, indem du dich immer wieder selbst reflektierst und eigene negative Glaubenssätze umkehrst und immer weiter auflöst. Schritt für Schritt, wir sind alle auf dem Weg. Dazu ist es sinnvoll, sich ein kleines leeres Heft/Journal oder eine schöne Karte zuzulegen und dort alle wichtigen Inspirationen und Kraftsätze einzutragen. Diese solltest du dann immer beim Unterrichten bei dir haben.

Power Talk mit Affirmationen vor dem Unterrichten – komme in deine Kraft!

Schließe am Anfang der Stunde deine Augen, werde still und komme ganz bei dir an. Blende die Umgebung aus und mache dir bewusst, dass du aus deinem Inneren, ja, aus deinem Herzen heraus, unterrichten wirst. Vertraue, dass all die Worte zur richtigen Zeit kommen. Lasse es fließen und sei ganz du selbst. Wiederhole dann die folgenden Sätze oder eine selbst gewählte Auswahl für dich in deinem Geist.

Ich bereichere meine Schüler.
Ich gebe immer mein Bestes.
Ich liebe es, andere zu inspirieren.
Ich bin genug.
Ich bin stolz auf mich.
Ich liebe es, andere Menschen
in ihre Kraft zu bringen.
Ich bin ein guter und
einzigartiger Yogalehrer.
Ich gehe mutig meinen Weg.
Alles ist gut.
Ich trage mein Licht
in die Welt.
Ich bin ein Geschenk
für all meine Yogis.
Ich unterrichte ruhig
und entspannt.
Es kann nichts
Schlimmes passieren.

Hilfe suchen und annehmen

Wenn ich in den letzten Jahren als Selbstständige und Mutter eines gelernt habe, dann ist es, Hilfe und Unterstützung einzufordern und dann auch ohne schlechtes Gewissen anzunehmen. Ich habe durchweg die Erfahrung gemacht, dass Menschen gerne helfen, wenn man sie darum bittet. Es liegt in unserem sozialen Wesen, dass wir gern andere unterstützen. Umgekehrt unterstütze ich auch andere gerne und finde darin Erfüllung für mich selbst.

1. **Fragen stellen und andere Meinungen einholen (Hilfe annehmen)**

   Solltest du dir in irgendeinem Punkt deines Konzepts unsicher sein und zweifeln, dann frage eine befreundete Yogalehrerin oder einen deiner Lieblingsschüler, was sie davon halten. Sie werden dich ganz sicher gerne unterstützen und dir neue Impulse schenken.

2. **Professionelle Unterstützung/Coaching buchen**

   Vor vielen Jahren habe ich Aerobic und Step-Aerobic unterrichtet, lange bevor ich zum Yoga fand. Die Fitnessszene damals war lauter und schneller. Hier durfte man die Teilnehmer auch mal mit lauter Stimme zu noch mehr Wiederholungen anfeuern. Das konnte ich damals echt gut.
   Während meiner Ausbildung zur Yogalehrerin kamen sie dann, die Selbstzweifel. „Kann ich überhaupt ruhig, sanft und leise sprechen, so wie es im Yoga erforderlich ist?" Zu Beginn plagten mich enorm viele Selbstzweifel zum Thema Stimme und Betonung. Es sollte ein paar Jahre und viele Yogastunden dauern, bis ich mehr Vertrauen in meine Stimme und meinen Ausdruck bekam. Einige Stimmcoachings, eine Hypnose zur Blockadenlösung und etwas Gesangsunterricht haben mir hier sehr geholfen, sodass ich heute meine innere Stimme mit wundervollen Worten nach außen tragen und weitergeben kann.

   Gerne teile ich meine wichtigsten Erkenntnisse und Tools aus diesen Coachings mit dir.

   a. **Das (Mit-)Fühlen**

      Fühle, was du sprichst, und es wird wahr und authentisch klingen: Wenn du von Herzöffnung und Selbstliebe sprichst, so bringe dich selbst in ein Gefühl der Liebe und Geborgenheit und transportiere diese Gefühle über das Medium Stimme, Mimik und Ausdruck nach außen. Wenn du von einer leuchtend grünen Blumenwiese sprichst, so versetze dich in diese Situation hinein, fühle dich hinein und sprich voller Freude über diese wunderschöne, farbenfrohe Wiese. Wenn sich deine Teilnehmer entspannen sollen, dann werde auch du ganz ruhig und schließe deine Augen. Lasse deine Entspannung über deine Stimme in den Raum wandern. Du kreierst den Raum und das Umfeld für deine Schüler.

b. Das Atmen

Wie wichtig eine gesunde Atmung für uns alle ist, ist jedem von uns bekannt. Aber, es ist wichtig, dass wir uns daran erinnern und das ganz besonders vor dem Unterrichten. Indem du vor dem Unterricht eine kurze Atemübung für dich machst, bringst du dein Nervensystem zur Ruhe, du verbindest dich mit deinem Körper und kommst aus deinem Alltag auf deiner Yogamatte als Yogalehrer an. Vielleicht belastet oder blockiert dich aktuell etwas in deinem Leben, dann atme dich noch einmal frei, bevor du mit dem Unterrichten beginnst.

c. Das Sprechen

Tief und langsam – Sicherheit und Ruhe: Übe regelmäßig, mit tiefer und ruhiger Stimme zu sprechen, indem du zum Beispiel immer mal wieder ein tiefes „Looooslassen" in *Shavasana* sprichst. Du kannst das auch zusammen mit einer lieben Person üben oder dich selbst mit dem Handy aufnehmen und dann reflektieren. Versuche, grundsätzlich hohe Töne und schnelles hektisches Sprechen zu vermeiden, denn damit würdest du die Teilnehmer eher wecken, anstatt zu beruhigen.

d. Die M-N-I-J-O-M-Übung

Die M-N-I-J-O-M-Übung ist eine sehr vielschichtige und umfassende Stimmübung, mit der du deinen gesamten Mundraum inklusive deines Kiefers und deiner Stimme aufwärmen bzw. lockern kannst. Bei dieser Übung machst du bewusst übertriebene und große Mundbewegungen. Deine Zunge liegt dabei entspannt unten im Mund und berührt sanft die unteren Schneidezähne. Du ziehst die Buchstaben schön lang.

Anleitung:

Beim **M** pressen deine Lippen aufeinander. Hier darf es richtig vibrieren und schwingen in deinen Klangräumen im Kopf bis in die Stirnhöhlen. Beim **N-I** öffne die Mundwinkel und ziehe das **I** schön in die Breite. Beim **J** öffne den Mund mehr nach oben und unten und weite die Kiefermuskulatur dabei. Das **O** darfst du schön nach vorne ziehen. Es steht für deine Präsenz und das, was du in den Raum ausstrahlst. Du darfst es richtig laut und mutig aus dir heraus in die Welt bringen und dies auch als mentale Übung sehen, die dir hilft, dein Potenzial in die Welt hinauszubringen. Beim **M** lasse es wieder fein in dir vibrieren. Lasse deinen Bauch während der gesamten Übung locker und den Atem frei fließen. So mobilisierst und erwärmst du deinen ganzen Mundraum und lockerst deinen Kiefer.

e. **Die Blockadenlösung**

Ich kann sie nur immer wieder jedem Menschen, ob Lehrer oder auch nicht, empfehlen: die Blockadenlösung (z. B. als Hypnoseanwendung). Sie reinigt, befreit, schafft Platz für Neues und hilft uns beim Loslassen. Ich nutze diese sehr gern in meinen Coachings und wiederhole sie auch regelmäßig mit den Klienten.

TIPP:

Solltest du hier Bedarf haben oder neugierig geworden sein, dann freue ich mich sehr, mit dir in einem Eins-zu-eins-Coaching zu arbeiten oder empfehle dir gerne einen geeigneten Coach. Ich bin Yogalehrerin, Hypnosecoach und vor allem ein Mensch, der dich gerne weiter zu deinem Licht begleitet. Alle Kontaktdaten findest du am Ende dieses Buchs.

Innere und äußere Aufrichtung

Embodiment bedeutet übersetzt „Verkörperung" und meint, dass unser Geist immer in Verbindung mit unserem Körper steht und umgekehrt. Wir haben sie schon in Kapitel „Wahre Größe" kennengelernt.

Mit der folgenden kleinen Übung kannst du es ganz leicht ausprobieren:

Lasse deine Schultern nach vorne sinken, runde die Brustwirbelsäule etwas und lasse deinen Kopf nach vorn und unten hängen. Wie fühlst du dich jetzt? Wahrscheinlich traurig und bedrückt, wenig selbstsicher. Hier hat die Haltung des Körpers deine Gedanken und Gefühle beeinflusst.

- Hast du schon einmal die Menschen bei einer Beerdigung beobachtet?

Hier drückt und lastet die Trauer um den lieben Menschen auf Schultern und Nacken. Der obere Rücken wird kraftlos und wir fallen nach vorne. Auch depressive Menschen nehmen diese Haltung verstärkt ein, weil die Dunkelheit und Schwere auf den Schultern lastet. Dies geht auch in die andere Richtung. Es ist also völlig gleichgültig, was zuerst da war. Wichtig ist jedoch: Wir können unsere innere Stärke und unseren Mut selbst beeinflussen.

Versuche es nun so:

Richte deinen Körper auf, nimm deine Schultern nach hinten unten, hebe stolz dein Brustbein und mache dich so groß, wie du kannst. Stelle dir dabei gern den dünnen Faden vor, der dich an deinem Scheitel sanft nach oben in die Länge zieht.

- Wie fühlst du dich jetzt?
- Stark, standhaft und selbstbewusst?

Perfekt. Mit diesem Trick sind schon viele Mitarbeiter in ein wichtiges Meeting mit dem Chef oder in eine Präsentation gegangen. Und es wirkt. Die Köperhaltung beeinflusst unseren inneren Zustand. Nutze dies gern vor deinem Unterricht, um dich in deine wahre Kraft und Größe zu bringen. Besonders an Tagen, an denen wir uns nicht so selbstbewusst und wertvoll fühlen, kann diese Aufrichtung ganz viel bewirken.

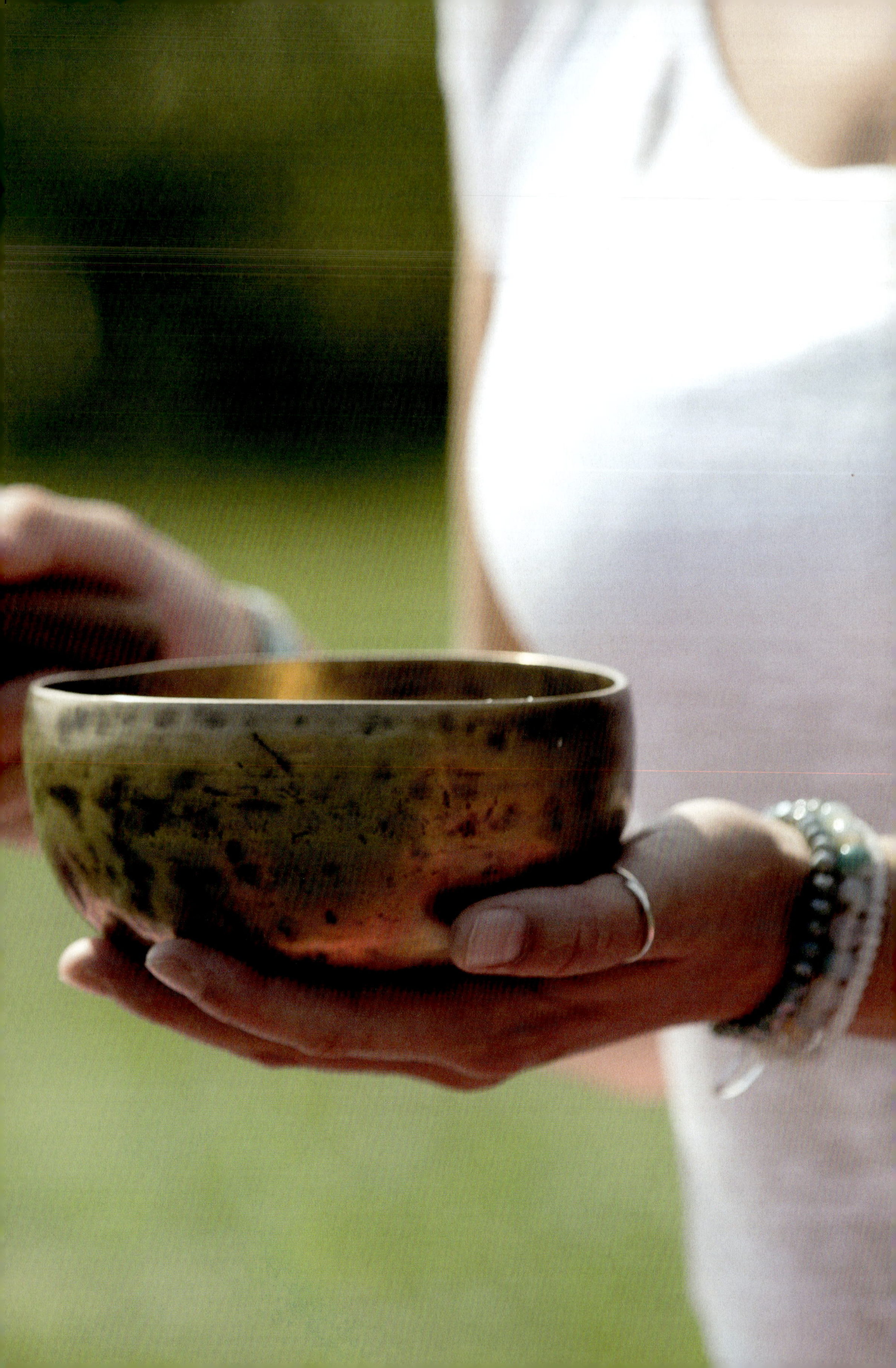

WIE GEHT ES WEITER?

Werde selbst kreativ

„Traue dich, sei mutig und bringe deine Ideen in die Welt."

Kerstin Huber-Steinhorst

Wenn du achtsam durch deinen Alltag schreitest, dann wirst du ganz sicher noch viele weitere Themen für deine Yogastunden und Workshops finden. Lasse dich inspirieren von den Menschen, der Natur, deinen Beziehungen und den vielen schönen Dingen, die du wahrnimmst. Alles ist bereits da, du musst es nur sehen und deine Fühler ausstrecken. Entdecke deine Schöpferkraft und Kreativität.

In diesem Kapitel hast du die Möglichkeit, deine eigenen Themen einzutragen und für dich schriftlich festzuhalten. Traue dich, es wird wunderbar.

Kleiner liebevoller Reminder: Wenn du das Gefühl hast, dein Thema ist (noch) nicht perfekt ausgearbeitet:

Lasse los. Es ist überhaupt nicht schlimm, wenn dein Thema nicht zu 150 Prozent perfekt und bis ins letzte Detail ausgearbeitet ist. Es sind schon viele Menschen daran zugrunde gegangen, weil sie unter großem Druck und innerer Anspannung ein Werk zwanghaft zu Ende bringen wollten, es ihnen aber niemals genügte.

Um andere Menschen zu inspirieren und zu berühren, genügt es oft schon, einen großen und vielfältigen Speicher an Eindrücken, gesammelten Momenten, Zitaten und Fragmenten zu besitzen. Deine Aufgabe ist also schon erfüllt, wenn du anfängst und die ersten Ideen zu Papier bringst. Manchmal genügt auch einfach nur ein schönes Zitat, um deine Stunde zu einer besonderen Einheit zu machen.

Deine Notizen werden nach und nach zu einem wahren Schatz heranwachsen. Plötzlich besitzt du eine Inspirationsquelle, auf die du immer wieder zugreifen kannst. Und mit der Zeit wirst du deine Themen ganz automatisch verfeinern und weiter ausarbeiten. Mit jedem Mal, wo du dein Unterrichtsthema in eine Stunde einbindest, wirst du mehr und mehr zur Spezialistin auf dem Gebiet. Neue Dinge und Gedanken werden sich dir eröffnen und erschließen. Lasse es auch hier fließen und gedeihen.

„Gieße und nähre die Pflanze der Inspiration in dir."

Kerstin Huber-Steinhorst

TIPP:

Die schönsten Inspirationen und Worte eröffnen sich oft während des Unterrichtens. Lege dir daher immer Zettel und Stift oder dein Journal bereit, um dir schnell einen Einfall notieren zu können. Die schönsten Ideen entstehen, wenn die positive Energie im Yogaraum frei fließt und du deinen Schülern noch mehr wundervolle Worte und Inspirationen mitgeben möchtest.

THEMENVORLAGEN

Du benötigst mehr als die drei folgenden Vorlagen (ab Seite 214) für deine eigenen kreativen Themen? Dann nutze gerne diesen QR-Code und drucke dir weitere aus. Link: https://download.m-m-sports.com/extras/Yoga_Inspiration/Yoga_Themen_Vorlage.pdf

Vorlage für deine Themen

Dein inspirierendes Thema

Deine allgemeinen Notizen zum Thema

Deine Worte/Notizen für die Einstimmung

Positive Affirmationen

Fragen zur Reflexion

Deine Atemübung

Praxisteil

Zeichne oder schreibe hier deine Haltungen hinein, die zum Thema passen.

Yogastil

Sequenz/Asanas

Deine wundervollen Worte für *Shavasana*

Weitere wichtige Notizen (z. B. Musik, Düfte, Gedichte, Hilfsmittel etc.)

Vorlage für deine Themen

Dein inspirierendes Thema

Deine allgemeinen Notizen zum Thema

Deine Worte/Notizen für die Einstimmung

Positive Affirmationen

Fragen zur Reflexion

Deine Atemübung

Praxisteil

Zeichne oder schreibe hier deine Haltungen hinein, die zum Thema passen.

Yogastil

Sequenz/Asanas

Deine wundervollen Worte für *Shavasana*

Weitere wichtige Notizen (z. B. Musik, Düfte, Gedichte, Hilfsmittel etc.)

Vorlage für deine Themen

Dein inspirierendes Thema

Deine allgemeinen Notizen zum Thema

Deine Worte/Notizen für die Einstimmung

Positive Affirmationen

Fragen zur Reflexion

Deine Atemübung

Praxisteil

Zeichne oder schreibe hier deine Haltungen hinein, die zum Thema passen.

Yogastil

Sequenz/Asanas

Deine wundervollen Worte für *Shavasana*

Weitere wichtige Notizen (z. B. Musik, Düfte, Gedichte, Hilfsmittel etc.)

Anhang

Die Autorin

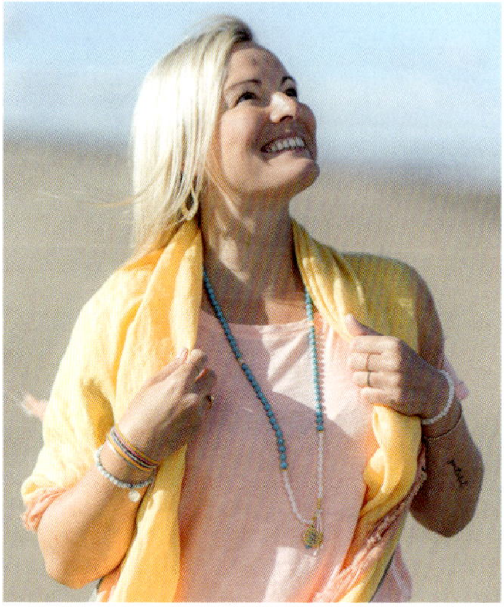

Kerstin Huber-Steinhorst, geb. 1980 in Limburg an der Lahn, ist eine erfahrene deutschsprachige Yogalehrerin mit weit mehr als 1.000 Stunden Unterrichtserfahrung. Seit vielen Jahren leitet sie ihr liebevoll und modern eingerichtetes Yogastudio im schönen Taunus bei Frankfurt. Nach dem Abitur und der Ausbildung zur Informatikerin arbeitete Kerstin viele Jahre als Projektleiterin in der Informatik. Hoher Leistungsdruck und Stress gehörten hier zum Alltag.

2012 beschloss sie, ihrem großen Traum zu folgen und ließ sich zur Yogalehrerin ausbilden. Es folgten viele Aus- und Weiterbildungen im Bereich Yoga und Meditation, die Ausbildung zur Heilpraktikerin auf dem Gebiet der Psychotherapie, Ausbildungen in Hypnose und Kurse in Achtsamkeit.

Heute unterrichtet sie leidenschaftlich gern Yoga im Studio, aber auch draußen in der Natur, verschiedenste Workshops (Selbstliebe-Workshop, Women Circle und Mala-Workshops) und gibt Hypnosecoachings. Dabei greift sie auf einen reichen Schatz an Methoden und Tools zurück. Neben dem Yoga brennt sie noch für die Themen Psychologie und persönliche Weiterentwicklung und liebt es, sich kreativ zum Ausdruck zu bringen. Meditation in Bewegung fühlt sie, wenn sie konzentriert ihre eigenen Yogapullover oder Augenkissen näht oder auch Yogaarmbänder und Mala-Meditations-Ketten knotet.

Kerstin ist kreativ in ihren Ideen, mutig bei der Umsetzung und mit ganz viel Herz, Verstand und Leidenschaft bei der Sache. Sie liebt es, ihre Talente und Fähigkeiten sinnvoll zu nutzen, um andere Menschen damit zu inspirieren und näher ans eigene Licht zu führen.

Voller Dankbarkeit

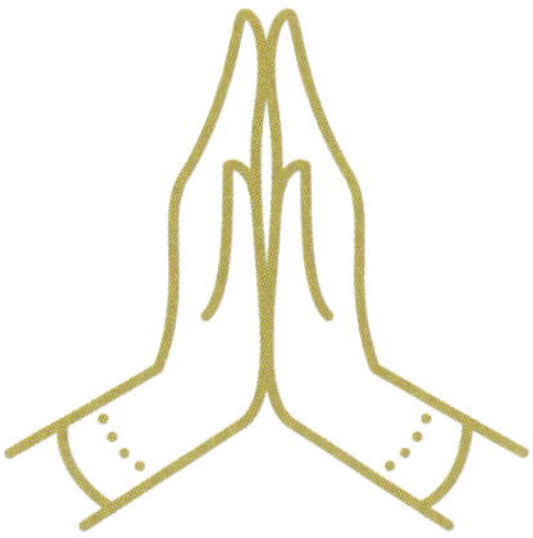

Mein erster und größter Dank geht an meine liebe Familie, meine beiden wundervollen und einzigartigen Kinder, meinen Mann, meine Eltern, meinen Bruder und meine engsten Herzensfreunde. Ihr habt mich unterstützt, wo es nur möglich war, habt mir den nötigen Freiraum eröffnet, den ich für meine kreative Arbeit benötigt habe und wart immer für mich da, wenn ich euch brauchte. Johann und Leonard, ihr seid so stolz, dass eure Mami ein Buch schreibt, das bedeutet mir so viel und macht mich sehr glücklich. Ich liebe euch bis zum Mond und zurück und meine Liebe ist immer bei euch.

Das Schreiben dieses Buchs war für mich ein neuer und sehr interessanter Prozess, für den ich unendlich dankbar bin und in dem ich so viel weiter wachsen durfte. Das Schreiben verlief wie alles im Leben in Wellen. Mal war ich tagelang in meiner absoluten kreativen Hochphase und die Worte und Ideen sprudelten nur so aus mir heraus, und dann waren da wieder diese Phasen, in denen mir einfach keine Formulierung so richtig gefiel und Selbstzweifel an meine Türe klopften.

Mehr denn je habe ich mit dem Schreiben dieses Buchs verstanden, dass wirklich alles im Leben in Wellen verläuft (siehe Kapitel „JA zum Leben"). Ich danke dem Leben, dass es mir diese kostbare Erfahrung beschert hat.

Und von Herzen sage ich Danke, liebe Mama und lieber Papa, dass ihr mir dieses Leben vor vielen Jahren geschenkt habt! Ich möchte an dieser Stelle auch dem Weg, meinem Lebensweg, und all den Menschen und Erfahrungen danken. Der Weg war sicher nicht immer einfach, hat mich aber genau hierher geführt. Ich danke all den Höhen und den Tiefen und all der Freude und dem Leid, all dem Schatten und dem Licht, denn ohne diese Erfahrungen wäre ich nicht an diesem Punkt, an dem ich jetzt stehe.

Ich bin stolz auf mein heutiges Ich und auf all die Wellen, die ich schon geritten bin. Gehen, rennen, hüpfen, tanzen, hinfallen, jammern, weinen, unendlich traurig sein, das Licht wiedersehen, wieder aufstehen und weitergehen.

Ein riesiger und herzlicher Dank geht auch an mein wundervolles Team von Yogalehrern und an meine Herzensfreunde. Ihr habt fleißig meine Kapitel gelesen und auf Herz und Niere geprüft und seid (zum Glück) zu dem Entschluss gekommen, dass sich das Buch wunderbar zum Vorbereiten von inspirierenden Stunden eignet. Ich danke euch für eure Zeit, Mühe und tollen Impulse und freue mich riesig auf die weitere Yogazeit mit euch.

Ein weiteres ganz großes Dankeschön geht an meine Fotografen und hier besonders an Ulrich Häfner, der sehr viel Arbeit und Herzblut investiert hat und mit mir in vielen Stunden eine Position nach der anderen fotografisch festgehalten hat. Ich danke auch ganz besonders meiner lieben Herzensfreundin Marina für ihre wundervolle Arbeit als Fotografin, aber auch für ihr immer offenes Ohr und ihre so warmen, aufbauenden Worte, wenn ich wieder einmal in einer Schreibblockade feststeckte. Danke auch dir, lieber Jimmy, für deine wundervollen Bilder, die du von mir gemacht hast. Ihr seid diejenigen, die all diese wundervollen Momente für mich und die Leser festgehalten haben, sodass ich diese jetzt in diesem Buch zeigen darf.

Ganz herzlich danken möchte ich auch meiner Herzensfreundin Katja und meinem wunderbaren Nachbarn und Freund Burkhardt. Ihr habt immer ein offenes Ohr für mich und mir mit wertvollen Tipps und liebevollem Feedback zur Seite gestanden.

Außerdem möchte ich all meinen Schülern und Yogis danken, die Woche für Woche meine Yogakurse im Studio oder auf der Yogawiese besuchen und mir immer wieder ihr vollstes Vertrauen schenken. Ohne euch wäre ich nicht hier an diesem Punkt. Ohne euch und euer wertvolles Feedback hätte sich mein Unterrichtsstil nicht so entwickeln können. Ohne euch hätte ich sicherlich nicht dieses Buch geschrieben.

Ich danke euch aus tiefsten Herzen für die vielen berührenden Momente und freue mich riesig auf all die schönen gemeinsamen Yogastunden, die wir noch zusammen verbringen werden.

DANKE

... aus meinem tiefsten Herzen ...

Kerstin Huber-Steinhorst

„Arbeite, als würdest du das Geld nicht brauchen.
Liebe, als hätte dich nie jemand verletzt.
Tanze, als würde niemand zusehen.
Singe, als würde niemand zuhören.
Lebe, als wäre der Himmel auf Erden."

Mark Twain

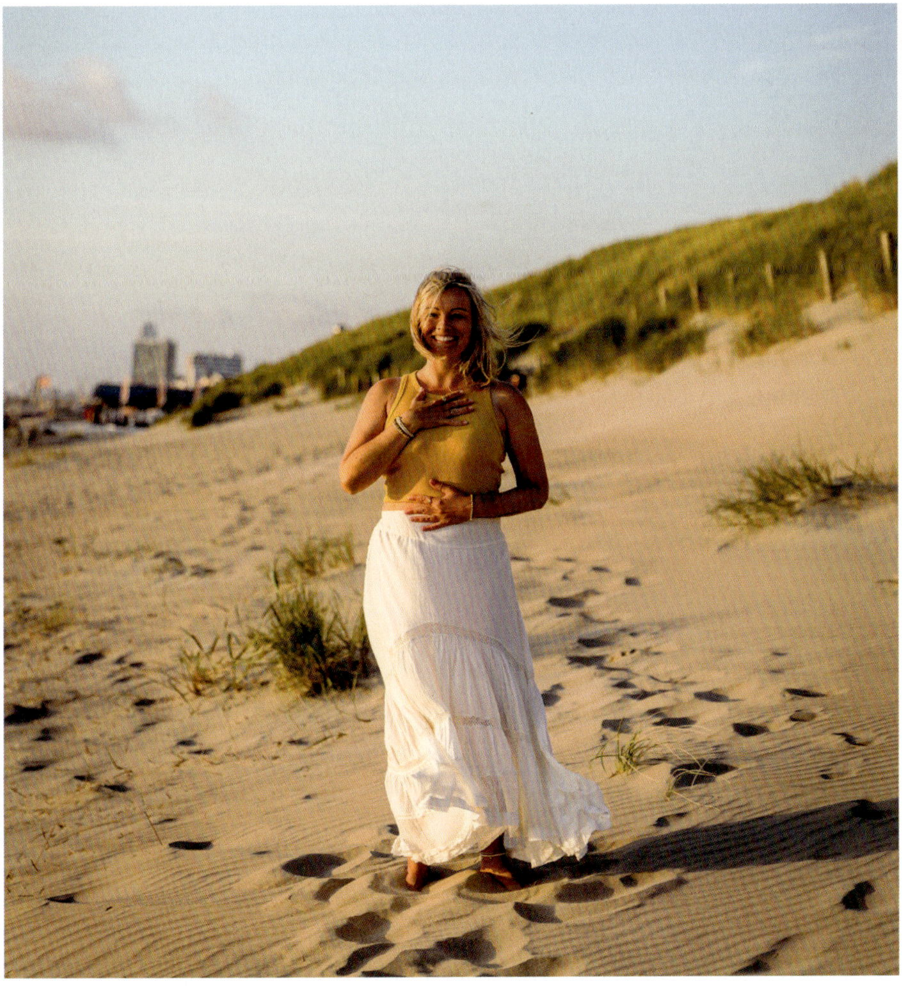

Literatur und Links

Bücher

Arend, St. (2011). *Yin Yoga – Der sanfte Weg zur inneren Mitte.* Darmstadt: Schirner Verlag.

Badwal, W. (2019). *Yoga: Die 108 wichtigsten Übungen und ihre ganzheitliche Wirkung.* München: Knaur Verlag.

Bauer, J. (2006), *Warum ich fühle, was du fühlst: Intuitive Kommunikation und das Geheimnis der Spiegelneurone.* Hamburg: Hoffmann und Campe Verlag.

Brähler, C. (2015). *Selbstmitgefühl entwickeln – Liebevoller werden mit sich selbst.* München: Scorpio Verlag.

Brown, B. (2017). *Verletzlichkeit macht stark – Wie wir unsere Schutzmechanismen aufgeben und innerlich reich werden.* München: Goldmann.

Clark, B. (2018). *Das große Yin-Yoga-Buch.* Stuttgart: Trias Verlag.

Desikachar, T. K. V. (2006). *Über Freiheit und Meditation – Das Yoga Sutra des Patanjali.* Petersberg: Via Nova Verlag.

Dispenza, J. (2017). *Werde übernatürlich – Wie gewöhnliche Menschen das Ungewöhnliche erreichen.* Dorfen: Koha Verlag.

Dröge, A. (2019). *Fühlen ist gesund: Heilung durch die Balance von Körper, Seele und Immunsystem.* Bielefeld: Fischer & Gann.

Guldenschuh-Feßler, B. & Feßler, R. (2018). *Glaubenssätze: Ihre persönliche Formel für mehr Glück und Erfolg.* Wroclaw: Amazon Fullfillment.

Harris, G. (2019). *The language of yin – yoga themes, sequences and inspiration to bring your class to life and life to your class.* Wroclaw: Amazon Fullfillment.

Iyengar, B. K. S. (2020). *Licht auf Yoga – Das grundlegende Lehrbuch des Hatha-Yoga.* München: O. W. Barth Verlag.

Imlau, N. (2019). *Du bist anders, du bist gut.* München: Kösel-Verlag.

Lindau, V. (2021). *Schattenwerk – Befreie dein verborgenes Potenzial durch radikale Schattenarbeit.* München: GU Verlag.

Neff, K. (2012). *Selbstmitgefühl – Wie wir uns mit unseren Schwächen versöhnen und uns selbst der beste Freund werden.* München: Kailash Verlag.

Osho (2012). *Das Yoga Buch – Die Geburt des Individuums.* Wien: Innenwelt Verlag.

Sans, D. (2019). *Das große JA zum Leben! – Tantra als Weg zu innerer Freiheit.* Krummwisch: Königsfurt-Urania.

Schöps, I. (unb.). *Yoga - Das große Praxisbuch für Einsteiger & Fortgeschrittene.* Bath (K): Parragon.

Spenst, D. (2020). *6-Minuten Tagebuch (Das Original) - Dein Journal für deine Persönlichkeitsentwicklung, mehr Selbstliebe & Selbstfindung*. Hamburg: Rowohlt TB.

Tolle, E. (2010). *JETZT! - Die Kraft der Gegenwart.* Bielefeld: Kamphausen Media GmbH.

Wollschläger, F. (2019). *Manifestieren ist (k)eine Kunst - Mit der energetischen Metamorphose das Gesetz der Anziehung richtig nutzen*. Selfpublished.

Schucman, H. (2021). *Ein Kurs im Wundern*. Freiburg: Greuthof.

Zinn, J.-K. (2013). *Gesund durch Meditation: Das große Buch der Selbstheilung mit MBSR*. München: Knauer Verlag.

Internetseiten

https://www.lichtkreis.at/wissenswelten/wasser-wissen/wassergedähtnis

https://www.healingspaceberlin.com/blog/manifestation-gesetz-der-anziehung

https://lauraseiler.com/podcast

https://www.alexander-maria-fassbender.de/inspiration-ist-das-eigentlich

www.unit-yoga.de

S. 71: Lewis Caroll, Alice im Wunderland, Quelle: https://www.sirovita.de/blog/alice-im-wunderland-und-das-kaninchen/

Filme

Alice im Wunderland (1951), Lewis Carrol, Walt Disney Studios.

Coaching

Hypnose und Bockadenlösung:
Kerstin Huber-Steinhorst
mailto: yogamitkerstin@gmx.de
Homepage: www.In-Balance-Eppstein.de

Stimmcoaching

Maja Sommer
mailto: mail@majasommer.de
Homepage: https://www.majasommer.de

Yoga-Übungen Fotografie

Yoga-Fotografie und Zeige-Dich-Shootings:
Marina Holland
mailto: lasbellasartes@mail.de
Instagram: @lasbellasartes

Yoga- Fotografie:
Jimmy Vinueza
Homepage: www.vinueza.de

Bildnachweis

Coverfoto: Laura Schram - Schram Fotografie, www.schramfotografie.nl

Covergestaltung: Anja Elsen

Fotos Innenteil: Ulrich Häfner Fotografie,
mailto: info@fotohaefner.de, Homepage: https://fotohaefner.de

Abbildungen Innnenteil: Adobe Stock S. 48, 109, 123, 141, 154, 165, 199

Innenlayout: Anja Elsen

Satz: Guido Maetzing, www.mmedia-agentur.de

Lektorat: Dr. Irmgard Jaeger

MEDITATIONSPAKET

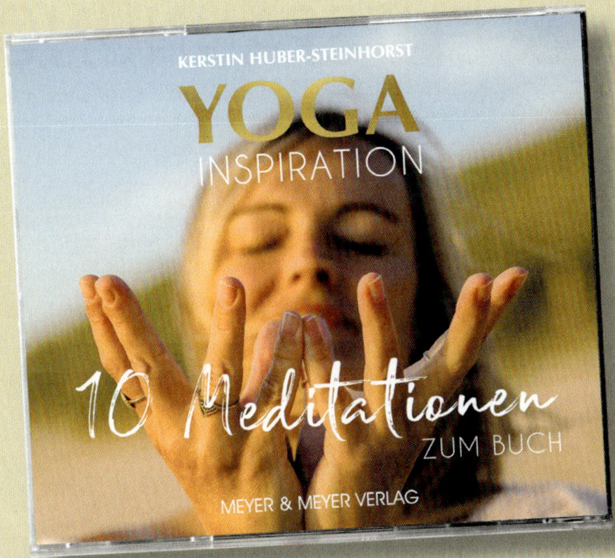

https://www.dersportverlag.de/yoga-inspiration-meditationspaket

€ [D] 9,99

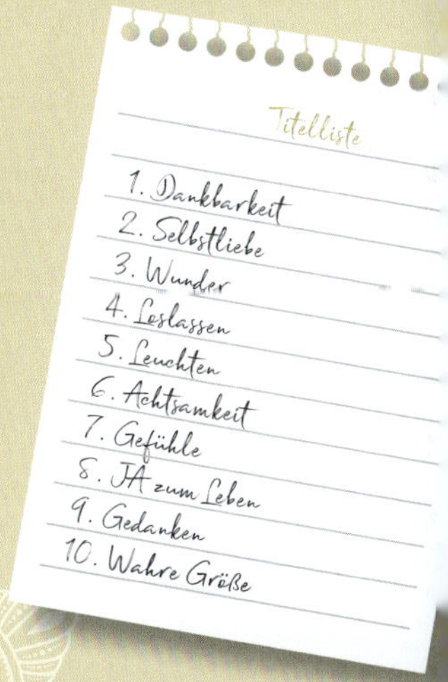

Du möchtest noch tiefer in die zehn Themen des Buches eintauchen? – In diesem Mediationspaket findest du zu jedem der zehn Themen eine berührende und inspirierende Meditation als Audiodatei für dich. Mit nur einem Klick gelangst du zum Download, du kannst direkt loslegen und mit der Autorin meditieren. Freudig erwarten dich auch hier die Themen Dankbarkeit, Selbstliebe, Wunder, Leuchten, Loslassen, Gefühle, Gedanken, Achstamkeit, wahre Größe und das große JA zum Leben als Meditation.

Kerstin begleitet dich in den Meditationen liebevoll auf deinem ganz persönlichen Weg zu dir selbst. Mit ihrer herzlichen und sanften Stimme trägt sie dich durch die Meditationen, sodass du loslassen und ganz bei dir selbst ankommen kannst. Die Meditationen geben dir ergänzend zum Buch noch weitere Impulse für deine Yoga-Klassen und -Workshops.

Die zehn Meditationen für dein persönliches Wachstum und mehr Selbsterkenntnis bringen außerdem deinen Geist zur Ruhe, wirken sich positiv auf dein Nervensystem aus und sorgen so für einen besseren und tieferen Schlaf. Genieße die Meditationen am Morgen, am Abend oder in deiner Mittagspause für mehr Ruhe, Gelassenheit und inneren Frieden in deinem Leben.

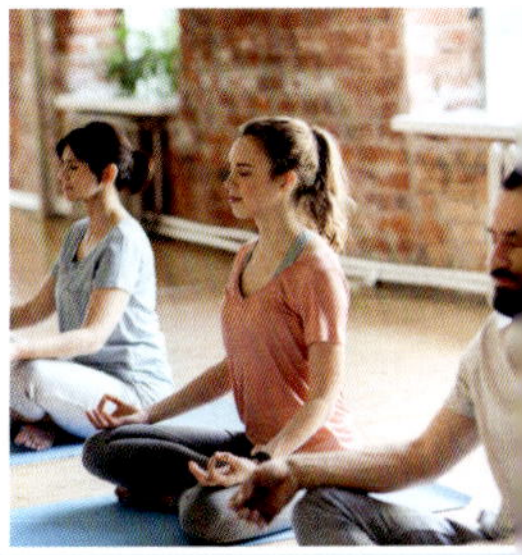

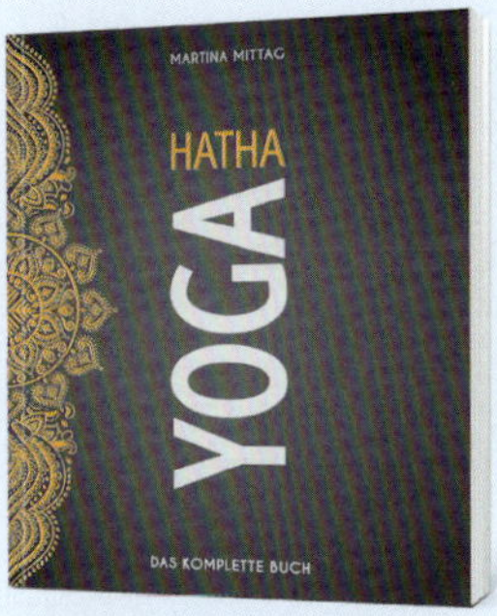
MARTINA MITTAG
HATHA
YOGA
DAS KOMPLETTE BUCH

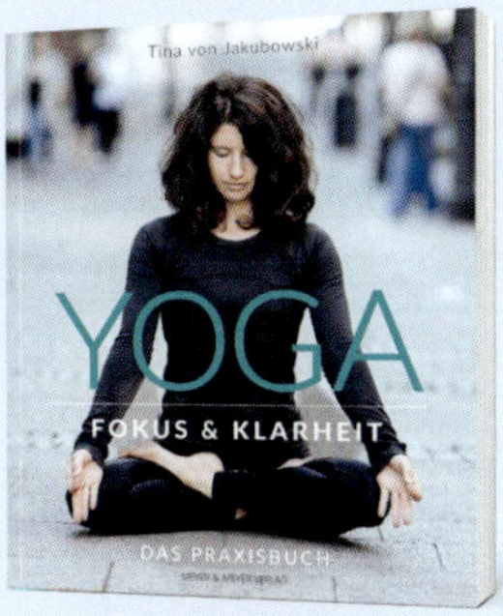
Tina von Jakubowski
YOGA
FOKUS & KLARHEIT
DAS PRAXISBUCH

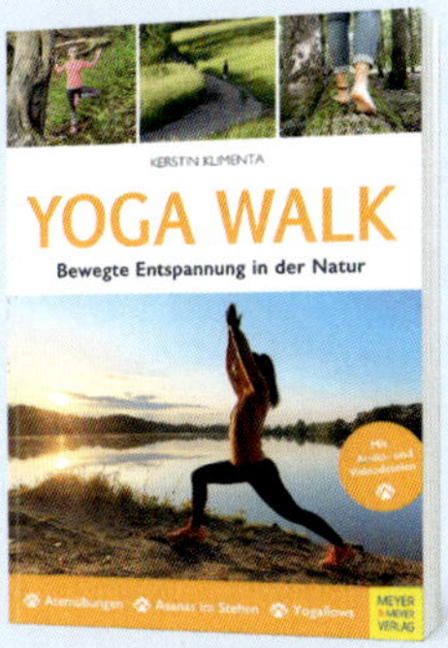
KERSTIN KLIMENTA
YOGA WALK
Bewegte Entspannung in der Natur

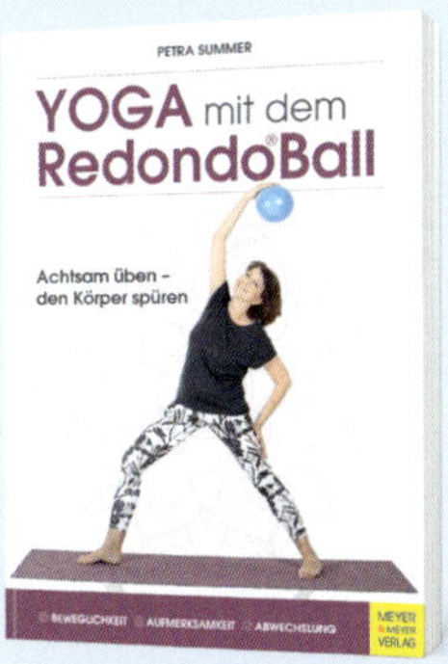
PETRA SUMMER
YOGA mit dem RedondoBall
Achtsam üben – den Körper spüren

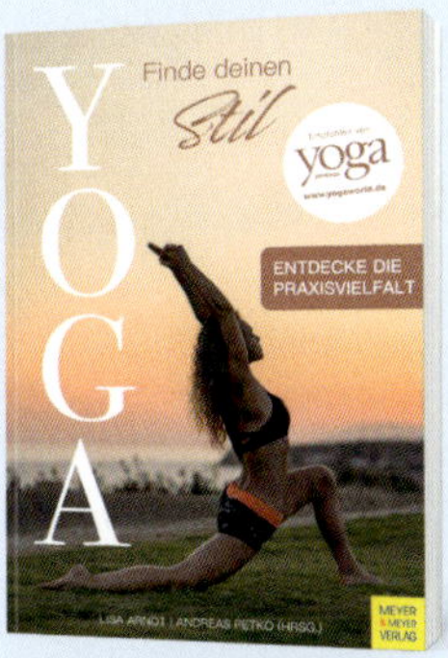
Finde deinen Stil
YOGA
ENTDECKE DIE PRAXISVIELFALT

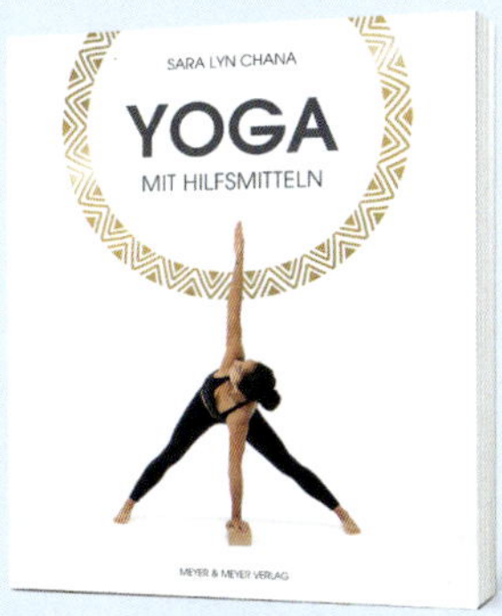
SARA LYN CHANA
YOGA
MIT HILFSMITTELN